Augenbanken

Herausgegeben von
F. W. Wilhelm, G. I. W. Duncker, T. Bredehorn

W DE G

Walter de Gruyter
Berlin · New York 2002

Herausgeber

Prof. Dr. med. F. W. Wilhelm
Prof. Dr. med. G. I. W. Duncker
Augenklinik der Martin-Luther-Universität Halle-Wittenberg
Magdeburger Straße 8
06097 Halle

Dr. med. T. Bredehorn
DSO-Gesellschaft für Gewebetransplantation mbH
Gemeinnützige Körperschaft
Johann-Andreas-Segner-Straße 8
06108 Halle

Die Deutsche Bibliothek – CIP-Einheitsaufnahme

Augenbanken / hrsg. von F. Wilhelm .... – Berlin ; New York : de Gruyter, 2002
ISBN 3-11-017492-8

Textkonvertierung: Ingrid Ullrich, Berlin – Druck und buchbinderische Verarbeitung: Druckhaus Thomas Müntzer GmbH, Bad Langensalza – Umschlagentwurf: Rudolf Hübler, Berlin
Printed in Germany

Autorenverzeichnis

Prof. Dr. med. M. Böhnke
Rothenbaumchaussee 123
20149 Hamburg

Dr. med. T. Bredehorn
DSO-Gesellschaft für Gewebe-
transplantation mbH
Gemeinnützige Körperschaft
Johann-Andreas-Segner-Str. 8
06108 Halle
e-mail: timm.bredehorn@dso.de

T. M. M. H. de By, MBA
Bio Implant Services
Postfach 2304
2301 CH Leiden
Niederlande
e-mail: theodeby@bisfoundation.nl

Prof. Dr. med. G. I. W. Duncker
Universitätsklinik und Poliklinik für
Augenheilkunde der Martin-Luther-
Universität Halle-Wittenberg
Magdeburger Straße 8
06097 Halle
e-mail: gernot.duncker@medizin.uni-
halle.de

Dr. med. S. Ebner
Augenklinik der Universität Heidelberg
Im Neuenheimer Feld 400
69120 Heidelberg

Prof. Dr. med. N. Ehlers
Department of Ophthalmology
Århus University Hospital
Nørrebrogade 44
DK-8000 Århus C, Dänemark

A. Eichhorst
DSO-Gesellschaft für Gewebe-
transplantation mbH
Gemeinnützige Körperschaft
Johann-Andreas-Segner-Str. 8
06108 Halle
e-mail: astrid.eichhorst@dso.de

Dipl.-Biol. P. Eichler
Institut für Immunologie und Trans-
fusionsmedizin
Ernst-Moritz-Arndt-Universität
Friedrich-Sauerbruch-Straße
17487 Greifswald

Prof. Dr. med. K. Engelmann
Klinik und Poliklinik für Augenheilkunde
am Universitätsklinikum
Hamburg-Eppendorf
Hornhautbank/Transplantationslabor
Martinistr. 52
20246 Hamburg

A. Gareiß-Lok
Hornhautbank München
gemeinnützige GmbH
Nederlinger Straße 35
80638 München
hbmbank@t-online.de

PD Dr. med. M. Hagenah
Königstraße 6–8
25335 Elmshorn

Dr. med. T. Hammer
Universitätsklinik und Poliklinik für Augenheilkunde der Martin-Luther-Universität Halle-Wittenberg
Magdeburger Straße 8
06097 Halle
e-mail: thomas.hammer@medizin.uni-halle.de

Prof. Dr. med. Dr. rer. nat. (F.) Ch. Hartmann
Universitäts-Augenklinik Charité
Campus Virchow Klinik
Augustenburger Platz 1
13353 Berlin

Dr. jur. Ch. Herrig
Preßlersberg 6
06110 Halle/Saale
e-mail: christina.herrig@addcom.de

Dr. med. J. Jaroszewski
Universitäts-Augenklinik Charité
Campus Virchow Klinik
Augustenburger Platz 1
13353 Berlin

Dr. med. G. Jendral
Manhagener Allee 4
22926 Ahrensburg

Dr med S. Jenisch
Institut f. Immunologie der Christian-Albrechts-Universität
Michaelisstraße 5
24105 Kiel

Prof. Dr. med. A. Kramer
Institut f. Hygiene und Umweltmedizin der Ernst-Moritz-Arndt-Universität
Hainstraße 23
17487 Greifswald
e-mail: Kramer@uni-greifswald.de

Prof. Dr. med. F. E. Kruse
Augenklinik der Universität Heidelberg
Im Neuenheimer Feld 400
69120 Heidelberg
e-mail: Friedrich_Kruse@med.uni-heidelberg.de

Ch. Langer
DSO-Gesellschaft für Gewebetransplantation mbH
Gemeinnützige Körperschaft
Johann-Andreas-Segner-Str. 8
06108 Halle
e-mail: christoph.langer@dso.de

Prof. Dr. H. Lilie
Juristische Fakultät der Martin-Luther-Universität Halle-Wittenberg
Universitätsplatz 6
06099 Halle/Saale

Dr. med. A. Menke
Augenklinik der Medizinischen Hochschule
30623 Hannover

Dr. med. B. Nölle
Klinik für Ophthalmologie der Christian-Albrechts-Universität
Hegewischstraße 2
24105 Kiel
e-mail: bnoelle@ophthalmol.uni-kiel.de

PD Dr. med. C. Redbrake
Hornhautbank der RWTH Aachen
Pauwelsstr. 30
52057 Aachen
e-mail: claudiaredbrake@web.de

Prof. Dr. med. Th. Reinhard
Augenklinik der
Heinrich-Heine-Universität
40225 Düsseldorf
Telefon 0211 81 18795,
Fax 0211 81 18796
e-mail: reinhath@uni-duesseldorf.de

PD Dr. med. Dr. (F.) P. Rieck
Universitäts-Augenklinik Charité
Campus Virchow Klinik
Augustenburger Platz 1
13353 Berlin

Prof. Dr. med. R. Sundmacher
Augenklinik der
Heinrich-Heine-Universität
40225 Düsseldorf
e-mail: sundmach@uni-duesseldorf.de

Dipl.-Ing. (FH) M. Valtink
Klinik und Poliklinik für Augenheilkunde
am Universitätsklinikum
Hamburg-Eppendorf
Hornhautbank/Transplantationslabor
Martinistraße 52
20246 Hamburg

Dr. med. Ch. Wachsmuth
Deutsche Stiftung Organtransplantation
Walter-Köhn-Str. 1 A
04356 Leipzig
e-mail: Christa.Wachsmuth@dso.de

Dr. med. C. Werschnik
Universitätsklinik und Poliklinik für
Augenheilkunde der Martin-Luther-
Universität Halle-Wittenberg
Magdeburger Straße 8
06097 Halle

Dr. med. E. Westphal
Institut f. Immunologie der Christian-
Albrechts-Universität
Michaelisstraße 5
24105 Kiel

Prof. Dr. med. F. W. Wilhelm
Universitätsklinik und Poliklinik für
Augenheilkunde der
Martin-Luther-Universität
Halle-Wittenberg
Magdeburger Straße 8
06097 Halle
e-mail: frank.wilhelm@medizin.uni-halle.de

Prof. Dr. med. R. Winter
Augenklinik der
Medizinischen Hochschule
30623 Hannover

Prof. Dr. med. N. Zavazava
University of Iowa
Dept. of Internal Medicine
C51-F GH200 Hawkins DR
Iowa City
IA 52242 USA

Vorwort

Die Lagerung von Gewebe zur Transplantation am Auge, und hier vor allem der Kornea, hat in den letzten Jahren an Bedeutung gewonnen. Heute fordern sowohl Patienten als auch Vertreter der Politik und des Gesundheitswesens ein hohes Maß an Sicherheit für die Transplantate. Dies kann nur durch gesetzlich gesicherte und ethisch vertretbare Richtlinien erreicht werden. Es ist international ein gemeinsames einheitliches Vorgehen notwendig, so ist die Zusammenarbeit von Augenbanken in allen Teilen der Welt nur verständlich.

Der Prozess des „Eyebankings" an sich umfasst alle Abläufe der Gewinnung, Konservierung, Transplantation und Nachbeobachtung des Spendergewebes. Am Anfang steht die Rekrutierung potentieller Spender. Wenn die Zustimmung zur Entnahme der Gewebe vorliegt, folgt eine Analyse der Krankengeschichte des Spenders, um mögliche Kontraindikationen auszuschließen. Eine Blutprobe muss vorliegen, um das Risiko einer übertragbaren Krankheit beim Spender zu minimieren. Erst dann kann das Gewebe entnommen und zur Augenbank transportiert werden. Hier erfolgt eine sorgfältige biomikroskopische Untersuchung, wobei insbesondere bei der Kornea Trübungen des Stromas ausgeschlossen und die Qualität des Endothels eingeschätzt werden müssen. Danach kann die Hornhaut in der Bank konserviert werden. Mikrobiologische Kontrollen werden entsprechend den Standards für das Eye Banking untersucht. Zwei Verfahren der Hornhautkonservierung sind derzeit etabliert: die Kaltkonservierung bei ca. + 5 °C und die Organkulturlagerung bei + 30 bis + 37 °C. Die letzte Methode wird in Westeuropa favorisiert, da sie eine längere Aufbewahrungszeit zulässt, wobei die Vitalität und Sterilität der Hornhaut gesichert werden. Fälle von Transplantatversagen finden so bereits in der Kulturflasche statt, bevor die Hornhaut den Empfänger erreicht hat.

Bei den hohen Zahlen an Hornhäuten in der Augenbank können verschiedene Kriterien für die Auswahl berücksichtigt werden. Das Spendergewebe kann mit dem Empfänger „gematcht" werden, wobei Alter, Geschlecht, Blutgruppe oder HLA-Gewebeverträglichkeit einbezogen werden können. Eine minimale Endothelzelldichte der Spenderhornhaut darf nicht unterschritten werden.

Wenn diese Bedingungen erfüllt sind, werden die Transplantate an die Operateure abgegeben. Nach der Entwicklung von Standards und Kontrollmechanismen für die Hornhautbanken muss im Zuge der Qualitätssicherung als nächster Schritt die Zertifizierung der Operateure folgen. Studien, die verschiedene Methoden des Eyebankings vergleichen, haben wenig Sinn, wenn die Operationstechniken nicht vergleichbar sind. In der Zukunft ist die Hornhauttransplantation ein komplexer Prozess, bestehend aus Konservierung und Transplantation der Kornea. Aus diesem

Grund muss eine Augenbank von jedem Operateur einen detaillierten Bericht über die Nachsorge fordern. Der postoperative Verlauf und das Schicksal des Spendergewebes sind von entscheidendem Interesse für die Hornhautbank und für den transplantierenden Arzt. Dabei sollte sich der Chirurg immer der Tatsache bewusst sein, dass Anteile des Spendergewebes beim Empfänger für die Zeit seines Lebens verbleiben. Damit reicht die Notwendigkeit der Nachsorge einer transplantierten Hornhaut über den Untergang des Spendergewebes hinaus bis zum Tod des Empfängers.

Das vorliegende Buch enthält Abschnitte, welche von Kollegen geschrieben wurden, die sich seit Jahrzehnten dieser Aufgabe widmen. Zusammen genommen repräsentiert es den aktuellen Stand des Eyebankings.

Århus, März 2002

Niels Ehlers
Präsident der Vereinigung
Europäischer Augenbanken (EEBA)

Inhalt

Abkürzungsverzeichnis

Aa.	Arteriae
APC	Antigen präsentierende Zellen
ARS	Alizarinrot S
ATP	Adenosintriphosphat
b-FGF	Fibroblasten-Wachstumsfaktor
BIS	Bio Implant Services
BSS	Balanced Salt Solution
CJD	Creutzfeldt Jakob Disease
DMSO	Dimethylsulfoxid
DSA	Digitale Subtraktionsangiographie
DSO-G	Deutsche Stiftung Organtransplantation-Gewebetransplantation
ECM	Extrazellullärmatrix
EDHEP	European Donor Hospital Education Program
EDTA	Ethylendiamintetra-Essigsäure
EEBA	European Eye Bank Association
EEG	Elektroenzephalogramm
EGF	Epidermal Growth Factor
EIA	Enzymimmunoassay
FCS	Fetales Kälberserum
FDA	Fluoresceindiacetat
FFI	Fatal Familial Insomnia
FTA-ABS-Test	Fluoreszenz-Treponema-Antikörper-Test
GSS	Gerstmann-Sträussler-Scheinker-Syndrom
HBV	Hepatitis B-Virus
HEPES	Puffer
HIV	Human Immundeficiency Virus
HLA	Human Leucocyte Antigen
HTLV-I	Humanes T-Lymphotropes Virus Typ I
Ig	Immunglobulin
IOL	Intraokularlinse
KBR	Komplementbindungsreaktion
K-sol	Kaufman-Solution
LWU	Long Waiting Urgency (Lang Wartende)
M.	Muskulus
MCH	Mitteldeutsche Corneabank Halle
MEM	Minimal Essential Medium
MHC	Major Histocompatibility Complex
M/K-Medium	McCarey-Kaufman-Medium

NSE	Neuronen-spezifische Enolase
PCR	Polymerase Chain Reaction
PDGF	Thrombozyten-assoziierter Wachstumsfaktor
PVP	Poly-(1-venyl-2-pyrrolidon)-Iod-Komplex
RFLP	Restriktionsfragmentlängenpolymorphismus
RPE	Retinales Pigmentepithel
SSOP	Sequenz-spezifische Oligodesoxynukleotid Proben
SSP	Sequenz-spezifische Primer
TB	Trypanblau
TPG	Transplantationsgesetz
TPHA-Test	Treponema Pallidum Hämagglutinin-Test
VDRL-Test	Veneral Disease Research Laboratories-Test
VEGF	Vaskulärer Endothelialer Wachstumsfaktor
Vv.	Venae
WHO	World Health Organization

Einführung

Seit der ersten Hornhauttransplantation im Jahre 1905 durch Eduard Zirm ist dieses chirurgische Verfahren durch operationstechnische Entwicklungen, wie Trepansysteme, extrem feines Nahtmaterial und den Einsatz von viskoelastischen Substanzen (Healon®) zu einem Routineeingriff entwickelt worden. Die erweiterten medikamentösen Möglichkeiten bei der Nachbehandlung haben zu einer deutlichen Verbesserung der Prognose für die Keratoplastik geführt.

Durch die Transplantation von HLA-gematchtem Hornhaut-Material, den Einsatz von Amnion-Membran sowie immunsuppressive Therapie (z. B. Sandimmun optoral®) haben bei allen Misserfolgen auch Risikokeratoplastiken heute bessere Erfolgsaussichten.

Ein bedeutendes Problem stellt auch heute noch die ausreichende Bereitstellung von Hornhauttransplantaten dar. Wurden im Jahre 2000 ca. 4500 Keratoplastiken in Deutschland durchgeführt, muss der Bedarf deutlich höher eingeschätzt werden. Deshalb beträgt die Wartezeit für ein solches Transplantat mittlerweile in den meisten Kliniken bei Einsatz nicht HLA-gematchter Transplantate etwa 1 Jahr. Für zunehmend häufiger benötigte optimal HLA-gematchte Transplantate ist sie noch deutlich länger – obwohl praktisch von einer unbegrenzten Zahl an potentiellen Spendern auszugehen ist. Mit dem am 1. Dezember 1997 in Kraft getretenen Transplantationsgesetz wurde die rechtliche Grundlage für die Gewinnung von Spenderhornhäuten geschaffen.

Um den hohen Bedarf an Spenderhornhäuten zu decken und dabei diesem Gesetz gerecht zu werden, ist ein Netz von Hornhautbanken notwendig, das nach einheitlichen Maßstäben bundesweit – für gematchte Transplantate europaweit – arbeitet. 1995 wurde die Arbeitsgemeinschaft Deutscher Hornhautbanken gegründet, auf deren Initiative im Januar 2000 der erste Workshop für Eyebanking in Halle durchgeführt wurde. In der Folge wurde an die Organisatoren der Veranstaltung wiederholt herangetragen, den Gegenstand dieses Workshops schriftlich zusammenzufassen. Um diesem Anliegen gerecht zu werden, ist es den Herausgebern gelungen, für die einzelnen Abschnitte auf dem jeweiligen Gebiet erfahrene Autoren zu gewinnen. Der Titel „Augenbanken“ wurde gewählt, da es nicht nur um die Präparation von Spenderhornhäuten geht, sondern beispielsweise auch retinales Pigmentepithel, Skleragewebe und Amnionmembran zur okulären Transplantation herangezogen werden können.

Anliegen dieses ersten deutschsprachigen Buches zum „Eyebanking“ soll es sein, für neu zu etablierende Augenbanken eine Anleitung zu geben. Gleichzeitig ist es als Nachschlagewerk für auf dem Gebiet bereits Erfahrene gedacht.

F. W. Wilhelm
G. I. W. Duncker
T. Bredehorn

1 Kurzer Rückblick auf die Konservierung von Gewebe für die okuläre Transplantation

G. I. W. Duncker, F. W. Wilhelm

Seitdem Eduard Zirm [24] 1906 erstmals über die erfolgreiche Transplantation einer menschlichen Hornhaut berichtete, bestand das Problem der Bereitstellung von Spendermaterial. Zirm hatte bekanntermaßen die Hornhaut eines lebenden Spenders verwendet. Der Erste, der die Hornhäute Verstorbener zur Transplantation einsetzte, war Filatov [11] (Abb. 1). Er war es auch, der erstmals Bulbi in einer feuchten Kammer vorrätig hielt und damit die Hornhauttransplantation nicht mehr als Notfalleingriff durchführte. Die Spenderbulbi wurden damals im Eisschrank gekühlt gelagert (Abb. 2). Paton [18] gründete 1944 die erste Augenbank in den USA. Durch die Möglichkeit

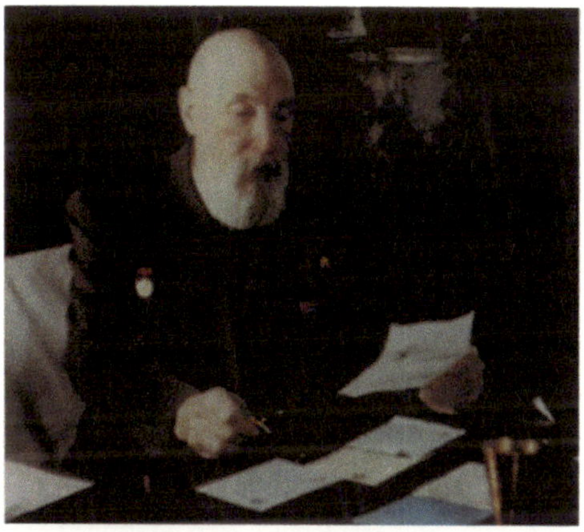

Abb. 1: V. P. Filatov – der Vater der Hornhautkonservierung in seinem Arbeitszimmer (Foto: Archiv Augenklinik Odessa)

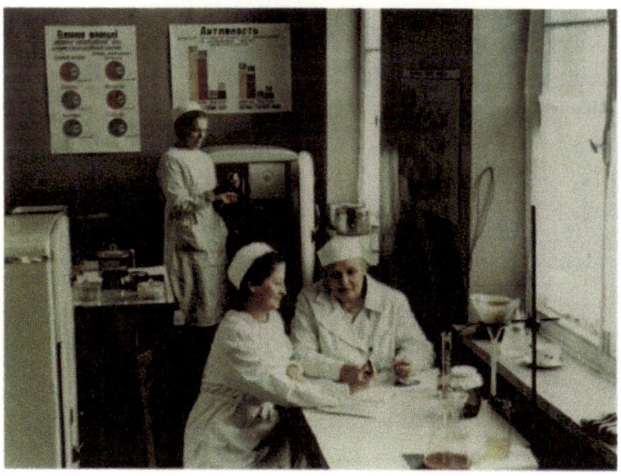

Abb. 2: Blick in das Laboratorium zur Lagerung der Spenderaugen in Odessa (Foto: Archiv Augenklinik Odessa)

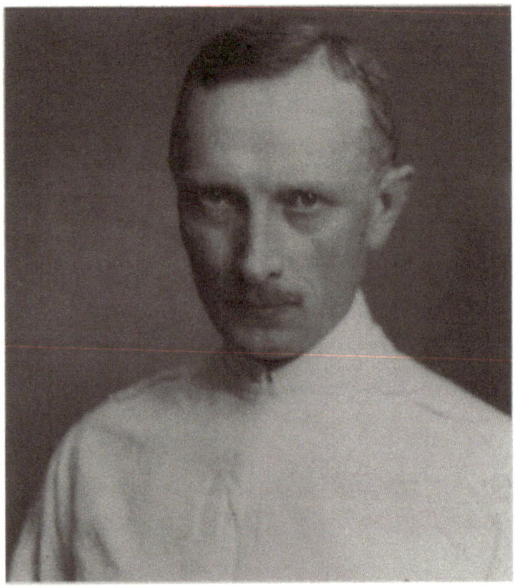

Abb. 3: Walter Löhlein – er verbreitete die Hornhauttransplantation in Deutschland

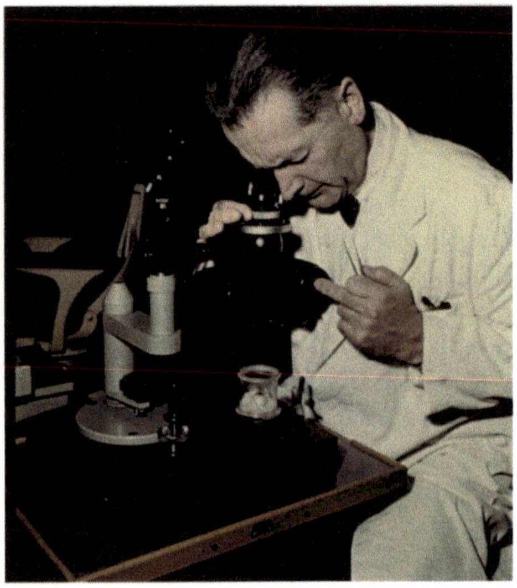

Abb. 4: Georg Günther – Schüler Walter Löhleins – bei der Inspektion eines Spenderbulbus vor Gewinnung des Transplantates

der Lagerung und Transplantation von Leichenhornhäuten fand die Keratoplastik-Operation eine rasche Verbreitung, beispielsweise durch Castroviejo [7] in Amerika und durch Löhlein (Abb. 3) in Deutschland [14].

Verschiedene Möglichkeiten zur Aufbewahrung der isolierten Hornhaut-Sklerascheibe wurden im laufe der Jahre versucht – so zum Beispiel flüssiges Paraffin und sogar Honig! Schon 1911 hatte sich Magitot [15] mit der Lagerung von Spenderhornhäuten in hämolysiertem Serum bei Temperaturen um + 5 °C beschäftigt. Ein Schüler Löhleins, Georg Günther, versuchte um 1955 in Greifswald nach sorgfältiger biomikroskopischer Untersuchung des Spenderauges (Abb. 4) die isolierte Spenderhornhaut in Patientenserum zu lagern (Abb. 5). Die Lagerung im Serum war der Aufbewahrung der Transplantate in verschiedenen Rezepturen von Zellzuchtmedien langfristig jedoch unterlegen [12]. So wurde 1974 durch McCarey und Kaufman [17] ein Medium eingeführt, das weltweit die erste sichere Hornhautkonservierung über 48 Stunden hinaus möglich machte. Dabei wurde die Kornealscheibe bei + 4 °C in das als MK-Medium bekannte Zellkulturmedium gebracht, welches durch Dextran und antibiotische Zusätze ergänzt wurde. Von diesem Medium leiten sich letztlich alle heute gebräuchlichen Hornhautkonservierungsmedien für die Kurzzeitkonservierung bei + 4 °C ab (vgl. 3.2).

1965 stellten Capella, Kaufman und Robbins [6] eine Methode zur Kryokonservierung von Kaninchenhornhäuten vor, die später auch bei menschlichen Korneae angewandt wurde. Das Verfahren beinhaltet das Einfrieren von Hornhauttransplantaten im flüssi-

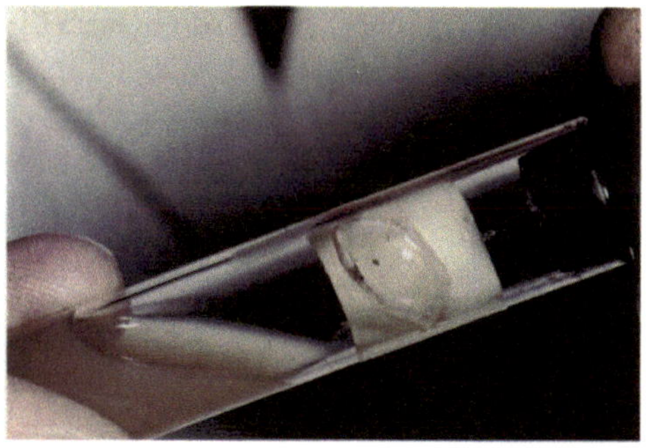

Abb. 5: Lagerung der Spenderhornhaut im Reagenzglas mit Empfängerserum – G. Günther 1958, Greifswald

gen Stickstoff bei –196 °C. Dieser vielversprechende Ansatz sollte die praktisch unbegrenzte Lagerung von Hornhäuten ermöglichen. 1985 berichteten Mathieu et al. [16] über gute klinische Resultate nach der Transplantation gefrierkonservierter Hornhäute. Auf Grund des bisher immer noch unkalkulierbaren Endothelzellschadens im Rahmen der Kryokonservierung konnte sich diese im klinischen Gebrauch noch nicht durchsetzen (vgl. 3.4).

Summerlin [23] berichtete 1973 erstmals über die Lagerung der Spenderhornhaut unter physiologischen Bedingungen – in der Organkultur. Damit wurde eine zuverlässige, aber auch sehr aufwendige Methode der Hornhautkonservierung vorgestellt, welche heute klinisch etabliert ist und eine Lagerung bis zu 35 Tagen erlaubt. In den USA wurde die Methode von Doughman [9, 10] und in Europa von Sperling [22] klinisch realisiert.

Eine Weiterverbreitung fand das Organkulturverfahren der Kornea in Europa mit der Etablierung der Hornhautbank in Amsterdam durch Pels und Schuchard [19]. Böhnke [5] eröffnete unter Einsatz der Organkultur 1981 die erste deutsche Hornhautbank in Hamburg. Danach folgte auf der Basis der Organkultivierung die Etablierung der Hornhautbanken in Aachen (1989), Kiel (1991) und Greifswald (1992). Nach Etablierung verschiedener Augenbanken in den neunziger Jahren wurde am 1. April 1998 die Mitteldeutsche Hornhautbank Halle (MCH) eröffnet.

Die Lagerung von Gewebe zur okulären Transplantation beschränkt sich heute nicht mehr ausschließlich auf die Hornhaut. So wurden bereits in den sechziger Jahren Versuche unternommen, retinales Pigmentepithel zu kultivieren [1]. Es wurde bisher sowohl zur HLA-Bestimmung von Hornhautspendern eingesetzt [4], als auch in ersten klinischen Studien bei Patienten mit altersabhängiger Makuladegeneration transplantiert [2, 3, 20] (vgl. 2.9). Die erste Beschreibung der Transplantation von konservierter Amnionmembran auf die Oberfläche des Bulbus stammt aus dem Jahre 1940 [8] (vgl. 2.10) und auch die Transplantation von konservierter Sklera ist heute etabliert [13, 21] (vgl. 2.8).

Um die Interessen der Augenbanken gemeinsam zu vertreten, Erfahrungen auszutauschen, einheitliche Standards für den Betrieb von Hornhautbanken zu schaffen und die Zusammenarbeit – einschließlich des Austausches von Transplantaten – zu organisieren, wurde 1995 die Arbeitsgemeinschaft Deutscher Hornhautbanken gegründet (vgl. 10). Vertreter der Arbeitsgemeinschaft setzten sich ein für die Einbindung der Hornhauttransplantate analog zu den vermittlungspflichtigen Organen in das Transplantationsgesetz, das 1997 verabschiedet wurde und damit eine rechtliche Grundlage für die Gewinnung von Spenderhornhäuten bildet (vgl. Kap. 2.3).

Die Synergieeffekte in der Zusammenarbeit mit der Koordinierungsstelle nach § 11 des Transplantationsgesetzes (vgl. Kap. 2.3) sollen im Sinne der Verpflichtung zur Organspende genutzt werden. Zur Verbesserung der Situation bei der Hornhaut- und Gewebespende wurde mit dem Ziel der überregionalen bedarfsgerechten Versorgung mit Transplantaten im gleichen Jahr die DSO-Gesellschaft für Gewebetransplantation mit dem organisatorischen Schwerpunkt in Halle als Tochter der Deutschen Stiftung Organtransplanatation (Koordinierungsstelle) gegründet.

Literatur

[1] Albert, D. M., M. O. M. Tso, A. S. Rabson: In vitro growth of pure cultures of retinal pigment epithelium. Arch. Ophthalmol. *88* (1972) 63–69.

[2] Algvere, P. V., L. Berglin, P. Gouras et al.: Transplantation of fetal retinal pigment epithelium in age-related macular degeneration with subfoveal neovascularization. Graefe's Arch. Clin. Exp. Ophthalmol. *232* (1994) 707–716.

[3] Algvere, P. V., L. Berglin, P. Gouras et al.: Transplantation of RPE in age-related macular degeneration: observations in disciform lesions and dry RPE atrophy. Graefe's Arch. Clin. Exp. Ophthalmol. *235* (1997) 149–158.

[4] Baumgartner, I., V. Huber-Spitzy, G. Grabner et al.: HLA-typing from human donor eyes. Graefe's Arch. Clin. Exp. Ophthalmol. *227* (1989) 541–543.

[5] Böhnke, M., J. Draeger, R. Winter: Möglichkeiten und biologische Eigenschaften verschiedenartig angelegter Methoden zur Hornhautkonservierung. Klin Monatsbl Augenheilkd *185* (1984) 91–94

[6] Capella, J. A., H. E. Kaufman, J. E. Robbins: Preservation of viable corneal tissue. Cryobiology *2* (1965) 116–121.

[7] Castroviejo, R.: Keratoplasty: comments on the technique of corneal transplantationsource and preservation of donore material report of new instruments. Am. J. Ophthalmol. *24* (1941) 139–155

[8] De Rötth, A.: Plastic repair of conjunctival defects with fetal membrane. Arch Ophthalmol *23* (1940) 522–525

[9] Doughman, D. J., J. E Harris, K. M. Schmidt: Penetrating keratoplasty using 37° Organ-cultured cornea. Trans Am Acad Ophthalmol Otolaryngol *81* (1976) 778–793

[10] Doughman, D. J.: Prolonged donor cornea preservation in organ culture: Long-term clinical evaluation. Trans. Am. Ophthalmol. Soc. *78* (1980) 567–628

[11] Filatov, V. P.: Transplantation of the cornea. Arch Ophthalmol *13* (1935) 321–347

[12] Horn van, D. I., R. O. Schulz: Comparison of Serum vs eye Bank storage of Cat cornea. Arch. Ophthalmol. *92* (1974) 142–145

[13] Kleiner, A., F. Wilhelm: Deckung von Skleradefekten. Ophtalmo-Chirurgie *9* (1997) 76–80.

[14] Löhlein, W.: Fortschritte auf dem Gebiet der Hornhauttransplantation. In: Klin. Mbl. Augenheilkd. Stuttgart *101* (1938) 106–107

[15] Magitot, A. recherches expérimentales sur la suvie de la cornée consercvée en dehors l'organisme et sur la kératoplastie differée. Ann. ocul. paris. *146* (1911) 1

[16] Mathieu, M., R. Pager, R. G. Bernier u. a.: Results abtained in perforatin Keratoplasty with Corneas Preserved in Liquid Nitrogen. In: Dev. Ophthalmol. – Basel *11* (1985) 49–54

[17] Mc Carey, B. E., H. E. Kaufman: Improved corneal storage. Invest. Ophthalmol. Vis. Sci. *13* (1974) 165–173

[18] Paton, R. T.: Corneal transplantation. Foreword. Am. J. Ophthalmol. *33* (1950) 3

[19] Pels, E., Y. Schuchard (1983): Organ culture preservation of human corneas. Doc. Ophthalmol. 56: 147

[20] Peyman, G. A., K. J. Blinder, C. L. Paris et al.: A technique for retinal pigment epithelium transplantation for age-related macular degeneration secondary to extensive subfoveal scarring. Ophthalmic Surg. *22* (1991) 102–108.

[21] Rodriguez-Ares, M. T., R. Tourino, C. Capeans et al.: Repair of scleral perforation with preserved scleral and amniotic membrane in Marfan's syndrome. Ophthalmic Surg. Lasers *30* (6) (1999) 485–487

[22] Sperling, S.: Human corneal endothelium in organ culture. The influence of temperature and medium of incubation. Acta Ophthalmol. (Copenh.) *57* (1979) 269–276

[23] Summerlin, W. T., G. E. Miller, J. E. Harris, R. A. Good: The organ-cultured cornea. An in vitro study. Invest. Ophthalmol. Vis. Sci. *12* (1973) 176–180

[24] Zirm, E.: Eine erfolgreiche totale Keratoplastik. Albrecht v. Graefes Arch. Klin. Exp. Ophthalmol. *64* (1906) 580–593

2 Auswahl, Gewinnung und Präparation von Spendermaterial

2.1 Spenderauswahl

T. Bredehorn, A. Eichhorst

Im Rahmen der Transplantation einer Hornhaut oder anderer Organe und Gewebe kann ein Risiko für den Empfänger und das beteiligte Personal niemals vollständig ausgeschlossen werden. Es ist von grundlegender Bedeutung für den Empfängerschutz, die Auswahlkriterien für einen Spender festzulegen und somit das Vorhandensein einer übertragbaren Erkrankung zu überprüfen. Der unsachgemäße Umgang mit infizierten Spendergeweben kann insbesondere das an dem Spende- und Aufbereitungsprozess beteiligte Personal gefährden. Neben der kritischen Spenderauswahl sind sicherheitsorientierte Arbeitsprozesse anzuwenden und arbeitschutzrechtliche Vorkehrungen zu treffen. Alle an der Hornhaut- und Gewebespende Beteiligten müssen jede in ihrer Verantwortlichkeit stehende Möglichkeit nutzen, um das Risiko der Übertragung von Krankheiten zu minimieren.

Grundsätzlich ist bei der Spenderauswahl die Nutzen- und Risiko-Abwägung auf der Grundlage von Qualität und Sicherheit zu treffen. Zum einen soll die biologische Funktion des Gewebes möglichst vollständig erhalten bleiben. Dies setzt angemessene Zeiten für die Entnahme und Bereitstellung der Hornhaut und Gewebetransplantate voraus. Zum anderen werden hohe Qualitäts- und Sicherheitsmaßstäbe gesetzt. Entsprechende Untersuchungsergebnisse müssen abgewartet werden, um dies zu gewährleisten. Unter dem Leitgedanken der Qualitätssicherung sollten alle Spenderauswahlprozesse im Rahmen eines Qualitätssicherungssystems in Verfahrensanweisungen niedergelegt sein.

Das folgende Kapitel über die Spenderauswahl soll eine Hilfestellung zur Erfüllung der Qualitäts- und Sicherheitsmaßstäbe bieten.

Die Spender werden nach Klärung der Voraussetzung zur Gewebespende laut Transplantationsgesetz [21] und anschließender Auswertung der medizinischen Vorgeschichte, der körperlichen Untersuchung und der umfangreichen serologischen Untersuchungen zum Ausschluss einer möglichen Erkrankung ausgewählt. Die Selektion erfolgt entsprechend unter Kap. 2.1.1 aufgeführter Kontraindikationsliste, die den Richtlinien zum Führen einer Hornhautbank [15] entnommen ist.

2.1.1 Transplantationsgesetz

Das am 5. November 1997 verabschiedete und am 1. Dezember 1997 in Kraft getretene Transplantationsgesetz (TPG) schafft eine bis zu diesem Zeitpunkt fehlende Rechtssicherheit bei Fragen der Organ- und Gewebetransplantationen in Deutschland. Es wurden gesetzliche Regelungen und Voraussetzungen für die Spende, Entnahme und Übertragung von Organen, Organteilen, Gewebe außer Blut, Knochenmark, embryonale und fetale Gewebe festgeschrieben. Gleiches gilt für das Verbot des Handels mit menschlichen Organen. An dieser Stelle sei auch auf das Kap. 2.3 zum TPG verwiesen.

Die Voraussetzungen zur Organentnahme bei toten Spendern sind:

- das Vorliegen der Einwilligung des Verstorbenen beziehungsweise kein vorliegender Widerspruch; für diesen Fall sind die Angehörigen zu befragen – erweiterte Zustimmungslösung
- der festgestellte Tod und der Nachweis des Hirntodes
- die Abklärung von Kontraindikationen
- die Entnahme durch einen Arzt.

Auf die einzelnen Punkte soll im Folgenden näher eingegangen werden.

Einverständniserklärung

Der Hornhautspende muss vor der Entnahme zugestimmt worden sein.

Die Regelung der erweiterte Zustimmungslösung gilt in Deutschland und noch in einigen anderen europäischen Staaten, wie zum Beispiel Irland, Großbritannien und den Niederlanden und bedeutet laut TPG:

Der Verstorbene muss zu Lebzeiten, z. B. per Organspendeausweis (s. Abb. 1), einer Organentnahme zugestimmt haben. In dem Fall haben die behandelnden Ärzte die Pflicht, den nächsten Angehörigen des Verstorbenen über die Entscheidung zu unterrichten (§ 3, Abs. 3 TPG).

Liegt keine Zustimmung vor, können die nächsten Angehörigen über eine Entnahme entscheiden.

Nächste Angehörige im Sinne des Gesetzes sind in der Rangfolge der Aufzählung:

- Ehegatte, Lebensgefährte
- volljährige Kinder
- Eltern oder, sofern der mögliche Organspender zur Todeszeit minderjährig war und die Sorge für seine Person zu dieser Zeit nur einem Elternteil, einem Vormund oder einem Pfleger zustand, dieser Sorgeinhaber
- volljährige Geschwister
- Großeltern.

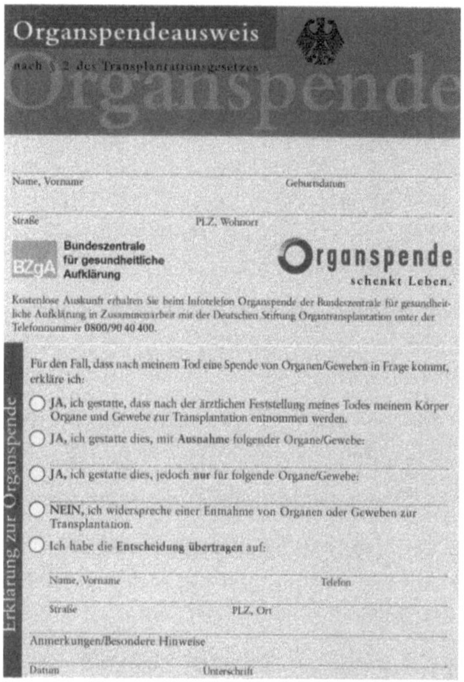
Organspendeausweis

nach § 2 des Transplantationsgesetzes

Organspende

Name, Vorname | Geburtsdatum

Straße | PLZ, Wohnort

BZgA Bundeszentrale für gesundheitliche Aufklärung

Organspende schenkt Leben.

Kostenlose Auskunft erhalten Sie beim Infotelefon Organspende der Bundeszentrale für gesundheitliche Aufklärung in Zusammenarbeit mit der Deutschen Stiftung Organtransplantation unter der Telefonnummer **0800/90 40 400.**

Erklärung zur Organspende

Für den Fall, dass nach meinem Tod eine Spende von Organen/Geweben in Frage kommt, erkläre ich:

- ○ **JA,** ich gestatte, dass nach der ärztlichen Feststellung meines Todes meinem Körper Organe und Gewebe zur Transplantation entnommen werden.
- ○ **JA,** ich gestatte dies, mit **Ausnahme** folgender Organe/Gewebe:
- ○ **JA,** ich gestatte dies, jedoch **nur** für folgende Organe/Gewebe:
- ○ **NEIN,** ich widerspreche einer Entnahme von Organen oder Geweben zur Transplantation.
- ○ Ich habe die **Entscheidung übertragen** auf:

Name, Vorname | Telefon

Straße | PLZ, Ort

Anmerkungen/Besondere Hinweise

Datum | Unterschrift

Abb. 1: Organspendeausweis

Der nächste Angehörige darf laut Gesetz nur dann die Entscheidung treffen, wenn in den letzten zwei Jahren vor dem Tod des möglichen Organspenders persönlicher Kontakt bestand.

Bei mehreren gleichrangigen Angehörigen genügt es, die Zustimmung eines Angehörigen zu erhalten. Es ist jedoch der Widerspruch jedes anderen Gleichrangigen bindend.

Dem nächsten Angehörigen steht eine volljährige Person gleich, die dem möglichen Organspender in besonderer persönlicher Verbundenheit offenkundig nahegestanden hat.

Entscheidungsgrundlage ist der ihnen bekannte oder der mutmaßliche Wille des Verstorbenen.

Basiert die Zustimmung zur Hornhautspende auf einem Gespräch mit den Angehörigen, so müssen folgende Angaben dokumentiert sein:

- Umfang der Zustimmung
- Name des Angehörigen
- Verwandtschaftsverhältnis
- Datum und Uhrzeit des Gespräches
- Name des gesprächsführenden Arztes.

Der gesprächsführende Arzt bestätigt mit seiner Unterschrift die Richtigkeit dieser Angaben. Eine Unterschrift des Angehörigen ist nicht notwendig.

Weitergehende Informationen zu dem Thema „Spendergewinnung, Gespräche mit Angehörigen“ finden sich im Kapitel 2.2.

Hirntoddiagnostik

Die Hirntoddiagnostik ist entsprechend dem TPG [21] und den „Richtlinien zur Feststellung des Hirntodes“ der Bundesärztekammer [14] nach dem Stand der Wissenschaft durchzuführen.

Die Feststellung des Hirntodes bedeutet den Nachweis der irreversibel erloschenen Funktion des gesamten Gehirns bei stabilen Kreislaufverhältnissen oder nach Herz-Kreislauf-Stillstand.

Voraussetzung ist, dass keine Zweifel über Ursache des Hirntodes bestehen und eine Medikamenten- oder Toxin-Wirkung ausgeschlossen werden kann.

Die Diagnose des Hirntodes erfordert:

- die Erfüllung der Voraussetzungen
- die Feststellung der klinischen Symptome sowie
- den Nachweis der Irreversibilität der klinischen Ausfallsymptome.

Bei dem herzkreislauftoten Spender ist folgendes zu beachten:

- Die Hirntodfeststellungen können, als indirekte Feststellung des Hirntodes anhand sicherer Todeszeichen, durch jeden approbierten Arzt vorgenommen werden.
- Die erste Hirntodfeststellung sollte frühestens 3 Stunden nach eingetretenem und dokumentiertem Herz-Kreislauf-Stillstand vorgenommen werden.
- Diese muss durch einen anderen Arzt in einer zweiten Hirntodfeststellung bestätigt werden.
- Der Totenschein ersetzt keine dieser Hirntodfeststellungen.

Bei dem herzkreislaufstabilen Spender ist folgendes zu beachten:

Der Hirntod kann in jeder Intensivstation auch ohne ergänzende apparative Diagnostik, „nur“ durch die klinische Diagnose und entsprechende Nachbeobachtungszeiten festgestellt werden (s. Abb. 2 bzw. [14]).

Klinische Diagnostik

In diese Untersuchungen sind folgende Kriterien einzubeziehen:

- Bewusstlosigkeit (Koma) liegt vor
- Hirnnervenreflexe prüfen (Pupillenreaktion, Kornealreflex, okulozephaler Reflex)
- Apnoe-Test zeigt den Atemstillstand durch Ausfall des Atemzentrums.

Der Nachbeobachtungszeitraum zum Beweis der Irreversibilität ist abhängig von der Art der Hirnschädigung und davon, ob es sich um Neugeborene, Kinder unter zwei Jahren oder Erwachsene handelt.

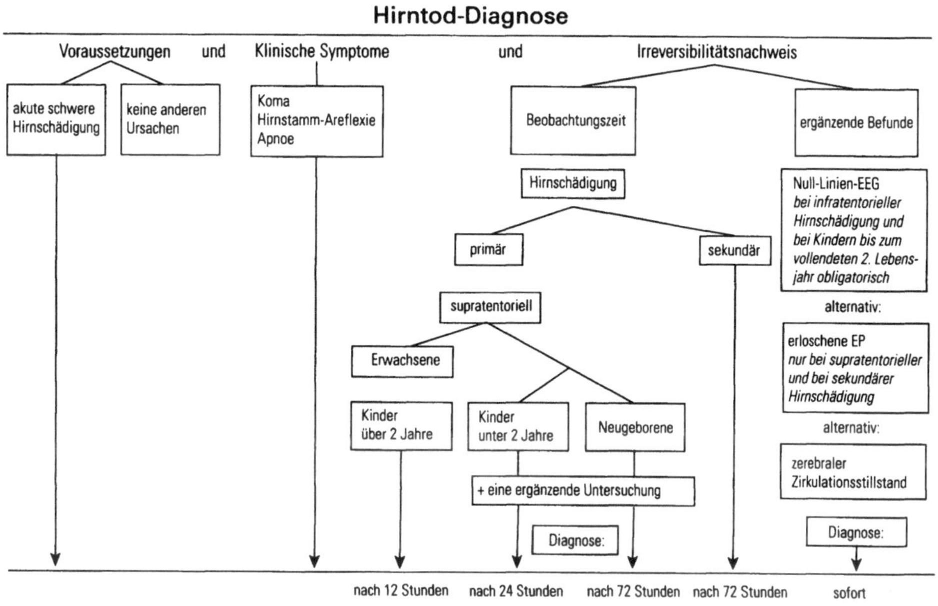

Abb. 2: Schematische Darstellung des Ablaufes der Hirntoddiagnostik [14]

Danach wird dann erneut die klinische Diagnostik durchgeführt.

Apparative Diagnostik

Eine zusätzlich zur klinischen Diagnostik durchzuführende Untersuchung ist bei Neugeborenen und Kindern unter zwei Jahren Pflicht und muss von einem dafür qualifizierten Arzt durchgeführt werden.

Elektroenzephalographie (30 min Nulllinie): bei infratentorieller Hirnschädigung und bei Kindern bis zum vollendeten 2. Lebensjahr obligat.

Alternativ durchführbar sind:

- die Ableitung evozierter Hirnstammpotentiale; nur bei supratentorieller und bei sekundärer Hirnschädigung
- der Nachweis des Zirkulationsstillstandes durch Digitale Subtraktionsangiographie (DSA) oder durch transkraniellen Doppler-Ultraschall der intrazerebralen Gefäße.

Eine Nachbeobachtungszeit ist bei einem eindeutigen Ergebnis nicht erforderlich.

Die Befunddokumentation wird in dem Protokoll zur Feststellung des Hirntodes (s. Abb. 3 und 4) durchgeführt, welches im Rahmen der Richtlinien zur Feststellung des Hirntodes [14] vom Wissenschaftlichen Beirat der Bundesärztekammer veröffentlicht wurde.

Protokoll zur Feststellung des Hirntodes

Name________ Vorname________ geb.:________ Alter:________

Klinik:________

Untersuchungsdatum:________ Uhrzeit:________ Protokollbogen-Nr.:________

1. Voraussetzungen

1.1 Diagnose________

Primäre Hirnschädigung:________ supratentoriell________ infratentoriell________

Sekundäre Hirnschädigung:________

Zeitpunkt des Unfalls/Krankheitsbeginns:________

1.2 Folgende Feststellungen und Befunde bitte beantworten mit ja oder nein

Intoxikation ausgeschlossen:________

Relaxation ausgeschlossen:________

Primäre Hypothermie ausgeschlossen:________

Metabolisches oder endokrines Koma ausgeschlossen:________

Schock ausgeschlossen:________

Systolischer Blutdruck ________mmHg

2. Klinische Symptome des Ausfalls der Hirnfunktion

2.1 Koma________

2.2 Pupillen weit / mittelweit

Lichtreflex beidseits fehlt________

2.3 Okulo-zephaler Reflex (Puppenkopf-Phänomen)

beidseits fehlt________

2.4 Korneal-Reflex beidseits fehlt________

2.5 Trigeminus-Schmerz-Reaktion beidseits fehlt________

2.6 Pharyngeal-/Tracheal-Reflex fehlt________

2.7 Apnoe-Test bei art. p_aCO_2 ________mmHg erfüllt________

3. Irreversibilitätsnachweis durch 3.1 oder 3.2

3.1 Beobachtungszeit:

Zum Zeitpunkt der hier protokollierten Untersuchungen bestehen die obengenannten Symptome seit ________ Std.

Weitere Beobachtung ist erforderlich ja________ nein________

mindestens 12/24/72 Stunden

3.2. Ergänzende Untersuchungen:

	ja	nein	Datum	Uhrzeit	Arzt
3.2.1 Isoelektrisches (Null-Linien-) EEG, 30 Min. abgeleitet:					
3.2.2 Frühe akustisch evozierte Hirnstamm-potentiale Welle III–V beidseits erloschen					
Medianus-SEP beidseits erloschen					

3.2.3 Zerebraler Zirkulationsstillstand beidseits festgestellt durch:

Dopplersonographie:________ Perfusionsszintigraphie:________ Zerebrale Angiographie:________

Datum________ Uhrzeit________ untersuchender Arzt________

Abschließende Diagnose:

Aufgrund obiger Befunde, zusammen mit den Befunden der Protokollbögen Nr.________, wird der Hirntod und somit der **Tod des Patienten** festgestellt am:________ um________ Uhr.

Untersuchender Arzt:________ ________

Name Unterschrift

Abb. 3: Formular zur Todesfeststellung [14]

BESTÄTIGUNG

Bei Frau/Herrn .... geb. ....

habe ich am .... um .... Uhr als äußeres sicheres Todeszeichen

....

festgestellt.

Damit ist der Tod und auch der endgültige, nicht behebbare Ausfall der Gesamtfunktion des Gehirns nachgewiesen.

....

Ort Datum

Untersuchender Arzt: ....

Name Unterschrift

Abb. 4: Formular zur Bestätigung des Todes/Hirntodes [14]

Abklärung der Kontraindikationen

Vor der Entnahme muss das Vorliegen medizinischer Kontraindikationen weitgehend ausgeschlossen werden.

Je nach medizinischer Notwendigkeit können:

- ein Gespräch mit dem behandelnden Arzt
- die Krankenakte
- die Erhebung einer Fremdanamnese
- ein Gespräch mit dem Hausarzt des Verstorbenen
- ein Gespräch mit bestimmten Fachärzten des Verstorbenen

  Aufschluss über medizinische Kontraindikationen geben.

Des weiteren können mit Hilfe von mikrobiologischen und serologischen Untersuchungen medizinische Kontraindikationen ausgeschlossen werden.

Das Fehlen oder Vorliegen von Kontraindikationen ist zu dokumentieren.

Liegen eine oder mehrere medizinische Kontraindikationen vor, so darf die Hornhautspende nicht durchgeführt werden.

Eine aktuelle Liste der Kontraindikationen ist im Rahmen der Veröffentlichung der Richtlinien zum Führen einer Hornhautbank [15] aufgeführt (s. Tab. 1).

Entnahme durch einen Arzt

Da dieser Punkt gesondert im Kapitel 2.4 „Materialentnahme am Spender" ausgeführt wird, soll an dieser Stelle nicht näher darauf eingegangen werden.

Tabelle 1: Kontraindikationsliste nach [15]

1. Systemische mikrobielle Allgemeininfektionen
1.1 bakteriell, zum Beispiel:
1.1.1 Typhus abdominalis
1.1.2 Leptospirosen
1.1.3 Borreliosen
1.1.4 Brucellosen
1.1.5 Syphilis
1.1.6 Tuberkulose
1.1.7 Rickettsiosen
1.1.8 Tularämie
1.1.9 andere bakterielle systemische Infektionen
1.2 parasitär, zum Beispiel:
1.2.1 Malaria
1.2.2 Trypanosomiasis
1.2.3 Leishmaniasis
1.2.4 Toxoplasmose
1.2.5 andere parasitäre systemische Infektionen
1.3 viral, zum Beispiel:
1.3.1 Masern
1.3.2 Röteln
1.3.3 Varizella-Zoster
1.3.4 Hepatitis
1.3.5 Aids
1.3.6 virale Meningitis
1.3.7 virale Enzephalitis
1.3.8 virales hämorrhagisches Fieber
1.3.9 Tollwut
1.3.10 andere virale systemische Infektionen
2. Sepsis mit unbekannten oder multiresistenten bakteriellen Erregern, wie zum Beispiel:
2.1 Sepsis durch Methicillin-resistenten Staphylococcus. aureus
2.2 Sepsis durch Vancomycin-intermediär empfindlichen Staphylococcus aureus
2.3 Sepsis durch Vancomycin-resistenten Enterococcus
2.4 Pilzsepsis
2.5 Sepsis durch andere multiresistente bakterielle Erreger
2.6 Sepsis unbekannter Ursache
3. Lokalinfektionen des Auges, zum Beispiel durch
3.1 bakteriell:
3.1.1 Streptococcus pneumoniae
3.1.2 Streptococcus pyogenes
3.1.3 Staphylococcus aureus
3.1.4 Haemophilus spec.
3.1.5 Chlamydia trachomatis
3.1.6 Moraxella lacunata
3.1.7 Neisseria gonorrhoeae
3.1.8 Treponema pallidum
3.1.9 Francisella tularensis
3.1.10 Mycobacterium tuberculosis
3.1.11 Listeria monocytogenes
3.1.12 Pseudomonas aeruginosa
3.1.13 Enterobakteriazeen
3.1.14 andere bakterielle Lokalinfektionen
3.2 viral
3.2.1 Coxsackie Virus Typ 24
3.2.2 Enterovirus Typ 70
3.2.3 Adenoviren
3.2.4 Herpesviren
3.2.5 Cytomegalievirus
3.2.6 andere virale Lokalinfektionen
3.3 Pilze:
3.3.1 Lokalinfektionen durch Pilze
4. Zentralnervöse Erkrankungen unklarer Genese
4.1 multiple Sklerose
4.2 amyotrophe Lateralsklerose
4.3 Morbus Alzheimer
4.4 retrovirale ZNS-Erkrankung
4.5 andere zentralnervöse Erkrankungen unklarer Genese
5. andere Erkrankungen
5.1 übertragbare spongiforme Enzephalopathie
5.2 Leukämien
5.3 Lymphome
6. wenn Tests folgender Virusmarker im Blut positiv sind:
6.1 Hepatitis-B-Virus-Antigen (HbsAg)
6.2 Hepatitis-C-Virus-Antikörper (Anti-HCV)
6.3 Hepatitis-C-Virus-RNA
6.4 HIV-1/2-Antikörper
7. Risikogruppen mit deutlich erhöhtem Risiko gegenüber der Allgemeinbevölkerung für HBV-, HCV-, HIV-Infektion
7.1 Personen aus Ländern mit starker Verbreitung dieser Erkrankung
7.2 regelmäßige Substitution von Blut und Blutprodukten
7.3 chronische Hämodialyse
7.4 Sexualverhalten mit erhöhtem Infektionsrisiko
7.5 Prostituierte (männlich / weiblich)
7.6 Drogenabhängigkeit mit parenteraler Zuführung
7.7 andere Risikogruppen
8. Therapiebedingte Kontraindikationen
8.1 Behandlung mit Hypophysenhormonen
8.2 Behandlung mit Wachstumshormon
8.3 Erhalt eines Dura-mater-Transplantates
8.4 Erhalt eines Korneatransplantates
9. Familiäre Erkrankungen
9.1 Creutzfeldt-Jakob-Krankheit in der Familie
10. Impfungen
10.1 Impfungen innerhalb der letzten 12 Monate:
10.1.1 postexpositionelle Impfung gegen Tollwut
10.2 Impfungen mit Lebendimpfstoffen innerhalb der letzten 4 Wochen, zum Beispiel:
10.2.1 Poliomyelitis
10.2.2 Gelbfieber
10.2.3 Röteln
10.2.4 Masern
10.2.5 Mumps
10.2.6 andere Impfungen mit Lebendimpfstoffen

2.1.2 Spendermeldung

Meldeweg

Da der Zeitraum zwischen Tod des Spenders (also Herz-Kreislaufstillstand) und Entnahme bei der Hornhautspende 72 h beträgt [3, 7], sind unterschiedliche Möglichkeiten der Meldung der Krankenhäuser und anderen Einrichtungen, wie zum Beispiel der Rechtsmedizin denkbar und werden auch praktiziert:

- Meldung der Krankenhäuser und anderen Einrichtungen an die Bank selbst
- Meldung über den 24 h-Dienst der Deutschen Stiftung Organtransplantation (DSO)
- Meldung an den Gewebespendenkoordinator der Deutschen Stiftung Organtransplantation – Gesellschaft Gewebetransplantation (DSO-G)
- Meldung von hirntoten herzkreislaufstabilen Spendern durch die Koordinatoren der DSO
- Anfrage an die Krankenhäuser, ob eine Einwilligung zur Spende erfragt ist.

Erstauswahl

Bei der Meldung eines möglichen Spenders durch ein Krankenhaus oder eine andere Einrichtung werden die absoluten Kontraindikationen abgeklärt, um eine Gefährdung des entnehmenden Arztes und des Bankpersonals zu minimieren. Diese der Erklärung der European Eye Bank Association (EEBA) [8] entnommenen Angaben sind im Folgenden aufgeführt:

- aktive Virushepatitis
- AIDS oder HIV-Seropositivität
- aktive virale Enzephalitis oder Enzephalitiden unklarer Genes
- Creutzfeldt-Jakob-Erkrankung
- Tollwut
- Herpes.

Die zur Erstauswahl notwendigen Basisinformationen sind in Tab. 2 dargestellt.

2.1.3 Feinevaluierung der Spender

Bei der anschließenden Feinevaluierung des Spenders werden die Spenderanamnese und bekannte Erkrankungen anhand der Patientenakte erhoben. Als zusätzliche Informationsquellen kann es notwendig sein, Angehörige, Hausärzte und andere behandelnde Ärzte bezüglich noch offen gebliebener Fragen zu Kontraindikationen einzubeziehen (s. Tab. 1).

Tabelle 2: Formularbeispiel zur Erfassung von Basisinformationen (Auswahl)

Medizinische Spenderdaten (bitte vollständig ausfüllen)					
Todesursache			Alter	Geschlecht	
bekannte Viruserkrankungen: (die Ergebnisse der postmortalen serologischen Diagnostik werden gesondert aufgeführt)					
HIV:	o ja	o nein	aktiver Herpes zoster	o ja	o nein
HBV:	o ja	o nein	Rabies	o ja	o nein
HCV:	o ja	o nein	andere Risikogruppe	o ja	o nein
HTLV:	o ja	o nein			
andere Infektionserkrankungen:					
Pilzsepsis:	o ja	o nein	Sepsis (multiresistent)	o ja	o nein
Sepsis sonstige	o ja	o nein			
Neurologische Erkrankungen:					
Meningitis:	o ja	o nein	nicht altersbedingte Demenz	o ja	o nein
Enzephalitis	o ja	o nein	Multiple Sklerose	o ja	o nein
M. Alzheimer	o ja	o nein	Amyotrophe Lateralsklerose	o ja	o nein
Degenerative neurologische Erkrankungen unklarer Genese				o ja	o nein
Klinik oder Verdacht auf übertragbare spongiforme Enzephalopathie (z. B. CJD)				o ja	o nein
andere				o ja	o nein
Malignome:					
Leukämien	o ja	o nein	Lymphome	o ja	o nein
andere	o ja	o nein			
Therapiebedingte Kontraindikationen:					
chronische Hämodialyse				o ja	o nein
Chemotherapie (3 Monate vor Tod)				o ja	o nein
Lebendimpfstoffe (4 Wochen vor Tod)				o ja	o nein
humane Gonadotropine				o ja	o nein
Empfänger von Cornea-, Sklera-, Duratransplantaten				o ja	o nein
Andere Kontraindikationen:					
Tod durch Intoxikation				o ja	o nein
nicht geklärte Todesursache				o ja	o nein
unklarer Todeszeitpunkt				o ja	o nein
Hornhauterkrankungen				o ja	o nein
andere Augenerkrankungen				o ja	o nein

2.1.4 Körperliche und ophthalmologische Untersuchung des Spenders

Körperliche Untersuchung

Die körperliche Untersuchung des Spenders dient vor allem dem Erkennen vorliegender, bis dahin unbekannter Kontraindikationen, die zum Ausschluss der Gewebespende führen, wie zum Beispiel Einstichstellen bei i. v. Drogenabhängigkeit und dergleichen, sowie der Bestätigung von bekannten Erkrankungen und Zuständen des Spenders.

Ophthalmologische Beurteilung des Spenders

Durch eine makroskopische Untersuchung der vorderen Augenabschnitte und eine ophthalmologische Anamnese sind von der Hornhautspende Verstorbene mit folgenden Befunden auszuschließen:

- maligne Tumoren des Augenvorderabschnitts
- Retinoblastome
- aktive okuläre Entzündungen, insbesondere Skleritiden oder Uveitiden
- zentrale Hornhautvernarbungen, Keratokonus, Keratoglobus, zentrale Pterygien
- vorausgegangene refraktive chirurgische Eingriffe (Eximer-Ablation, radiäre Keratotomie)
- vorausgegangene intraokuläre Eingriffe (Kataraktchirurgie, filtrierende Operationen; wird jedoch unterschiedlich gehandhabt)
- das Vorliegen eines primären Endothelzellschadens.

Spaltlampenuntersuchung am Spender und/oder der Bulbi in der Hornhautbank

Die Spaltlampenuntersuchung gibt die Bestätigung des Erstbefundes und dient der Erkennung weiterer Veränderungen, die mit bloßem Auge nicht sichtbar sind.

Zudem ist mit Hilfe weiterer Technik (Endothelmikroskopie) eine qualitative und quantitative Beurteilung der Hornhaut möglich und dabei als wichtigster Maßstab zur Beurteilung der Güte einer Spenderhornhaut der Hornhautendothelbefund erhebbar. Die untere Grenze für die Transplantierbarkeit liegt bei 2000 Zellen/mm² [2]. Bis zur Transplantation sollte in regelmäßigen Abständen dieser Befund kontrolliert und dokumentiert werden. Weitergehende Ausführungen zur Endothelmikroskopie sind im Kapitel 2.7 „Einschätzung des Hornhautendothels" beschrieben.

2.1.5 Serologische Testverfahren

Um das Risiko der Übertragung von Erkrankungen durch Spendergewebe zu minimieren, sind in den Richtlinien zum Führen einer Hornhautbank [15] serologische Testverfahren als obligat festgeschrieben.

Die folgenden Informationen zu HIV, Hepatitis B und C wurden von den Autoren aus offiziellen Veröffentlichungen des Robert-Koch-Instituts, sowie anderen Publikationen zusammengestellt.

Humanes Immundefizienzvirus (HIV)

Das Humane Immundefizienzvirus gehört zur Gruppe der Retroviren. Man unterscheidet Typ 1 und Typ 2, die sich ihrerseits noch in mehrere Subtypen unterteilen. Hinweise zur Diagnostik sind der Tabelle 3 zu entnehmen.

Tabelle 3: Diagnostik der HIV-Infektion nach [9, 18, 19]

	Anwendung	Material	Transport	Methode
Antikörpernachweis	für HIV-1 und HIV-2	Serum, Vollblut	ungekühlt	Enzymimmunoassay (EIA); Immunoblot (Differenzierung zwischen HIV-1 und HIV-2)
Antigennachweis	nur für HIV-1 (p24)	Serum (mind. 1 ml bzw. Blut	ungekühlt	p24-EIA
Nukleinsäurenachweis qualitativ	Kontrolle von Risikopatienten, unklare Serologie HIV-1 (Subtyp B) wird gut erkannt (der Test kann bei ausreichend hohem AK-Spiegel aber negativ sein), andere Subtypen, aber auch HIV-2 werden nicht oder unzuverlässig erkannt	2 x 3 ml EDTA-Vollblut	gekühlt	RT-PCR
Nukleinsäurenachweis: quantitativ	(Menge viraler Genome = Viruslast) Frage nach Infektiosität	2 x 3 ml EDTA-Vollblut	gekühlt	RT-PCR

Als Besonderheit sind falsch reaktive Testergebnisse zu beachten:

– Verdacht auf falsch reaktiven EIA

Aufgrund unspezifischer Reaktionen können falsch reaktive EIA-Ergebnisse bei Personengruppen mit niedrigem Infektionsrisiko (z. B. Schwangere in der Mutterschaftsvorsorge) vorkommen. In diesen Fällen werden ein zweiter EIA, der auf einem anderen Testprinzip beruht, sowie ein Immunoblot als spezifischer Test zur Unterscheidung, ob die EIA falsch reaktiv ist, durchgeführt.

– Verdacht auf falsch reaktiven Immunoblot

Im Immunoblot können fragliche Bandenmuster auf unspezifische Reaktionen zurückzuführen sein, da aber eine Verlaufskontrolle meist nicht möglich ist, sollte im Zweifelsfall der Labortest als positiv angesehen werden.

Wenn eine Verlaufskontrolle über 6 Monate möglich ist (z. B. im Fall eines Lebendspenders) und das Bandenmuster dann konstant bleibt, ist der Befund als negativ zu bewerten. Wenn aber mindestens zwei Banden aus unterschiedlichen Genprodukten auftreten (gag, pol, env) ist von einer spezifischen Reaktivität auszugehen.

Epidemiologie

In Afrika sind alle HIV-Subtypen vertreten, in Europa und den USA findet sich überwiegend HIV-1 (Subtyp B), in Frankreich, den Benelux-Ländern und in Rumänien auch andere Subtypen von HIV-1. Der Anteil des Subtyps B beträgt in Deutschland ca. 90 %. Andere Subtypen sind regional verteilt, so findet man in Indien den Subtyp C, in Thailand B und E, in Russland und Osteuropa die Subtypen A, G und H.

Der Typ HIV-2 kommt vor allem in Westafrika, aber auch in Indien und Europa vor. Bei Schimpansen wird das SIV-1 gefunden, von dem inzwischen auch menschliche Infektionen bekannt sind. Es besteht eine enge Verwandtschaft zum Typ HIV-1, daher gibt es keine Probleme in der Diagnostik. Neben HIV-2 ist auch noch das SIV-2 bekannt.

Allein im Jahr 1999 haben sich etwa 5,4 Millionen Menschen neu mit dem HIV infiziert. Hauptübertragungsweg weltweit ist der ungeschützte Sexualverkehr, daher ist die Mehrzahl der Infizierten im jüngeren Erwachsenenalter (davon ca. 50 % Frauen). Insgesamt gab es in den letzten 20 Jahren 47 Millionen Infektionen. Nach Schätzungen der WHO lebten Ende 1999 über 34 Millionen Menschen mit einer HIV-Infektion oder AIDS. Ca. 95 % aller Infizierten leben in Ländern der Dritten Welt. Im Jahr 1998 verstarben 2,5 Millionen Menschen an AIDS [9, 18].

In Westeuropa wird die Zahl der HIV-positiven Personen noch geringer geschätzt (auf 500000). Hauptübertragungswege sind homosexuelle Kontakte und der i.v. Gebrauch von Drogen; in Frankreich, Norwegen und Schweden dominiert jedoch der heterosexuelle Übertragungsweg. Die mittlere HIV-Prävalenz liegt bei etwa 0,25 %; regionale Unterschiede sind aber auch in Europa zu beobachten. So wurde 1998 eine Zunahme der Erkrankung in Spanien und Portugal mit 9,3 bzw. 8,2 neu diagnostizierte AIDS-Erkrankungen/100000 Einwohner, in Deutschland und Irland von 1,1 bzw. 0,4 neu diagnostizierte AIDS-Erkrankungen/100000 Einwohner und in Finnland 0,3 neu diagnostizierte AIDS-Erkrankungen/100000 Einwohner festgestellt [9].

In Osteuropa wird in Zukunft mit einer raschen Zunahme der AIDS-Erkrankungen gerechnet; es sind ca. 270000 HIV-Infizierte bekannt, die mittlere Prävalenz lag 1998 bei 0,14 % mit einer Rate an Neuinfektionen von 80000 [9]. In Abhängigkeit von der Art der Exposition bestehen unterschiedlich hohe Risiken des Erwerbs einer HIV-Infektion. Bei sexuellen Kontakten ist die Übertragungsrate zwischen homosexuellen Männern höher als die Rate zwischen heterosexuellen Partnern. Etwa das gleiche Übertragungsrisiko wie bei heterosexuellen Partnern besteht bei Nadelstichverletzungen bzw. dem gemeinsamen Gebrauch von Nadeln bei i. v. Drogenabhängigen. Das höchste Übertragungsrisiko besteht bei Transfusionen.

Nach Einschätzung des Robert-Koch-Instituts lebten 1998 in Deutschland etwa 37000 HIV-infizierte Menschen, davon 29000 Männer und 8000 Frauen. Seit 1995 ist ein Rückgang der AIDS-Erkrankung zu verzeichnen (5000 Erkrankte auf 37000 Infizierte), der aber in erster Linie auf verbesserte Behandlungsmöglichkeiten zurückzuführen ist. Die Rate der Neuinfektionen ist relativ konstant [18].

Im Unterschied zu Deutschland kommt es vor allem in Osteuropa (hier vorrangig in der Ukraine, in Weißrussland und in Russland) zu einer massiven Ausweitung von HIV-Infektionen bei i. v. Drogenabhängigen; gleichzeitig steigt die Rate an Syphilis stark an (zusätzliches Risiko!). Diese negative Entwicklung ist auf die mangelhafte Prävention und die fehlende oder ungenügende Therapie zurückzuführen.

Hepatitis B (HBV)

Bei der Hepatitis B handelt es sich um einen Hepadnavirus mit DNS-Genom. Eine Übersicht über die diagnostischen Möglichkeiten gibt Tabelle 4. Bei einer Hepatitis B – Virusinfektion muss immer eine HCV-Infektion ausgeschlossen werden, da ein Drittel der Patienten mit HCV eine okkulte HBV-Infektion aufweisen [5, 16, 19]!

Eine HDV-Infektion kann im Sinne einer Superinfektion (meist als fulminanter Verlauf) einer HBV-Infektion auftreten und darf nicht übersehen werden.

HBs-Antigen (Australia-Antigen) findet sich schon vor einer klinischen Erkrankung im Serum. Die Höhe des Titers korreliert mit der Infektiosität. HBsAg verschwindet nach 3 bis 4 Monaten.

HBe-Antigen zeigt eine hohe Virusreplikation an und damit eine hohe Infektiosität. Sowohl Blut als auch Sekrete (Speichel, Sperma, Muttermilch) von Patienten mit HBe-Ag sind infektiös. Wenn das HBe-Ag verschwindet und die Anti-HBe-Antikörper auftreten (Serokonversion), ist die Ansteckungsgefahr vermindert.

Anti-HBc-Antikörper wirken gegen das Core Antigen, welches die virale DNA umhüllt. Sie zeigen eine früher durchgemachte, akute oder chronische Infektion an **(Diese Antikörper sind nicht protektiv!)**. Anti-HBc-IgM-Antikörper treten bei einer akuten Infektion auf, haben ihr Maximum in der 2. bis 4. Erkrankungswoche und verschwinden nach 4–8 Monaten. Bei einigen Patienten mit chronischer Hepatitis B sind

Tabelle 4: Diagnostik der HBV-Infektion nach [16, 19]

	Diagnostik	Material	Transport	Methode
Antikörpernachweis	Anti-HBc Anti-HBs Anti-HBe	Serum, Vollblut	ungekühlt	EIA (IgG, IgM)
Antigennachweis	HBs-Ag (Australia-Antigen) HBe-Ag	Serum, Vollblut	ungekühlt	EIA (IgG, IgM)
Nukleinsäurenachweis	semiquantitative Bestimmung der Virus-DNS Abklärung einer Infektion bei fehlendem HBsAg (low-level-Träger, okkulte Infektion), Bestimmung bei Risikogruppen (Drogen, HIV), bei Kontakten (Blut, Intimkontakt) zu Infizierten, nach Nadelstichverletzungen	Serum, EDTA-Vollblut	ungekühlt	PCR

sie aber immer wieder nachweisbar, daher stellen sie keine sicheren Marker für eine akute Erkrankung dar. Niedrige Titer werden in der Spätphase – z. T. über 1 Jahr – der akuten Infektion sowie bei der chronischen Hepatitis-B beobachtet.

Anti-HBs-Antikörper ist ein protektiver Antikörper, der in der Rekonvaleszenz 2–8 Monate nach Erkrankungsbeginn bei ausgeheilter Hepatitis B auftritt. Dieser Antikörper ist außerdem wichtig zur Kontrolle eines Impferfolgs. Ein ausreichender Impfschutz kann 4–8 Wochen nach Impfung ab einem Titer von 10 IU/l angenommen werden.

Anti-HBe-Antikörper tritt nach Elimination des HBeAg auf und gibt, bei gleichzeitig positivem HBsAg, einen Hinweis auf geringe Infektiosität.

Tabelle 5: HBV-Diagnostik in Abhängigkeit vom Krankheitsstadium

Suchprogramm bei Verdacht auf akute Hepatitis B	
Prodromalstadium	HBs-Ag, anti-HBc, anti-HBc-IgM, HBe-Ag
klinische Phase	HBs-Ag, Hbe-Ag, anti-HBc, anti-HBc-IgM
Rekonvaleszenz	anti-HBc, anti-HBe
Spätphase	anti-HBs, anti-HBe, anti-HBc

Epidemiologie

Weltweit wird die Zahl der HBV-Träger auf 350–400 Millionen Menschen geschätzt [9]. Pro Jahr versterben ca. eine Million Patienten an den Folgen einer HBV-Infektion (Leberzirrhose, Leberzellkarzinome).

Die Übertragung durch Blut und Blutprodukte kommt in erster Linie bei Drogensüchtigen durch den gemeinsamen Gebrauch von Nadeln vor. Das Risiko sich durch iatrogen verabreichte Blutprodukte mit HBV zu infizieren, ist minimal (geschätzt 1:100 000 bis 1:200000) [9]. Als wesentliche Übertragungswege gelten sexuelle Kontakte (Anteil 60–70 %). Eine weitere Möglichkeit ist die kongenitale oder auch perorale (z. B. Muttermilch) Übertragung. Nosokomiale Infektionen durch HBV-Übertragung bei invasiven Eingriffen sind ebenfalls möglich (z. B. vom Operateur auf den Patienten). In Deutschland sind etwa 0,3–0,8 % der Bevölkerung HBV-Träger, bei 5–6 % liegt eine abgelaufene Infektion vor. Chronische Träger in Nordeuropa und Westeuropa sind 0,1– 0,5 % der Bevölkerung. In Osteuropa und Südeuropa sind sind es bis zu 8 % der Bevölkerung [9, 16].

Okkulte HBV-Infektionen sind bei ca. 1/3 der Patienten mit chronischer HCV-Infektion nachzuweisen [5], wichtig ist hier der HBV-DNA Nachweis durch die PCR. Offensichtlich kann bei einigen Patienten mit HBV-Infektionen unabhängig von anderen serologischen Markern (anti-HBs, anti-HBc) kein HBsAg gefunden werden. Dies ist auf die Produktion eines veränderten HBsAg zurückzuführen, welches in Routinetestungen nicht erfasst wird.

Zu den **Risikogruppen** gehören medizinisches und zahnmedizinisches Personal, Polizisten; Personen mit längerem Aufenthalt in Endemiegebieten, Homosexuelle, i. v.

Drogenabhängige, Familienangehörige von HBV-Infizierten, Dialysepatienten oder Patienten in psychiatrischen Anstalten.

Hepatitis C (HCV)

Bei dem Hepatitis C handelt es sich um einen Flavivirus mit RNS-Genom. Es sind ca. 18 Genotypen mit unterschiedlicher regionaler Verteilung bekannt. Die Hepatis C ist auf Grund der Genese auch unter dem Namen Posttransfusionshepatitis geläufig. Sie macht einen Anteil von ca. 90 % der früheren Non-A/ Non-B-Hepatitis aus. Wesentliches zur Diagnostik ist in Tabelle 6 zu finden.

Bei einer HCV-Infektion muss immer eine HBV-Infektion ausgeschlossen werden, da ein Drittel der Patienten mit HCV eine okkulte HBV-Infektion aufweisen [5, 17, 19].

Tabelle 6: Diagnostik der Hepatitis C nach [17, 19, 20]

	Indikation	Material	Transport	Methode
Antikörpernachweis	Abklärung einer akuten oder abgelaufenen Infektion	Serum, Vollblut	ungekühlt	EIA, Immunoblot (Bestätigungstest)
Nukleinsäurenachweis	Feststellung der Infektiosität bei positivem Antikörpernachweis, Ermittlung von Virustiter und/oder Genotyp bei geplanter Therapie, als Therapiemonitoring	Serum , EDTA-Vollblut,	gekühlt	RT-PCR

Epidemiologie

Die C-Hepatitis ist die häufigste durch Blut oder Blutprodukte parenteral übertragene Krankheit (Blut, Blutprodukte, Drogen, Nadelstichverletzungen, Tätowierungen). In Deutschland liegt die Hepatitis-C-Durchseuchungsrate unter 0,5 %. Seit 1.4.1999 wurde ein HCV-Screening aller Blutspenden mittels PCR eingeführt. Seitdem wurde dem Paul-Ehrlich-Institut keine HCV-Übertragung durch Blutprodukte gemeldet [17]. Ganz wesentlicher Risikofaktor scheint der Drogenkonsum zu sein. Im Rahmen einer Langzeituntersuchung wurde eine Kohorte von Drogenabhängigen untersucht, von denen nach einer mittleren Beobachtungszeit von 6,5 Jahren 30,3 % Antikörper gegen HCV entwickelten. Die Gesamtinzidenz betrug 6,4 Fälle pro 100 Personen-Jahre, innerhalb der ersten beiden Jahre lag die Inzidenz bei 13,3 pro 100 Patienten-Jahre, später bei nur 2,3. Wesentliche Risikofaktoren waren erste Monate eines Drogenabusus, häufiger Gebrauch (> 1 mal/d), gemeinsamer Gebrauch von Nadeln oder Kochern zur Drogenaufbereitung [22]. Möglich ist auch eine sexuelle Übertragung; es besteht ein statistischer Zusammenhang mit einer positiven Lues – bzw. HIV-Serologie [6].

In einer amerikanischen Studie (1988-94) betrug die Prävalenz von HCV-Antikörpern 1,8 %, davon waren 47 % positiv für HCV-RNA. Risikofaktoren einer Infektion waren illegaler Drogengebrauch und gefährliches Sexualverhalten [1]. Selten erfolgt eine Infektion durch häuslichen Kontakt. Die Übertragung bei endoskopischen Eingriffen ist ebenfalls möglich, vor allem, wenn die Reinigung des Instruments nicht sachgemäß nach den bestehenden Richtlinien durchgeführt wird.

Humanes T-lymphotropes Virus (HTLV) Typ 1

HTLV-1 steht ätiologisch im Zusammenhang mit der T-Zell-Leukämie vom Erwachsenentyp (ATL) bzw. der HTLV-1-assoziierte Myelopathie (HAM). Da einige Hornhautbanken die Spender auf HTLV-1 testen, soll hier kurz darauf eingegangen werden, obwohl die Testung laut den Hornhautbank-Richtlinien nicht obligat ist [15]. Zur Diagnostik siehe Tabelle 7.

Tabelle 7: Diagnostik des HTLV-1 nach [9]

	Diagnostik	Material	Transport	Methode
Antikörpernachweis	HTLV-1	Serum, Vollblut	ungekühlt	nur im Speziallabor durchzuführen

Epidemiologie

In Deutschland hat dieses Virus eine sehr geringe Seroprävalenz (1 : 10 000 bis 100 000) und es sind nur wenige Erkrankungen bekannt. Die wenigen Patienten stammen meist aus Endemiegebieten beziehungsweise hatten Sexualpartner aus diesen Gebieten.

HTLV-1 kommt vor allem in Japan, West- und Zentralafrika, in der Karibik, in Zentral- und Südamerika, in Melanesien, aber auch in Europa vor. Zum Beispiel liegt in Italien die Seroprävalenz bei Drogenabhängigen bei 6,9 % [11].

Übertragen wird HTLV-1 durch Geschlechtsverkehr, von der Mutter zum Kind (entweder intrauterin beziehungsweise über die Muttermilch) und zellgebunden durch Blut (Transfusion, i. v. Drogenabusus). Die Inkubationszeit dauert sehr lange (> 40 Jahre). Nur etwa 5 % der Infizierten entwickeln eine Infektionskrankheit.

Lues/Syphilis

Die Erreger der Lues sind Treponema pallidum, gramnegative Schraubenbakterien. Da einige Hornhautbanken diese speziellen Untersuchungen durchführen, soll hierauf ebenso eingegangen werden. Diese Tests sind laut den Hornhautbank-Richtlinien nicht obligat [15]. Zur Diagnostik siehe Tabelle 8. Eine Anzüchtung des Erregers in Kultur ist nicht möglich.

Weitere mögliche Untersuchungen sind der 19s-IgM-FTA-ABS-Test, EIA-IgM sowie der Immunoblot. Biologisch unspezifische Testergebnisse bei den Antikörpernachweisen sind bekannt, so reagieren bis zu 40 % aller Patienten mit Lepra falsch positiv [9].

Epidemiologie

Lues wird im allgemeinen nur sexuell übertragen, zusätzlich jedoch auch diaplazentar, sehr selten durch Bluttransfusionen (Screening!). In Deutschland ist in den letzten

Tabelle 8: Diagnostik der Lues durch Nachweis von Antikörpern nach [9]

	Methode	Bedeutung	Material
Suchtest spezifischer Test!	TPHA-Test: Treponema-Pallidum-Häm-Agglutinationstest	2-3 Wochen nach Infektion positiv, kann auch nach Ausheilung positiv bleiben	Serum, Vollblut
Bestätigungstest spezifischer Test!	FTA-Absorptionstest: Fluoreszenz-Treponema-Pallidum-Antikörper-Absorptionstest	2-3 Wochen nach Infektion positiv, kann auch nach Ausheilung positiv bleiben	Serum, Vollblut
Aktivitätsbeurteilung unspezifischer Test!	VDRL-Test: Veneral-Disease-Research-Laboratory-Test, Cardiolipin-Mikroflockungstest	4-6 Wochen nach Infektion positiv, nach Ausheilung negativ oder Titer unter 1/10	Serum, Vollblut

Jahrzehnten eine Abnahme der Erkrankungshäufigkeit zu beobachten. Entgegengesetzt dazu ist die Inzidenz in Osteuropa in den letzten Jahren stark angestiegen.

Creutzfeldt-Jakob-Krankheit (CJK)

Gerstmann-Sträussler-Scheinker-Syndrom (GSS; familiäres Auftreten), „fatal familial insomnia" (FFI), Kuru (Neuguinea; ritueller Verzehr des Gehirns Verstorbener)

Eine Diagnose ist nur in Speziallaboratorien möglich.
Eine CJK ist nur durch eine neuropathologische Untersuchung sicher nachzuweisen.

Eine CJK ist wahrscheinlich, wenn eine fortschreitende Demenz von höchstens 2 Jahren Dauer besteht, ein typisches EEG-Muster (periodisch auftretende „sharp-wave"-Komplexe) sowie zwei von vier der folgend genannten neurologischen Zeichen:
1. visuelle und/oder zerebelläre Störungen (z. B. Gangunsicherheit)
2. pyramidale und/oder extrapyramidale Zeichen (z. B. Rigor)
3. Myoklonien
4. akinetischer Mutismus.

Wichtige Marker, die auf eine CJK im Liquor bzw. Blut hinweisen sind:
- die neuronenspezifische Enolase (NSE; Hoffmann-La Roche) – Nachweis im Liquor
- die Proteine p130/131 und äquivalent das 14-3-3 Protein – Nachweis im Liquor
- das S100-Protein (InRo/Medisera, Göteborg) – Nachweis im Liquor und im Blut [13].

Für die neue Variante der CJK kann der Nachweis von PrP-Sc (Prion-Protein Scrapie-Variante) in Gewebeproben aus Tonsillen, Milz, Lymphknoten erfolgen [5, 10].

Epidemiologie

Etwa 5 bis 15 % der Fälle von CJK sind familiäre Formen mit autosomal dominanter Vererbung. Der Verlauf der familiären Form unterscheidet sich von der sporadischen Form durch einen früheren Krankheitsbeginn und einen längeren Krankheitsverlauf.

Die iatrogene Form der CJK trat mit der Gabe von aus Leichen gewonnenem Wachstumshormon erstmals 1984 auf. Die Inkubationszeit liegt zwischen 2 und 35 Jahren. Andere Risikofaktoren sind die Gabe menschlichen Gonadotropins oder die Transplantation der Dura mater von Verstorbenen.

Die sporadische CJK weist eine Vielfalt neurologischer und klinischer Symptome auf. Der Erkrankungsbeginn liegt zwischen 16 und 82 Jahren mit einem Median zwischen 60 und 70 Jahren.

Iatrogene CJK-Infektionen:

- durch Behandlung mit aus menschlichen Hypophysen extrahierten Hormonen (ca. 90 Fälle), die meisten Fälle in Frankreich (etwa 60–70 %). Weitere Fälle sind in Großbritannien und den USA bekannt geworden, in Deutschland jedoch bislang keiner. Auf Gonadotropinbehandlung sind fünf Fälle in Australien zurückzuführen. Seit 1987 werden diese Hormone gentechnisch hergestellt
- durch Dura mater-Transplantationen (ca. 60 Fälle). Sie wurden fast ausschließlich durch das Präparat »Lyodura« der Firma Braun-Melsungen verursacht, das 1987 aus dem Verkehr gezogen wurde. Die meisten Fälle traten in Japan auf; in Deutschland werden vier Fälle mit einer Duratransplantation in Zusammenhang gebracht
- durch Korneatransplantate (vier Fälle) [4]
- durch eine Tympanoplastik (ein Fall)
- durch unzureichend sterilisierte neurochirurgische Instrumente (6 Fälle).

CJK-Infektionsrisiko in medizinischen Berufen

Eine Infektion durch die intakte Haut selbst mit hoch-erregerhaltigem Material dürfte nur sehr schwer möglich sein. Epidemiologisch gibt es bislang keinen Hinweis darauf, dass Personen in medizinischen Berufen häufiger an einer CJK erkrankt sind, als statistisch zu erwarten ist. Ebenso haben Angehörige, die CJK-Patienten pflegen, kein erhöhtes Erkrankungsrisiko.

Bei operativen Eingriffen am ZNS, etwas weniger bei Augenoperationen, besteht für das Operationsteam aufgrund der Verletzungsgefahr durch Einbringen von hochinfektiösem Gewebe in Wunden ein Übertragungsrisiko.

Die Übertragung durch Blut oder Blutprodukte wird weiterhin kontrovers diskutiert, kann jedoch prinzipiell nicht ausgeschlossen werden [12].

Deshalb sollten folgende Personengruppen von der Organ-, Gewebe- und Blutspende ausgeschlossen werden [4]:

- Personen, die an einer übertragbaren spongiformen Enzephalopathie litten bzw. an dieser verstorben sind
- Personen aus Risikogruppen der Creutzfeldt-Jakob-Krankheit wie Personen, die jemals mit menschlichen Hypophysenhormonen, z. B. mit Wachstumshormon, behandelt worden sind, oder die Dura-mater- oder Korneatransplantate erhalten haben

- Personen, in deren genetischer Familie die Creutzfeldt-Jakob-Krankheit aufgetreten ist
- Personen, die an unklaren, nicht diagnostizierten Erkrankungen des ZNS verstorben sind
- Personen, die in psychiatrischen Anstalten verstorben sind.

Literatur

[1] Alter, M. J., D. Kruszon-Moran, O. V. Nainan et al.: The prevalence of hepatitis C virus infection in the United States, 1988 through 1994. N. Engl. J. Med. *341* (8) (1999), 556–562.
[2] Böhnke, M: Spendergewebe für die Keratoplastik. Klein. Monatsbl. Augenheilkd. *198* (1991), 562–571.
[3] Bredehorn, T., F. Wilhelm, G. I. W. Duncker: Hornhautspende und Transplantation in Sachsen-Anhalt, Medizinische Wissenschaft aktuell, Juli (1998) 18–20.
[4] Bredehorn, T. et al.: Häufigkeit von potenziellen Überträgern der Creutzfeldt-Jakob-Krankheit, Ophthalmologe *98* (2001), 269–272
[5] Cacciola, I., T. Pollicino, G. Squadrito et al.: Occult hepatitis B virus infection in patients with chronic hepatitis C liver disease. N. Engl. J. Med. *341* (1) (1999), 22–26.
[6] Corona, R., F. Caprilli, M. E. Tosti et al.: Risk of human immunodeficiency virus infection and genital ulcer disease among persons attending a sexually transmitted disease clinic in Italy. Epidemiol. Infect. *121* (3) (1998), 623–630.
[7] Duncker, G. I. W.: Keratoplastik und Hornhautbank, Ophthalmologe *92* (1995), 366–376.
[8] European Eye Bank Association, Ninth Edition, January 2001, p. 11.
[9] Heinzmann, W. R.: Infektiologie 2000 Krankheitsbild – Diagnose – Therapie.
[10] Hill, A. F., R. J. Butterworth, S. Joiner et al.: Investigation of variant Creutzfeldt-Jakob disease and other human prion diseases with tonsil biopsy samples. Lancet *353* (9148) (1999), 183–189.
[11] Lillo, F. B., B. Capiluppi, A. Chiarolini et al.: First report of the presence of human T-cell lymphotropic virus I infection in Italian drug addicts. Eur. J. Clin. Microbiol. Infect. Dis. *18* (9) (1999), 671–672.
[12] Otto, M., P. Ratzka, J. Wiltfang et al.:Therapeutische Ansätze bei der CJK. Dt. Ärztebl. *95* (1998), A-3283–3285.
[13] Poser, S., I. Zerr, W. J. Schulz-Schaeffer et al.: The Creutzfeldt-Jakob disease. A sphinx of current neurobiology. Dtsch. Med. Wochenschr. *122* (37) (1997), 1099–1105.
[14] Richtlinien zur Feststellung des Hirntodes, Dt. Ärztebl. *95*, Heft 30, (1998), 53.
[15] Richtlinien zum Führen einer Hornhautbank, Dt. Ärztebl. *97*, Heft 31–32 (2000)
[16] Bekanntmachung des Robert Koch-Instituts Hepatitis B – Erkennung, Behandlung und Verhütung: Merkblatt für Ärzte. Bundesgesundheitsbl. - Gesundheitsforsch – Gesundheitsschutz 1999 9(42):735-739.
[17] Bekanntmachung des Robert Koch-Instituts Hepatitis C - Erkennung, Behandlung und Verhütung Merkblatt für Ärzte. Bundesgesundheitsbl. – Gesundheitsforsch – Gesundheitsschutz *12* (42) (1999), 971–974.
[18] Bekanntmachung des Robert Koch-Instituts: Die HIV-Infektion (AIDS): Merkblatt für Ärzte. Bundesgesundheitsbl. – Gesundheitsforsch – Gesundheitsschutz *12* (43) (2000) 1021–1030.
[19] Robert-Koch-Institut: Informationen zu Infektionskrankheiten aus dem Robert Koch-Institut: Zu den Reihen „Ratgeber Infektionskrankheiten" und „Merkblätter für Ärzte". Epidemiol. Bull. 2002 [7], 57.
[20] Roß, R. S., M. Viazov, M. Roggendorf: Virologische Diagnostik bei HCV-Infektionen. Bundesgesundheitsbl. – Gesundheitsforsch. – Gesundheitsschutz 6 (44) (2001), 602–612.
[21] Transplantationsgesetz - TPG vom 5. November 1997 (BGBI. I, S. 2631)
[22] Villano, S. A., D. Vlahov, K. E. Nelson et al.: Incidence and risk factors for hepatitis C among injection drug users in Baltimore, Maryland. J. Clin. Microbiol. 35 (12) (1997), 3274–3277.

2.2 Das Angehörigengespräch bei der Hornhautspende – Bitte um Organspende

Ch. Wachsmuth

2.2.1 Organtransplantation rettet Leben, schenkt Lebensqualität

Voraussetzung für eine Transplantation ist die Organ- bzw. die Gewebespende. Bis auf wenige Ausnahmen (Lebendspende) ist dies nur nach dem Eintreten des Todes möglich. Tod und Sterben sind ein Tabuthema in unserer Gesellschaft. Hier zählt nur der gesunde junge dynamische Mensch. Wer denkt in der Blüte seines Lebens schon an Krankheit und Sterben. Dies zeigt sich auch ganz deutlich daran, dass das Sterben nicht mehr zu Hause im Kreis der Familie geschieht, sondern im Krankenhaus, in Alten- und Pflegeheimen.

„Die gesellschaftliche Leugnung des Todes spiegelt sich selbst in den Berufsgruppen wider, die im Alltag mit dem Thema konfrontiert sind" [2].

Viele Menschen, die im medizinischen Bereich arbeiten, erleben den Tod oft hautnah mit. Die Inakzeptanz dieses Themas zeigt sich bereits in der Ausbildung von Ärzten und von Pflegepersonal. Die Techniken der Gesprächsführung, die Übermittlung der Todesnachricht, der Umgang mit Trauernden, die Bitte um Organspende sind – wenn überhaupt – nur ein Randthema. Allen ist bewusst, dass es immer schwieriger sein wird, einem Menschen eine schreckliche Nachricht zu überbringen [2–4]. Umso mehr müssen wir uns auch bewusst sein, dass die Patienten auf der Warteliste zu einer Organtransplantation in ganz besonderem Maße von der Initiative der Ärzte und Schwestern abhängig sind, die sich mit den trauernden Angehörigen potenzieller Organspender befassen.

Während sich beim Tod nach längerer Krankheit sowohl die Angehörigen als auch Ärzte und das medizinische Pflegepersonal auf die Situation vorbereiten können, werden beim plötzlichen Tod alle beteiligten Personen überrascht. Das Unvorhergesehene macht es schwierig, sich sofort auf die akute Situation einzustellen. Plötzliche Ereignisse, wie Unfälle, Herzinfarkte und Hirnblutungen müssen vom medizinischen Fachpersonal aufgefangen und verarbeitet werden [2].

Die Anspannung fällt in sich zusammen, wird zu einem Gefühl des Versagens, wenn der Patient nicht gerettet werden kann. Meist bleibt kaum Zeit, diesem Gefühl nachzugehen. Die Angehörigen müssen benachrichtigt werden und der nächste Patient wartet. In dieser Situation - nach Eintritt des Todes – bei Ärzten und Pflegepersonal auch noch einen Gedanken an eine Organspende zu regen, ist emotional sehr schwer.

2.2.2 Gründe der Ablehnung einer Organspende

Nicht alle Menschen stimmen einer Organspende zu. So lehnt auch ein gewisser Prozentsatz der trauernden Angehörigen eine Organspende ab.

Nach Untersuchungen von medizinischem Fachpersonal werden folgende Gründe für eine Ablehnung angegeben [6, 9, 10]:

- der mutmaßliche Wille des Verstorben –
  Angehörige, die mit dieser Frage konfrontiert werden, wollen eine Entscheidung im Sinne des Verstorbenen treffen. Wenn zu Lebzeiten über das Thema nie gesprochen wurde, fällt die Entscheidung natürlich schwer und kann auch zu einem Nein führen.
- „Hirntod"-Verständnis-Probleme der Angehörigen
- eine zu kurze Zeitspanne zwischen der Todesnachricht und der Bitte um Organspende
- die Angst der Angehörigen vor einer „Verstümmelung" des Spenders –
  Oft besteht der Wunsch der Familie, den Toten in körperlicher Integrität beerdigen zu wollen. Viele Angehörige wissen nicht, dass nach einer Organspende eine Trauerfeier am offenen Sarg möglich ist.
- Meinungsverschiedenheiten innerhalb der Familie
- religiöse Gründe –
  Häufig wird als Grund angegeben, dass die Religion des Verstorbenen einer Organspende entgegenstünde. Die meisten Weltreligionen sprechen sich für eine Organspende aus.
- medizinisches Personal und Organspende –
  Die Situation einer Organspende auf einer Station tritt oft sehr überraschend auf. Die Frage nach der Organspende wird als stressbeladen und emotional belastend erlebt. Ärzte zögern oftmals, einen Organspender zu melden, weil sie die Gespräche mit den Angehörigen fürchten [5].

Eine wichtige Rolle spielen die eigene Einstellung zur Organspende. Das Zögern bei der Bitte um Organspende kann sowohl durch einen Mangel an Erfahrung als auch durch eine persönliche Einstellung zur Organspende (kulturell oder religiös) bedingt sein. Es besteht auch die Befürchtung, dass die Bitte um Organspende als Eindringen in die belastende Privatsphäre verstanden wird und somit der Kummer und die Trauer verstärkt werden [5]. Das ist besonders der Fall, wenn Kinder Unfallopfer sind. Viele ärztliche Kollegen haben das Argument, dass sie in dieser Situation nichts „anzubieten" haben. Auch besteht die Meinung, dass eine Organspende nur Vorteile für den Empfänger hat und somit nützt sie der trauernden Familie nichts.

Ärzte, medizinisches Pflegepersonal, aber auch Angehörige sollten sich über folgendes bewusst sein: „Niemand stirbt, damit ein anderer ein neues Organ bekommt. Es ist das Schicksal des einen, zu sterben, wie es das Schicksal des anderen ist, zu leben. Die Trauer um den toten Spender trägt jeder mit sich, ein Leben lang. Dennoch kann jeder fröhlich weiterleben, und das ist genau genommen sogar im Sinne des Organspenders und seiner Angehörigen" [8].

2.2.3 Das Überbringen der Todesnachricht

Der Trauerprozess beginnt mit der Nachricht vom Tod des Angehörigen. Die Trauerreaktion löst Schock, Verzweiflung, die Suchphase, die Verleugnung und schließlich auch die Akzeptanz des Geschehens aus. Jeder, der solch eine Nachricht überbringt, muss sich über folgendes bewusst sein: „Der Trauernde wird nie wieder Gelegenheit bekommen, diese Anfangsphase zu korrigieren, deswegen muss der Überbringer der Nachricht dem Hinterbliebenen diese Chance unbedingt einräumen" [11]. Die Art der Trauerarbeit hängt entscheidend davon ab, wie lange man den Tod voraussehen konnte. Trauer wird individuell sehr unterschiedlich erfahren. Sie kann sich in einer Vielzahl von Gefühlen äußern. Die Intensität der Gefühle variiert und ist oft abhängig von der individuellen Fähigkeit des Einzelnen, Gefühle zu empfinden. Eine gesunde normale Trauerarbeit zeichnet sich durch das Erfahren und Ausleben der verschiedensten Emotionen aus – am Ende steht dann das Akzeptieren des Todes und die Wiedereingliederung in den Alltag. Damit Angehörige den Trauerprozess beginnen können, sollte der die Nachricht überbringende Arzt folgende drei Phasen beachten [1]:

Die Todesnachricht

Diese sollte so früh wie möglich und so deutlich wie möglich überbracht werden. Je länger dies verzögert wird, desto schlechter wird sich der betroffene Angehörige fühlen. Es sollten kurze knappe Sätze verwandt werden, die behutsam, aber eindeutig vorgebracht werden. Beachten Sie die Privatsphäre der Angehörigen! Führen Sie die Gespräche möglichst in einem separaten Raum mit einem Fenster. Es sollten ausreichend Sitzmöglichkeiten – wenn möglich mit einem Tisch – vorhanden sein. Auch sollte ein Telefon vorhanden sein. Bieten Sie den Angehörigen Getränke an. Sagen Sie den Angehörigen, dass Sie dort in diesem Raum bleiben können.

Betreuung der Trauernden

Die Hiobsbotschaft löst einen Prozess aus, der mit der Akzeptanz dieser Nachricht enden sollte. Der Arzt sollte danach mit der Unterstützung und der Betreuung der Trauernden fortfahren. Man kann dies durch Folgendes tun:

- Haben Sie Geduld, halten Sie im Gespräch Blickkontakt zu den Angehörigen. Übernehmen Sie nicht die Initiative, sondern folgen Sie den Gefühlen und Gedankengängen der Trauernden. Der Gesprächsinhalt sollte von Vertrauen bestimmt werden.
- Stellen Sie offene Fragen, falls es Unklarheiten gibt (Wann? Wo? Was? Warum?).
- Geben Sie den Angehörigen die gewünschten Informationen. Wenn die Angehörigen nachfragen, müssen diese genauer erläutert werden. Vergewissern Sie sich, ob Ihre Erklärungen auch verstanden wurden. Ist dies nicht der Fall, können die Fragen auch Ausdruck der Verwirrung des Trauernden sein. Dann sollte man besser akzeptieren, dass der Angehörige mit gewaltigen Änderungen konfrontiert wurde und dies Unsicherheit hervorruft. Darum sollten Sie den Trauernden entscheiden lassen, ob er die Antworten auf seine Fragen gleich haben will.

- Verurteilen Sie niemals die Reaktion der Angehörigen, auch wenn Sie sie für falsch halten. Es ist besser, die Emotionen zu respektieren und beispielsweise zu sagen: „Sind sie jetzt sehr wütend, richtig?“. Zudem ist diese Wut meist projiziert, d. h. sie kommt aus anderer Quelle, nämlich dem Trauerprozess und hat unter Umständen primär gar nichts mit Ihnen zu tun.

Sprechen Sie mit den Angehörigen über die nähere Zukunft!

Erst nach der zweiten Phase kann man den Blick der Betroffenen in die Zukunft lenken. Der Trauernde kann dies von sich aus ansprechen mit der Frage: „Was wird jetzt werden?“. In diesem Fall weiß der Arzt, dass sich der Trauernde mit der neuen Situation beschäftigen will. Falls nötig bieten Sie Ihre Hilfe an, um eventuell Freunde oder Verwandte zu benachrichtigen.

2.2.4 Die Bitte um Organspende

Es ist wichtig, dass die Angehörigen verstanden haben müssen, dass die geliebte Person verstorben ist, bevor man mit Ihnen die Organspende bespricht:

- Klären Sie vor der Frage alle Kontraindikationen bei den einzelnen Organen.
- Die Bitte sollte möglichst zuerst von einem mit dem Fall vertrauten Arzt, der möglicherweise das Vertrauen der Familie genießt, angesprochen werden. Denken Sie auch daran, dass der Koordinator der Deutschen Stiftung Organtransplantation jederzeit zu dem Angehörigengespräch hinzukommen kann.
- Erwähnen Sie, dass Sie wissen, dass die Angehörigen sich in einer schweren Lage befinden, bevor Sie um eine Organspende bitten.
- Bedenken Sie, dass Organe wie Augen oder Herz sehr emotional besetzt sind und sie sollten deshalb nicht als erstes genannt werden bei der Frage.
- Haben Sie Geduld und geben Sie ausreichend Zeit zum Beantworten der Bitte um Organspende. Eine Viertelstunde oder eine halbe Stunde können schon reichen, den Angehörigen das Gefühl zu vermitteln, dass man sie nicht zu einer Entscheidung gedrängt hat. Seien Sie in dieser Zeit für die Angehörigen verfügbar, um eventuelle Fragen beantworten zu können.
- Erklären Sie die Möglichkeiten einer Organspende und einer Transplantation. Erklären Sie, was geschieht, wenn die Angehörigen ihr Einverständnis geben. Beschreiben Sie die Operation oder den Eingriff der Corneaentnahme. Erklären Sie, dass man den Körper mit Respekt behandeln wird, dass jede Art der Bestattung noch möglich sein wird und wie lange es dauern wird.
- Respektieren Sie die Entscheidung der Angehörigen und sagen sie Ihnen dieses. Machen Sie den Angehörigen klar, dass auch ein „Nein“ letztlich von Ihnen akzeptiert wird. Ermöglichen Sie es, dass die Angehörigen – sollten sie dies wünschen – den Verstorbenen noch einmal sehen können, nachdem die Organe entnommen wurden.

Jeder, der mit trauernden Angehörigen Umgang hat und die Bitte um Organspende stellt, sollte sich darüber im Klaren sein: Diese Frage ist nicht unzulässig. Es ist sicherlich eine schwierige Frage, aber sie ist nicht unzumutbar.

Besonderheiten bei der Hornhautspende

Einzelne Organe oder Gewebe können nach dem Transplantationsgesetz von Spenden prinzipiell ausgeschlossen werden (vgl. Kap. 2.3). Gerade bei der Kornea haben die Angehörigen oft Bedenken, wenn diese mit einbezogen wird. Im Gespräch muss dann deutlich gemacht werden, dass nach der Hornhautspende ein kosmetisch einwandfreies Ergebnis besteht. Außerdem kann in diesem Fall auch auf die Möglichkeit der isolierten Entnahme des Hornhaut-Sklerakomplexes (vgl. Kap. 2.4) hingewiesen werden.

Die Deutsche Stiftung Organtransplantation bietet allen Ärzten und dem medizinischen Pflegepersonal, die mit trauernden Angehörigen umgehen und die Bitte um Organspende stellen, ein Seminar an (EDHEP – European Donor Hospital Education Programme). In diesem Seminar geht es um die Vertiefung von Fähigkeiten, den Trauerprozess der Angehörigen hilfreich zu begleiten und die Bitte um Organspende in angemessener Form vorzutragen [7].

Literatur

[1] EDHEP (European Donor Hospital Education Programme), Seminarreihe zur Organspende und der Betreuung von Trauernden. Eine Initiative der Eurotransplant Foundation, hrsg. von der Deutschen Stiftung Organtransplantation, Neu-Isenburg 1994

[2] Käsler-Heide, H. M.: Diagnose: Tod und Sterben. S. 101–152. Springer-Verlag, Berlin–Heidelberg 1999

[3] Kübler-Ross, E.: Interviews mit Sterbenden, S. 11–58. Knaur, München 1999

[4] Muthury, F. A.: Das Gespräch mit den Angehörigen plötzlich Verstorbener als zentraler Schlüssel zur Organspende, Transplantationsmedizin *7* (1995) 66

[5] Prottas, J., H. L. Batton: Health Professionals & Hospitals Administrations in Organ Procurement: Attitudes, Reservations and their Resolutions. American Journal of Public Health *78* (1988) 642–645

[6] Simmons, R. G., R. Fullton, J. Fullton: Effect of Organ Donation on Families of Brain-Dead Patients. In: H. H . Kaufmann (Hrsg.): Pediatric Brain-Death and Organ Tissue Retrieval: Medical, Ethical and Legal Aspects, S. 267–281. Plenum Medical Book Company, New York and London 1989

[7] Smit, H., W. Schoeppe: Aufgaben und Ziele der Deutsche Stiftung Organtransplantation. In: G. Höglinger, S. Kleinert (Hrsg.): Hirntod und Organtransplantation, S. 109–111. Walter de Gruyter, Berlin–New York 1998

[8] Storkebaum, S.: Vergesst die Psyche nicht! Kinder- und Jugendtransplantation. In: Bundesverband der Organtransplantation e. V. (BDO). Regionalgruppe Schleswig-Holstein (Hrsg.): „Geschenktes Kinderlachen“. Organtransplantation bei Säuglingen und Kindern, S. 85–92. Kiel 2000

[9] Verble, M. S., J. K. Worth: Family Counselling. In: F. S. Brightbill (Hrsg): Corneal surgery: Theory, Technique and Tissue, S. 693–698. The CV Mosby Company, Saint Louis 1986

[10] Wakeford, R. E., R. Stepney: Obstracles to Organ Donation. British Medical Journal *76* (1989) 435–439

[11] Wright, B.: Sudden Death Intervention Skills for the Caring Professions. Churchill Livingston 1991

2.3 Transplantationsgesetz und Hornhautspende – juristische Aspekte der Hornhautspende

Ch. Herrig, H. Lilie

Vor mittlerweile vier Jahren ist das Transplantationsgesetz (TPG) in Kraft getreten. Deutschland hat damit als eines der letzten mitteleuropäischen Länder nach jahrzehntelanger Diskussion und zum Teil erheblich verunsicherter Praxis die Organtransplantation umfassend gesetzlich geregelt.

Augenhornhäute sind, wie auch Gehörknöchelchen, Herzklappen, Knochen und andere Gewebe, Organe im Sinne des umfassenden Organbegriffs in § 1 TPG. Das bedeutet, dass für die Entnahme von Organen, Organteilen und Geweben einheitliche Voraussetzungen gelten. Gleichwohl kann man von einem ganz eigenen Sektor Gewebetransplantation sprechen. Denn das Transplantationsgeschehen nach der Entnahme ist für die Gewebe – im Gegensatz zu den in § 9 TPG genannten vermittlungspflichtigen Organen – nicht geregelt.

Vermittlungspflichtige Organe sind die vom Verstorbenen entnommenen Organe Herz, Niere, Leber, Lunge, Bauchspeicheldrüse und Darm. Nur für diese Organe sind die Durchführung in Transplantationszentren (§ 9 S. 1 TPG) und die Mitwirkung von Koordinierungs- (§ 11 TPG) und Vermittlungsstelle (§ 9 S. 2 TPG) vorgeschrieben. Auch die Führung der Wartelisten als eine Aufgabe der Transplantationszentren (§ 10 TPG) ist für die Gewebe daher nicht gesetzlich vorgesehen. Im Bereich der Gewebetransplantation gilt insbesondere auch nicht die Pflicht zur Meldung hirntoter Patienten (§ 11 Abs. 4 S. 2 TPG).

- Unter den Geweben nehmen die Augenhornhäute eine Sonderstellung ein (§ 10 Abs. 3 TPG): durch die lückenlose Dokumentation aller Vorgänge muss das Transplantat vom Empfänger bis zum Spender zurückverfolgt werden können (§ 10 Abs. 2 Nr. 4 HS 1 TPG). Daneben muss im Rahmen der Qualitätssicherung ein Vergleich zwischen den Stellen, die Hornhäute transplantieren, möglich sein (§ 10 Abs. 2 Nr. 6 HS 1 TPG).

Nicht jede Hornhautentnahme ist auch eine Hornhautspende. Der Entnahme muss vielmehr eine bewusste und gewollte Bestimmung des entsprechenden Gewebes allein zur Weitergabe an andere Menschen zu Grunde liegen. Der Eingriff selbst muss gezielt zum Zwecke dieser Übertragung auf einen anderen Menschen erfolgen (§ 1 Abs. 1 TPG). An dieser primären Zweckrichtung fehlt es bereits, wenn bei einer Operation oder einem anderen Eingriff Hornhautgewebe vom Lebenden oder Toten entnommen wird. Die Regelungen des TPG über die Organspende gelten dort daher nicht. Bei Einwilligung des betroffenen Patienten ist die Entnahme und Weiterverwendung des Gewebes natürlich möglich. Sie richtet sich nur nicht nach dem TPG. Anderenfalls wären solche Gewebeentnahmen in der Regel unzulässig, da sie sich in den engen Grenzen der Lebendspende bewegen müssten. Dies gilt im Übrigen auch für das bei der Transplantation dem Empfänger entnommene erkrankte Gewebe, da dieses primär im Interesse des empfangenden Patienten selbst entnommen wird. Soll solches und das eben genannte Material gleichwohl für Transplantationszwecke oder transplantationstypische Forschung genutzt werden, sind einheitliche Qualitätsstandards anzulegen. Besonders wichtig sind solche Vorkehrungen im Bereich des Banking, damit die dort gelagerten Hornhäute gleichermaßen und einheitlich transplantabel sind.

– Die Hornhauttransplantation ist schon heute eine Behandlungsart nach Wahl, wobei die Natur der Transplantation Besonderheiten gegenüber einer „normalen, klassischen" Therapie mit sich bringt. Das transplantierfähige Gewebe muss immer von einem anderen Menschen gewonnen werden. Dies stellt einen Eingriff in fremde Rechtskreise dar. Der Schutz der beeinträchtigten Rechtsgüter gebietet es, diesen Eingriff so gering wie möglich zu halten, so z. B. nach Möglichkeit nicht den ganzen Bulbus, sondern nur die Korneoskleralscheibe zu entnehmen. Aus juristischer Perspektive seien folgende Gesichtspunkte, die sich an der Chronologie einer Hornhauttransplantation orientieren, besonders hervorgehoben:

2.3.1 Allgemeine Vorfragen

Zunächst ist zu klären, wie die Hornhautspende klinikintern oder regional organisiert ist. Hierzu gehören allgemeine regionale Zuständigkeiten ebenso wie die Einbindung einzelner Kliniken in diese Zusammenarbeit. Wie werden Spender gewonnen und wer ist für die Information und Weiterbildung des medizinischen Personals in puncto Hornhauttransplantation zuständig? Wie erfolgt die klinikinterne oder regionale Meldung Verstorbener? Wer nimmt den Kontakt mit den Angehörigen von Verstorbenen auf?

2.3.2 Einwilligung

Zunächst ist zu prüfen, ob eine schriftliche Erklärung des Verstorbenen zur Organspende (§ 3 Abs. 1 Nr. 1 i. V. m. § 4 Abs. 1 S. 1 TPG) vorliegt, in der eine Bestimmung zur Organspende getroffen worden ist (Zustimmung, Widerspruch oder Bestimmung einer Person, die eine Entscheidung treffen soll).

Daneben ist immer der Kontakt zu den Angehörigen (§§ 3 Abs. 3, 4 TPG) herzustellen. Die Reihenfolge ihrer Beteiligung bestimmt sich nach § 4 Abs. 2 TPG: 1. Ehegatten oder dem Verstorbenen nahestehende Person, 2. volljährige Kinder, 3. Eltern, 4. volljährige Geschwister, 5. Großeltern. Diese müssen zu dem Verstorbenen in den letzten zwei Jahren vor seinem Tode Kontakt gehabt haben, wonach der Arzt fragen muss. Der Kontakt zu dem nächsten Angehörigen ist auch herzustellen, wenn der Verstorbene eine Erklärung zur Organspende abgegeben hat. Diese Erklärung ist zwar auch für die Angehörigen bindend. Gleichwohl hat der Arzt den Angehörigen über das geplante Vorgehen zu unterrichten und die Möglichkeit der Einsichtnahme zu geben. Hat der Verstorbene in seiner schriftlichen Erklärung eine Person benannt, die die Entscheidung über eine Hornhautspende treffen soll, so ist diese Person (§ 4 Abs. 3 TPG) zu benachrichtigen. Auch diese Person hat ein Recht auf Einsichtnahme (§ 4 Abs. 4 S. 2 TPG). Alle diese Vorgänge hat der Arzt zu dokumentieren (§ 4 Abs. 4 S. 1 TPG).

2.3.3 Todesfeststellung und Hirntodfeststellung

Beide Feststellungen müssen durch jeweils zwei dafür qualifizierte Ärzte (§ 5 Abs. 1 S. 1 TPG) erfolgen. Dies gilt grundsätzlich auch bei der Hornhauttransplantation. Allerdings ist ab drei Stunden nach Eintritt des irreversiblen Herz-Kreislauf-Stillstandes die Todesfeststellung nur noch durch *einen* Arzt (§ 5 Abs. 1 S. 2 TPG) notwendig. Die Hirntodfeststellung muss aber trotzdem durch *zwei* Ärzte erfolgen. Das genaue Vorgehen sowie das amtlich vorgesehene Hirntodprotokoll findet sich in den Richtlinien der Bundesärztekammer zur Feststellung des Hirntodes. Die feststellenden Ärzte müssen unabhängig vom Transplantationsgeschehen (§ 5 Abs. 2 S. 2 und 3 TPG) sein, um Interessenkonflikte zu vermeiden. Zulässig und durchaus üblich ist es, dass entnehmende und implantierende Ärzte in engem organisatorischen Zusammenhang stehen. Alle Feststellungen müssen separat dokumentiert werden (§ 5 Abs. 2 S. 3 TPG). Auch hier sind ggf. die Angehörigen des Verstorbenen zu beteiligen (§ 5 Abs. 2 S. 4 und 5 TPG).

2.3.4 Entnahme

Die Explantation erfolgt durch einen Arzt (§ 3 Abs. 1 Nr. 3 TPG). Bei entsprechender nachgewiesener Qualifikation kann dies auch ein teilapprobierter Arzt (AiP) sein.

2.3.5 Konservierung

Nach der Entnahme wird das entnommene Gewebe an die nächstgelegene bzw. zuständige Hornhautbank gegeben. Dem Transplantat sind alle transplantationsrelevanten Daten in einer Dokumentation beizugeben, so dass die Rückverfolgung bis zum Spender möglich ist. Dabei sind – falls überhaupt erforderlich – personenbezogene Daten frühzeitig zu anonymisieren, da ein Rückgriff auf solche Daten nur ausnahmsweise und bei einer gesundheitlichen Gefahr für den Empfänger zulässig ist. Die Bedingungen der Konservierung sind im TPG nicht geregelt. Anhaltspunkte liefern auch hier die Richtlinien der Bundesärztekammer zum Führen einer Hornhautbank.

2.3.6 Allokation

Die Auswahl des Transplantatempfängers muss sich an medizinisch anzubindenden Kriterien ausrichten. Bestimmend sind hier vor allem die Dringlichkeit einer Behandlung und die bereits verstrichene Wartezeit. Das TPG enthält keine Regelungen zur Allokation von Hornhäuten und Geweben. Hier ist daher auf allgemeine medizinrechtliche Grundsätze zurückzugreifen. Es erscheint zweckmäßig, mit allen regional zusammenarbeitenden Institutionen gemeinsam die Regeln der Zuteilung auszuhandeln und eine einheitliche Warteliste zu führen. So wird auch ein Anreiz für alle Beteiligten zu einer effektiven Zusammenarbeit geschaffen.

2.3.7 Transplantation

Die Aufklärung und Einwilligung des Patienten richtet sich nach den allgemeinen medizinrechtlichen Grundsätzen. Besonders ist auf tranplantationsspezifische Risiken hinzuweisen. Die Implantation muss wie jede andere Operation *lege artis* durchgeführt werden; Nachbetreuung und Nachsorge nehmen dabei einen besonders hohen Stellenwert ein. Begleitend müssen Maßnahmen der Qualitätssicherung (§ 10 Abs. 3 i. V. m. Abs. 2 Nr. 6 TPG) durchgeführt bzw. unterstützt werden. Alle Vorgänge sind darüber hinaus sorgfältig zu dokumentieren.

- Die Hornhauttransplantation steht und fällt mit dem Vertrauen, das die Bevölkerung ihr entgegenbringt. Es ist daher wichtig, im Vorfeld schon zu informieren, genau aufzuklären und auch zu werben. Gerade in dem sensiblen Bereich am Ende des Lebens müssen medizinische Entscheidungen transparent und überprüfbar sein. Unverzichtbar ist daneben die Zusammenarbeit mit den einzelnen Stationen vor Ort. Eine positive Einstellung der Ärzteschaft und des medizinischen Personals zur Hornhauttransplantation können hier die Bereitschaft zur Hornhautspende wesentlich fördern. Das führt einmal zu einem erhöhten Spendeaufkommen und zum anderen langfristig auch zu einer Qualitätsverbesserung der Hornhauttransplantation insgesamt.

Weiterführende Literatur

[1] Ach, J. S., M. Quante (Hrsg.), Hirntod und Organverpflanzung. ethische, medizinische, psychologische und rechtliche Aspekte der Transplantationsmedizin, Frommann-Holzboog: Stuttgart, Bad Cannstatt 1997.

[2] Ardjomand, N., M. E. Reich: Kosten gelagerter Hornhauttransplantate, Ophthalmologe *94* (1997), 710–712.

[3] Adjomand, N., P. Komericki, H. Radner et al.: Korneale Langerhans-Zellen. Verhalten während der Organkultur, Ophthalmologe *94* (1997), 703–706.

[4] Ardjomand, N., A. Berghold, P. Komericki et al.: Bedeutung der Gewebslagerzeit für den Erfolg nach kornealer Transplantation, Ophthalmologe *94* (1997), 285–289.

[5] Bender, A.: Organtransplantation und AMG, Versicherungsrecht 1999, 419–424.

[6] Bruns, W., B. Debong, M. Andreas: Das neue Transplantationsgesetz. Was müssen die Krankenhausärzte beachten, Arztrecht 1998, 283–286.

[7] Dierks, C., P. Neuhaus, A. Wienke (Hrsg.): Die Allokation von Spenderorganen. Rechtliche Aspekte, Schriftenreihe Medizinrecht, Springer, Berlin–Heidelberg 1999.

[8] Göschel, G.: Die Geschichte der Hornhauttransplantation unter besonderer Berücksichtigung der Verhältnisse im 19. Jahrhundert. Diss. med. Marburg/Lahn, 1989.

[9] Haslinger, A.: Rechtsfragen zur Obduktion und zur Organentnahme für die Transplantation, Mitt. d. Öst. Ges. f. Chir. *52* (1997), 86–89.

[10] Hasskarl, H.: Arzneimittelrechtliche, medizinprodukterechtliche und transplantationsrechtliche Fragen im Zusammenhang mit der Herstellung von Hauttransplantaten, Pharma Recht 1998, 412–416.

[11] Herrig, C.: Die Gewebetransplantation nach dem Transplantationsgesetz, P. Lang,, Recht und Medizin, Frankfurt/Main u. a. 2002.
[12] Nickel, L. C.: Die Entnahme von Organen und Geweben bei Verstorbenen zum Zwecke der Transplantation nach dem Transplantationsgesetz vom 5. November 1997, Diss. jur., Bonn 1999.
[13] Walter, U.: Organentnahme nach dem Transplantationsgesetz: Befugnisse der Angehörigen, FamRZ (1998), 201–211.

2.4 Materialentnahme am Spender

Ch. Langer

Wie bereits im vorherigen Kapitel ausgeführt wurde, muss nach § 3 Absatz 1 Nr. 3 TPG [1] die Entnahme von Organen oder Geweben durch einen Arzt erfolgen. Dies gilt auch für die Entnahme von Gewebe zum Zwecke der Hornhauttransplantation. Bei der Entnahme ist nach § 6 TPG die Achtung der Würde des Organspenders von besonderer Bedeutung und daher bei allen Schritten der Entnahme zu berücksichtigen. Neben der Sorge um den auf ein Transplantat wartenden Patienten muss der Respekt vor der Entscheidung des Verstorbenen oder der seiner Angehörigen Leitlinie für alle entnehmenden Ärzte sein.

2.4.1 Bereitstellung der Materialien

Welche Materialien zur Entnahme benötigt werden, richtet sich nach der Entnahmemethode (s. unten). Alle Instrumente und Materialien stehen idealerweise in einem Entnahmekoffer bereit. Der Inhalt dieses Entnahmekoffers (s. Tab. 1 und Abb. 1) muss in regelmäßigen Abständen auf Vollständigkeit und Ablauf von Haltbarkeitsdaten der Materialien hin überprüft werden. Nach einer Entnahme ist der Entnahmekoffer zu desinfizieren und aufzufüllen.

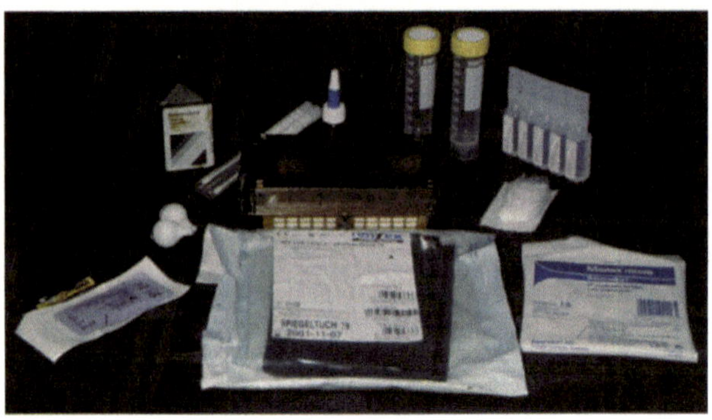

Abb. 1: Inhalt des Entnahmekoffers zur Entnahme des Bulbus

Tabelle 1: Inhalt des Entnahmekoffers: Instrumente und Verbrauchsmaterialien

Arbeitsschritt	Material	Anzahl
1. für die Probenentnahme	sterile lange Kanülen (z. B. 12 × 2 mm)	3
	sterile 10 ml Spritzen	3
	geeignete Probenröhrchen (z. B. Serum-Monovetten)	2
	Abstrichröhrchen	2
2. für die Desinfektion	0,5 %ige PVP-Iod-Lösung 5 ml; (zur Bindehautdesinfektion)	1
	10 %ige PVP-Iod-Lösung 25 ml (zur Desinfektion der Augenlider)	1
	sterile Tupfer	2
	physiologische Kochsalzlösung 5 ml (Spüllösung)	2
3. für die Enukleation	Lochtuch	1
	Lidsperrer	1
	Bindehautpinzette	1
	Bindehautschere	1
	Schielhaken	1
	Sklerapinzette	1
	Enukleationsschere	1
	Transportgefäße für die Bulbi	2
	physiologische Kochsalzlösung 5 ml (für feuchte Kammer)	2
4. zusätzlich für die In-situ-Exzision	Trepan mit Zubehör	1
	Hornhautschere	1
	Kolibripinzette	1
	Federschere n. Vannas	1
	Hockeymesser	1
	Transportbehältnis mit Transportmedium	2
5. für Prothetik und Lidverschluss	Kunstaugen verschiedener Augenfarben	je 2
	Nahtmaterial incl. Nadelhalter	2
	Sekundenkleber	1
6. für die Dokumentation	Entnahmeprotokoll	1
	Kugelschreiber	1
	nicht wasserlöslicher Faserschreiber zum Beschriften	1

2.4.2 Entnahmevoraussetzungen

Der die Entnahme durchführende Arzt hat die Pflicht, sich unmittelbar vor der Entnahme vom Vorliegen aller Entnahmevoraussetzungen [1, 2] zu vergewissern:

- Zum Zeitpunkt der Entnahme dürfen keine Erkrankungen oder Zustände bekannt sein, die eine spätere Transplantation verbieten würden (Kontraindikationen zur Hornhautspende). Eine entsprechende Prüfung der Krankenunterlagen muss zuvor erfolgt sein.
- Die Zustimmung zur Gewebespende muss gemäß §§ 3 und 4 TPG vorliegen.
- Der Tod und der nicht behebbare Ausfall der Gesamtfunktion des Großhirns, des Kleinhirns und des Hirnstamms (Hirntod) müssen entsprechend den Richtlinien der Bundesärztekammer festgestellt worden sein.
- Die Identität des Leichnams muss zweifelsfrei feststehen.

Näheres hierzu wurde bereits in Kapitel 2.1 ausgeführt.

Vor Beginn der Entnahme sollten Probenröhrchen, Abstrichröhrchen sowie die Transportgefäße für den Bulbus eindeutig beschriftet werden. Bei Abstrichröhrchen und Transportgefäßen ist die Seite (rechts/links) anzugeben.

2.4.3 Blutentnahme und Abstriche

Die Entnahme des Bulbus oder der Korneoskleralscheibe sollte erst erfolgen, wenn sichergestellt ist, dass geeignetes Material für die notwendigen serologischen und mikrobiologischen Untersuchungen zur Verfügung steht.

Konjunktivaler Abstrich zur mikrobiologischen Diagnostik

Zunächst wird je ein Abstrich aus der rechten und linken unteren konjunktivalen Umschlagfalte entnommen (Abb. 2). Dabei werden beide Augen makroskopisch auf mögliche Erkrankungen des Vorderabschnitts hin untersucht, die eine Hornhauttransplantation und damit auch die Entnahme verbieten würden.

Eine gelegentlich zu beobachtende kleine Erosio oder eine starke Fältelung der Hornhaut bei hypotonem Bulbus stellen jedoch keine Kontraindikationen zur Spende dar.

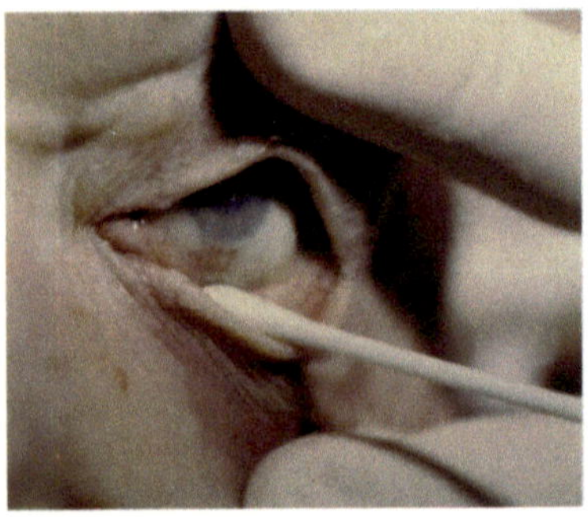

Abb. 2: Probennahme: konjunktivaler Abstrich

Leichenblutentnahme am Spender zur serologischen Diagnostik

Die Richtlinien zum Führen einer Hornhautbank schreiben die Durchführung bestimmter, dem Empfängerschutz dienender Laboruntersuchungen vor. Diese Laboruntersuchungen können unter Verwendung von asserviertem Blut oder nach Entnahme von Leichenblut durchgeführt werden. In beiden Fällen sind bei der Interpretation des Laborbefundes Hämolysegrad, Hämodilution durch Transfusion oder Infusion oder eine Immunsuppression zu berücksichtigen.

Besondere Bedeutung gewinnt das direkt am Spender gewonnene Leichenblut in Situationen, in denen kein oder nur ungeeignetes prämortales Probenmaterial zur Verfügung steht. Der entnehmende Arzt sollte daher Erfahrung in der Entnahme von Leichenblut haben und diese regelmäßig durchführen.

Im Gefäßsystem des Leichnams setzen nach Eintritt des Herz-Kreislaufstillstandes Hämolyse und intravasale Koagulation ein. Durch diese und andere postmortale Veränderungen am Leichnam ist die Entnahme von Blutproben durch die herkömmlichen Techniken der Punktion peripherer Venen nicht mehr möglich. Die Blutentnahme führt man am besten aus großen zentralen Gefäßen bzw. Gefäßräumen durch, in denen auch noch Tage nach dem Herz-Kreislaufstillstand geeignetes Blut für die Laboruntersuchungen verbleibt.

Zur Punktion sollte eine genügend große Kanüle (z. B. 2 × 120 mm) und zur Aspiration eine herkömmliche 10 ml Einmal-Spritze verwendet werden. Die Verwendung von Blutentnahmesystemen mit eingebautem Filter ist nicht zu empfehlen, da der Filter durch Mikrokoagel sehr leicht verstopft und eine Aspiration unmöglich macht. Das Blut kann nach erfolgreicher Aspiration aus der Spritze leicht in die Serumröhrchen umgefüllt werden.

2.4.4 Intrathorakale Punktion

Punktionsort für die intrathorakale Punktion ist der 3. Interkostalraum links. Man sticht mit einer genügend langen Kanüle unmittelbar parasternal senkrecht in den Thorax ein. In etwa 8–12 cm Tiefe kann dann ausreichend Leichenblut aspiriert werden (Abb. 3). Diese Punktionstechnik führt relativ sicher zum Erfolg und ist leicht erlernbar. Punk-

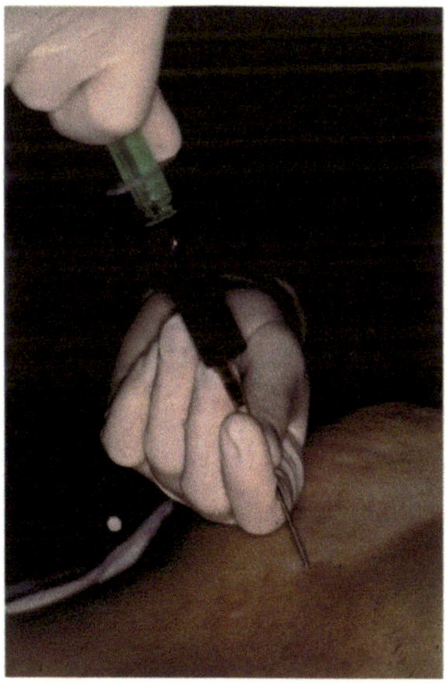

Abb. 3: Blutentnahme: intrathorakale Punktion

tionen von Pleuraerguss oder des Oesophagus sind jedoch nicht auszuschließen. Nach einer Fehlaspiration müssen vor einer erneuten Punktion Kanüle und Spritze ausgewechselt werden.

2.4.5 Subklaviapunktion

Der Punktionsort liegt direkt unterhalb der Mitte der Klavikula. Man punktiert in der Sagittal-Ebene und tastet sich mit der Kanüle bis zum Ende der Unterkante der Klavikula. Dort ändert man die Punktionsrichtung und schwenkt die Kanüle in Richtung Jugulum. Nach 4–6 cm kann man Blut aspirieren (Abb. 4).

Alternativ kann man den supraklavikulären Zugang wählen. Der Punktionsort liegt dann oberhalb der Klavikula unmittelbar lateral des M. sternocleidomastoideus. Man sticht retroklavikulär im Winkel von je 45° zu Haut und Klavikula in Richtung Sternum. Nach etwa 3–4 cm ist Blut zu aspirieren.

Beide Techniken erfordern mehr Übung als die intrathorakale Punktion. Fehlaspirationen treten jedoch nur äußerst selten auf. Die Subklaviapunktion ist bei entsprechender Übung als Standardmethode zur Leichenblutentnahme zu empfehlen.

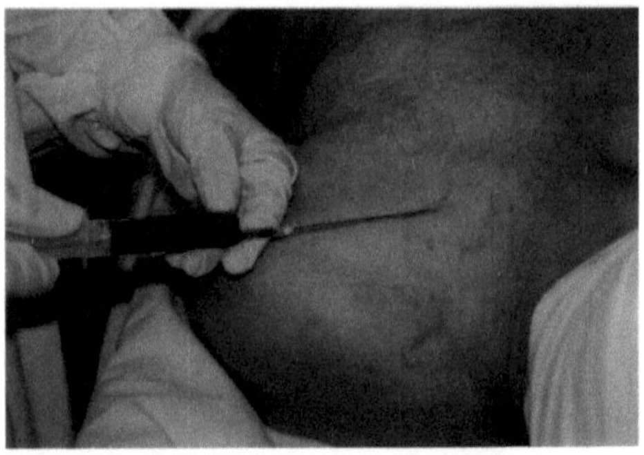

Abb. 4: Blutentnahme: infraklavikulärer Zugang

2.4.6 Andere Punktionstechniken

Alternativ kann versucht werden, aus den Aa. et Vv. femorales Blut zu gewinnen. Diese sind jedoch aufgrund der schwierigen Orientierung bei fehlendem Arterienpuls wesentlich komplizierter durchzuführen und produzieren meist nur ungenügende Mengen Leichenblut. Von der Punktion anderer Gefäße sollte abgesehen werden, da diese aufgrund der postmortalen Veränderungen kaum noch aspirierbares Blut enthalten.

2.4.7 Entnahmemethoden

Zur Entnahme des Hornhautgewebes sind nach den Richtlinien zum Führen einer Hornhautbank, Absatz 4, prinzipiell zwei Verfahren geeignet: die Enukleation des gesamten

Bulbus und die In-situ-Exzision der Korneoskleralscheibe mittels eines Trepans. Beide Methoden werden in Deutschland angewandt und sollen im Folgenden dargestellt werden. Zur eingesetzten Entnahmemethode muss eine Zustimmung vorliegen.

Bisher existieren keine Studien, die eine höhere Zustimmungsrate für die In-situ-Exzision im direkten Vergleich mit der Enukleation nachweisen. Wichtigstes Kriterium im Angehörigengespräch scheint dagegen die Motivation und Integrität des gesprächsführenden Arztes zu sein [3–6].

Aus Sicht der Autoren sind die Bedingungen der Desinfektion des Bulbus und der Trepanation bei der Enukleation und anschließenden Präparation in der Hornhautbank deutlich besser zu kontrollieren als bei der In-situ-Exzision [7].

2.4.8 Enukleation des Bulbus

Zunächst erfolgt die Desinfektion von Bindehaut und Hornhaut mit 0,5 %iger PVP-Iod-Lösung (Abb. 5). Diese wird mit einer herkömmlichen Tropfflasche in den Konjunktivalsack eingebracht. Die Einwirkzeit beträgt 5 Minuten. Danach erfolgt eine Desinfektion der Augenlider mit 10 %iger PVP-Iod-Lösung unter Zuhilfenahme eines Tupfers. Nach Abdecken des Auges mit einem Lochtuch wird ein Lidsperrer eingesetzt. Danach wird die PVP-Iod-Lösung mit mindestens 5 ml physiologischer Kochsalzlösung gründlich ausgespült (Abb. 6).

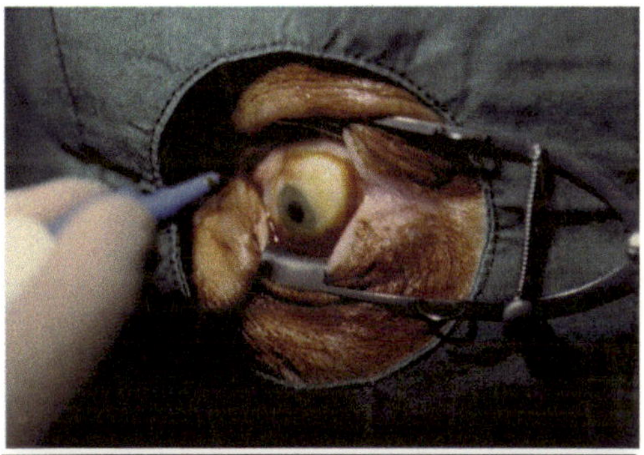

Abb. 5: Bindehautdesinfektion: Eintropfen von PVP-Iod-Lösung

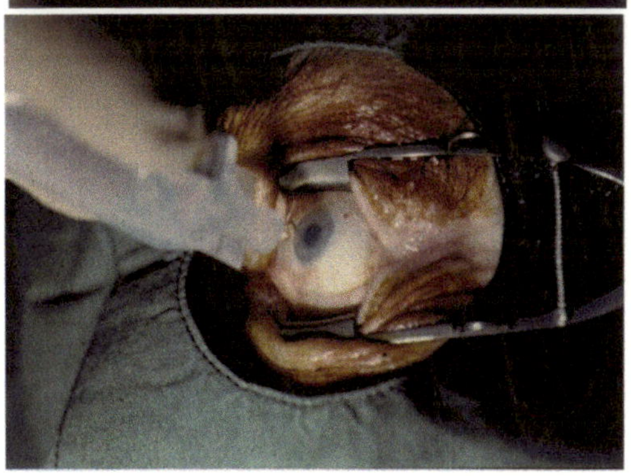

Abb. 6: Bindehautdesinfektion: Ausspülen des PVP-Iod mit physiologischer Kochsalzlösung

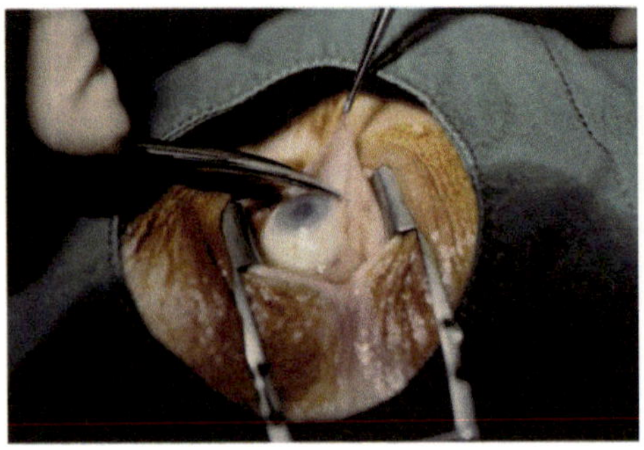

Abb. 7: Eröffnung und Präparation der Bindehaut

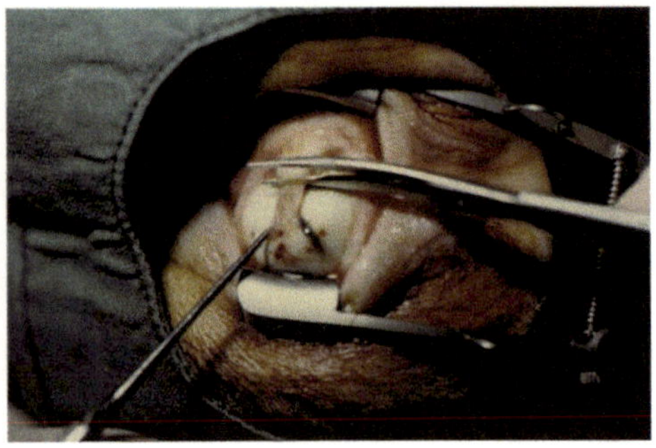

Abb. 8: Enukleation: Anschlingen und Durchtrennen des M. rectus inferior

Mit Hilfe einer Bindehautpinzette und einer Bindehautschere wird die Bindehaut limbusnah zirkulär eröffnet. Zusätzlich separiert man die Tenonsche Kapsel durch stumpfes Spreizen mit der Bindehautschere vom Bulbus (Abb. 7). Das gewissenhafte Durchführen dieses Schrittes erleichtert die weiteren Schritte erheblich.

Mit einem Schielhaken werden die vier geraden Augenmuskeln angeschlungen und mit einem Scherenschlag durchtrennt (Abb. 8). Den M. rectus superior, -inferior und -lateralis schneidet man möglichst bulbusnah ab. Den M. rectus medialis hingegen sollte man so bulbusfern wie möglich durchtrennen um einen Ansatz für die Sklerapinzette zu belassen.

Den am Bulbus verbliebenen Rest des M. rectus medialis fasst man mit der Sklerapinzette und zieht den Bulbus nach lateral vorn. Medial vom Bulbus führt man die Enukleationsschere senkrecht in die Orbita ein und tastet den N. opticus, bevor man ihn durchtrennt. Dabei sollte man den Bulbus weiter leicht nach vorne ziehen, um nicht versehentlich die Sklera zu perforieren (Abb. 9).

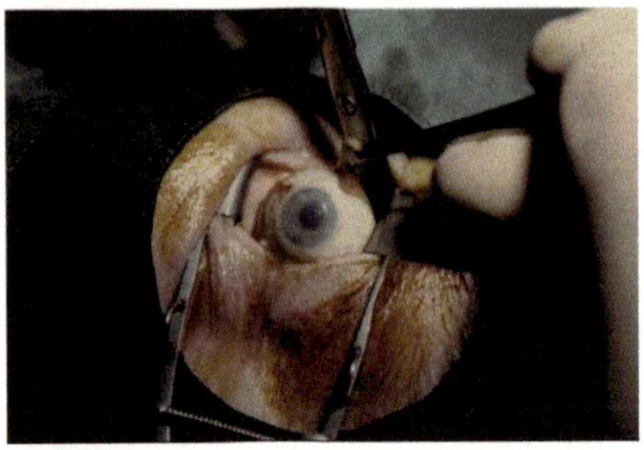

Abb. 9: Enukleation: Durchtrennen des N. opticus unter Zug am M. rectus medialis

Nach Durchtrennen des N. opticus muss in den meisten Fällen noch anhängendes Orbitagewebe mit der Skleraschere bulbusnah abgetrennt werden.

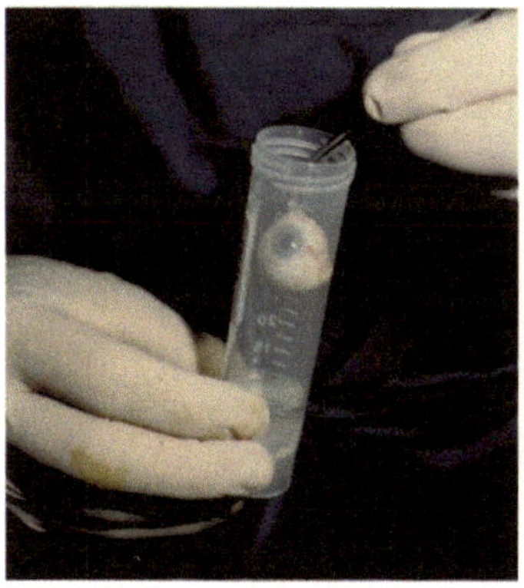

Abb. 10: Enukleation: der Bulbus wird zum Transport in eine feuchte Kammer gegeben

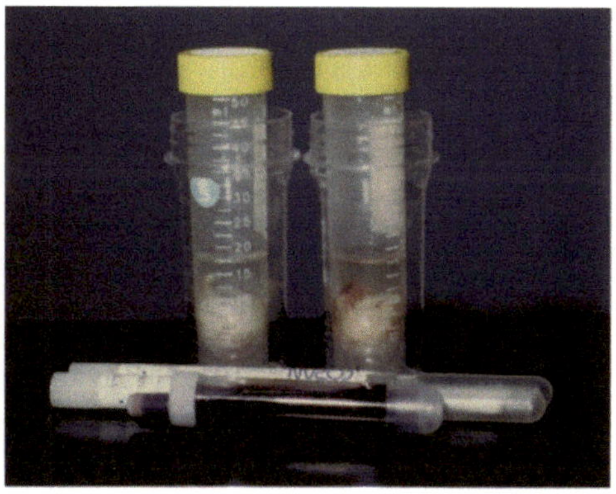

Abb. 11: Enukleation: Bulbi in Transportgefäßen sowie Bindehautabstriche

Nach Entfernung des Bulbus aus der Orbita wird dieser zum Transport in die Hornhautbank in eine feuchte Kammer gegeben (Abb. 10 und 11).

An Stelle des Bulbus wird ein Kunstauge in die Orbita eingesetzt. Sollte es in die Orbita bluten, so muss diese zuvor für einige Minuten mit geeignetem Material tamponiert werden. Die Augenlider werden geschlossen und mit einer einfachen U-Naht oder mit Sekundenkleber fixiert (Abb. 12).

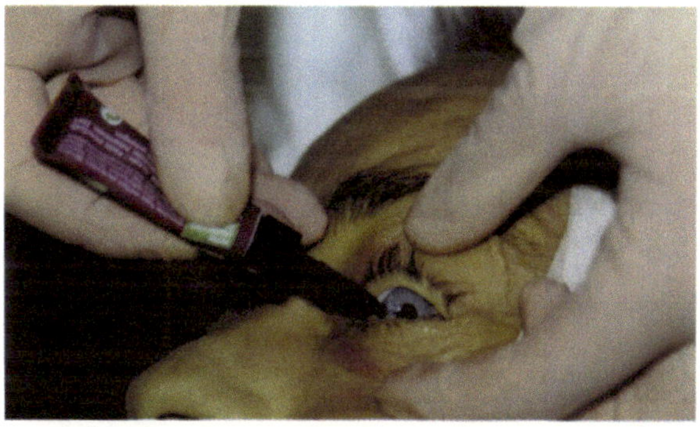

Abb. 12: Fixieren der Augenlider auf der Prothese mittels Sekundenkleber

Ziel der Enukleation ist es:

- den Bulbus ohne Verletzung mit möglichst wenig Anhangsgewebe wie Bindehaut oder Augenmuskeln aus der Orbita zu entfernen. Ausnahme ist der M. rectus media-

lis, welcher der Markierung der medialen Seite des Bulbus sowie als Ansatz für die Skleraschere dient.
- Ein würdevolles Aussehen des Spenders sicherzustellen (§ 6 TPG: Achtung der Würde des Organspenders).

2.4.9 In-situ-Exzision der Korneoskleralscheibe

Der sorgfältigen Desinfektion von Lidern und Konjunktiva kommt bei dieser Entnahmemethode die höchste Bedeutung zu. Im Anschluss muss das Desinfektionsmittel (PVP-Iod) vollständig mit physiologischer Kochsalzlösung aus der Konjunktiva gespült werden. Dazu sollten im Gegensatz zum Vorgehen bei der Enukleation mindestens 10 ml NaCl-Lösung je Auge eingesetzt werden. Zurückbleibendes PVP-Iod könnte nach Eröffnung des Bulbus Endothelschäden verursachen.

Die Bindehaut wird wie bei der Enukleation möglichst limbusnah abgetrennt. Da eine spätere Präparation in der Hornhautbank nur erschwert möglich ist, muss auch diesem Schritt größte Aufmerksamkeit gewidmet werden. Die Bindehaut wird möglichst weit nach peripher geschoben, um die anschließende Trepanation nicht zu behindern. Wenn nötig, kann die Bindehaut zuvor im lateralen und medialen Lidwinkel einige Millimeter weit eingeschnitten werden (Abb. 13).

Die Trepanation kann mit einem beliebigen Trepan erfolgen. Im Einsatz befinden sich Handtrepane (Abb. 14, Handtrepan nach BEST) und Motor-Saug-Trepane (Abb. 15, Motor-Saug-Trepan Skleraasmotom Fa. Deutschmann). Der Durchmesser sollte zwischen 15 und 17 Millimetern liegen. Von besonderer Bedeutung ist das regelmäßige Schleifen der verwendeten Trepane. Vor der eigentlichen Trepanation ist der Trepan sorgfältig zu zentrieren, um einen gleichmäßigen Skleraring zu erhalten. Die Technik hängt vom verwendeten Trepansystem ab. Ziel der Trepanation ist die vollständige Durchtrennung der Sklera unter Erhaltung der Uvea. Eventuell nicht vollständig perforierte Sklerabereiche müssen nachträglich mit einer gebogenen Skleraschere durchtrennt werden (Abb. 16).

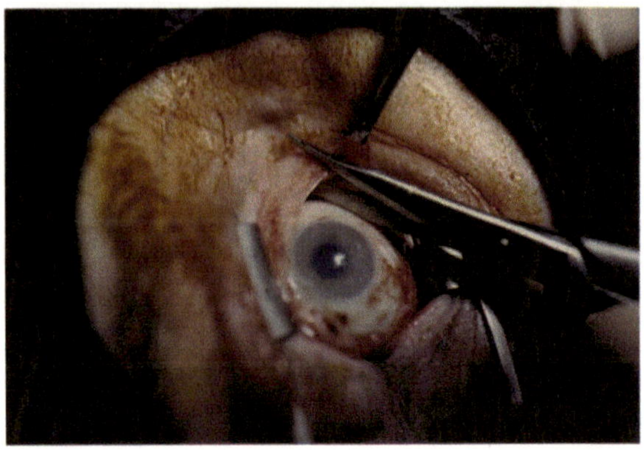

Abb. 13: In-situ-Exzision: Horizontales Einschneiden der Bindehaut zur besseren Darstellung der Sklera für die Trepanation

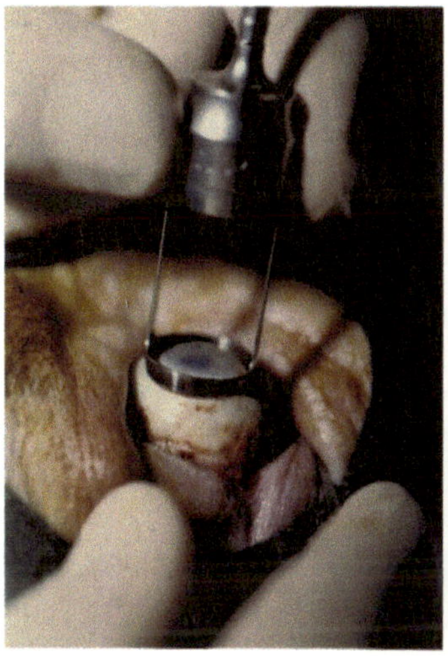

Abb. 14: In-siitu-Exzision: aufgesetzter Handtrepan nach BEST

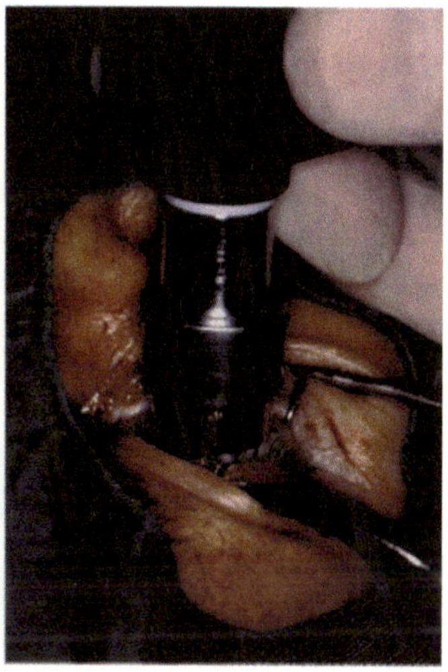

Abb. 15: In-situ-Exzision: aufgesetzter Motor-Saug-Trepan Skleraasmotom (Deutschmann)

Die Korneoskleralscheibe kann dann mittels Bindehautpinzette und Hockeymesser vorsichtig von der Uvea abgehoben werden (Abb. 17). Die Korneoskleralscheibe sollte dabei weder geknickt (Fältelung und Endothelschäden) oder auf die Uvea gedrückt werden (pigmentbedingte Endothelläsionen).

Im Anschluss wird die Korneoskleralscheibe in ein Transportgefäß mit Transportmedium gebracht (Abb. 18).

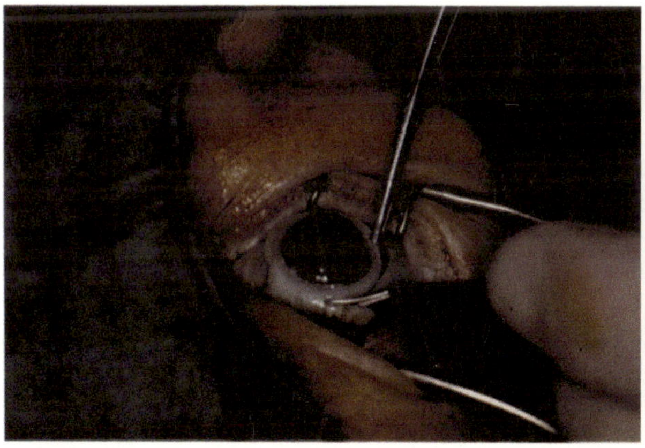

Abb. 16: In-situ-Exzision: Vervollständigen der Trepanation mittels Skleraschere

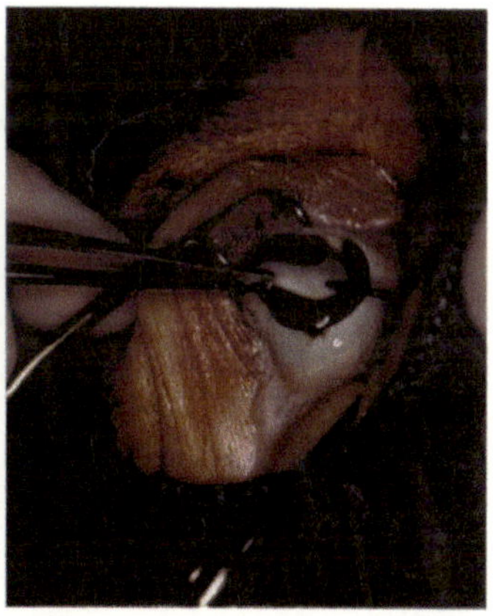

Abb. 17: In-situ-Exzision: vorsichtiges Abheben der Korneoskleralscheibe

Der Bulbus kann mit einer großen Kontaktlinse oder einer halben Prothese abgedeckt werden. Die Lider werden wie bei der Enukleation verschlossen.

Ziele der In-situ-Exzision ist es:

- durch sorgfältige Desinfektion eine möglichst keimfreie Korneoskleralscheibe zu entnehmen
- keine entnahmebedingten Endothelschäden zu verursachen
- dabei ein würdevolles Aussehen des Spenders sicherzustellen (§ 6 TPG Achtung der Würde des Organspenders).

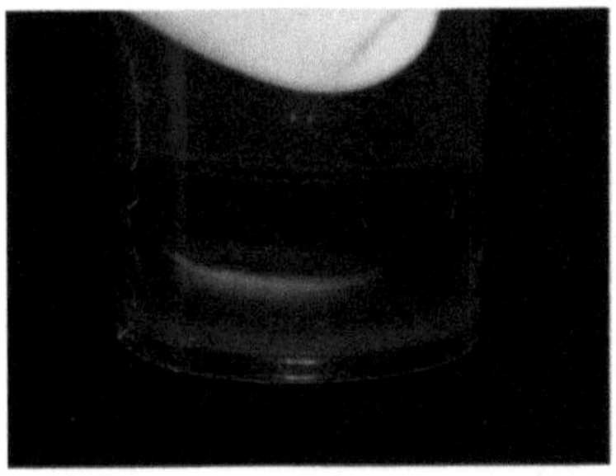

Abb. 18: In-situ-Exzision: Korneoskleralscheibe im Transportmedium

2.4.10 Weiteres Prozedere

Nach dem Abschluss der Entnahme muss sich der entnehmende Arzt noch einmal vom Zustand des Leichnams überzeugen. Der Respekt vor der Entscheidung des Verstorbenen zur Hornhautspende verpflichtet den entnehmenden Arzt alles zu tun, um ein würdevolles Aussehen des Verstorbenen sicherzustellen.

Nach § 6 Absatz 2 TPG haben die Angehörigen des Verstorbenen das Recht, den Leichnam nach der Entnahme noch einmal zu sehen. Sollten die Angehörigen dies wünschen, ist eine Aufbahrung zu ermöglichen.

Die Explantate sowie die Blutproben und Abstriche (Abb. 11) sind nach der Entnahme auf schnellstem Wege in die Hornhautbank zu bringen. Die Mitarbeiter der Hornhautbank sollten entsprechend informiert werden, um die post-mortem-Zeit so gering wie möglich zu halten. Vom Herz-Kreislaufstillstand bis zum Einbringen der Korneoskleralscheiben in das Kulturmedium dürfen 72 Stunden nicht überschritten werden.

Bezüglich der Dokumentation für die Entnahme sei abschließend auf Kapitel 5 verwiesen.

Literatur

[1] Transplantationsgesetz. Bundesgesetzblatt Teil I Nr. 74 (1997) 231–239
[2] Richtlinien zum Führen einer Hornhautbank. Deutsches Ärzteblatt *31/32* (1997) 2122–2124

[3] Lane, S. S., M. W. Mizener, P. A. Dubbel et al.: Whole globe enucleation versus in situ corneal excision: a study of tissue trauma and contamination, Cornea *13,4* (1994) 305–309
[4] Vannas, S.: Excision of the donor cornea instead of enucleation. Invest. Ophthalmol. *14(4)* (1975) 293–295
[5] Hudde, T., T. Reinhard, M. Möller et al.: Korneosklerale Transplantatentnahme an der Leiche Erfahrungen der Lions-Hornhautbank Nordrhein-Westfalen in den Jahren 1995 und 1996. Der Ophthalmologe *94,11* (1997) 780–784
[6] Krieglstein, T. R., A. S. Neubauer, U. Welge-Lüssen et al.: Hornhautspende – Einflussfaktoren der Einwilligung. Der Ophthalmologe *98,6* (2001) 545–549
[7] Wilhelm, F., G. Jendral, T. Bredehorn et al.: Antimikrobielle Dekontamination von Hornhautspendermaterial Infektionsprophylaxe und Qualitätssicherung. Der Ophthalmologe *98,2* (2001) 143–146

2.5 Die Gewinnung des Hornhaut-Sklerakomplexes in der Hornhautbank

F. W. Wilhelm, G. I. W. Duncker, C. Werschnik

Die Transplantate kommen entweder mit dem ganzen Bulbus oder bereits als isolierter Hornhaut-Sklerakomplex (vgl. Kapitel 2.4.) in die Hornhautbank. Bei der Bearbeitung des Spender-Materials sind das Transplantationsgesetz [4], die Richtlinien der Bundesärztekammer zur Führung einer Hornhautbank und die Durchführungsbestimmungen der Arbeitsgemeinschaft Deutscher Hornhautbanken zu berücksichtigen [2].

2.5.1 Vorbereitung der Bulbi

Vor der Präparation der Korneoskleralscheibe müssen die enukleierten Bulbi vorbereitet und begutachtet werden. Hierzu wird der Bulbus aus dem Transportbehälter genommen und auf eine geeignete Ablage gebracht. Gut eignet sich hierzu ein Bulbushalter nach Spitznas [3]. Mit Hilfe von Schere und Pinzette werden Reste von Bindehaut, Tenonscher Kapsel und Muskeln vom Bulbus entfernt (Abb. 1).

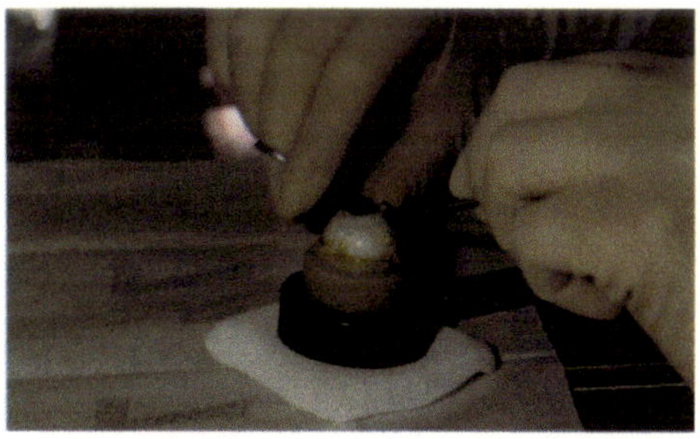

Abb. 1: Mit Hilfe von Schere und Pinzette werden Reste von Bindehaut, Tenonscher Kapsel und Muskeln vom Bulbus entfernt

2.5.2 Biomikroskopische Beurteilung vor der Präparation

Die Beurteilung der Spenderaugen mit einer Spaltlampe ist am besten am intakten Bulbus möglich. Wie bei der ophthalmologischen Befunderhebung wird dabei die Beschaffenheit der einzelnen Hornhautschichten eingeschätzt. Insbesondere sollten vorbestehende Hornhautnarben oder Hornhautsubstanzdefekte ausgeschlossen werden. Außerdem wird an Vorderkammer, Iris und Linse nach makroskopisch nicht erkennbaren Veränderungen, die auf Entzündungen, durchgemachte Traumen und Verletzungen hinweisen, gesucht.

Hierzu kann der Spenderbulbus mit etwas Übung manuell so vor die Spaltlampe gehalten werden, daß die Einschätzung sicher möglich ist. Der Spenderbulbus wird so mit einem Tupfer bandagiert, daß er mit einer Hand gleichzeitig gehalten und zur Begutachtung tonisiert werden kann (Abb. 2). Es empfiehlt sich aus Koordinationsgründen, dass der Untersucher den Bulbus selbst hält.

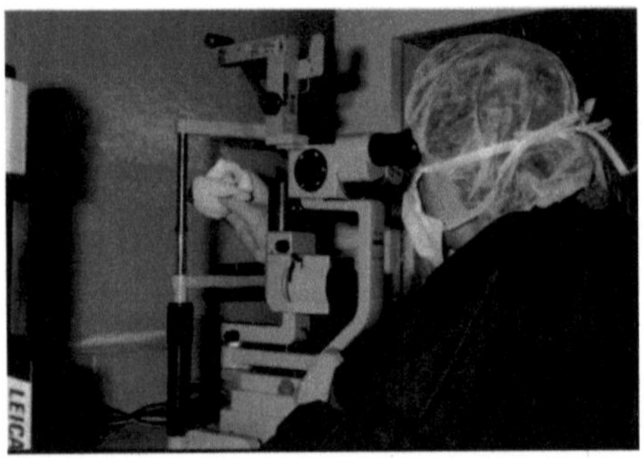

Abb. 2: Biomikroskopische Beurteilung der Spenderaugen an der Spaltlampe am intakten Bulbus

2.5.3 Keimzahlverringerung vor der Präparation

Da die Bindehaut des Menschen physiologischerweise mit einem breiten Spektrum an Mikroorganismen besiedelt ist, ist die Verringerung der Keimzahl vor Gewinnung der Transplantate essentiell. Dies erfolgt durch Eintauchen des Bulbus in PVP-Iodlösung (0,5% Iodgehalt) – eine Minute lang – anschließend Abspülen mit steriler NaCl-Lösung (vgl. Abschnitt 2.6, Abb. 1.)

2.5.4 Präparation der Korneoskleralscheibe

Die Präparation der Korneoskleralscheibe erfolgt unter der sterilen Werkbank. Verwendet wird ein steriles Set an Instrumenten, das neben einem Bulbushalter (nach Spitznas) einen Trepan, Pinzetten verschiedener Größe, eine geeignete Schere und ein Hockeymesser enthält. Ähnlich wie bei der Gewinnung der Korneoskleralscheibe vom Spender (vgl. Abschnitt 2.4) wird mit einem Handtrepan (Abb. 3) von 15 mm Durchmesser die Sklera kreisrund durchtrennt. Alternativ kann das aus dem automatischen motorgetrie-

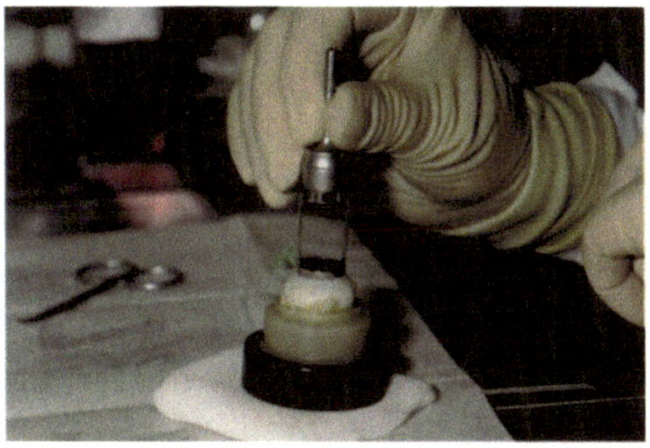

Abb 3: Kreisrunde Durchtrennung der Sklera mit einem Handtrepan von 15 mm Durchmesser

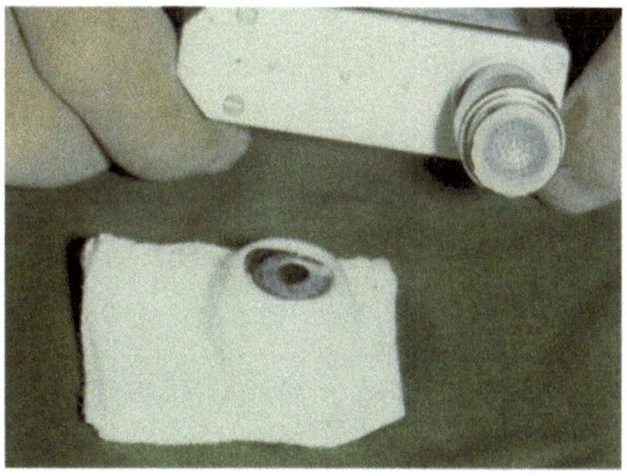

Abb. 4: Schonende Trepanation der Sklera mit dem automatischen motorgetriebenen Saugtrepan „Skleraasmotom" der Firma Deutschmann

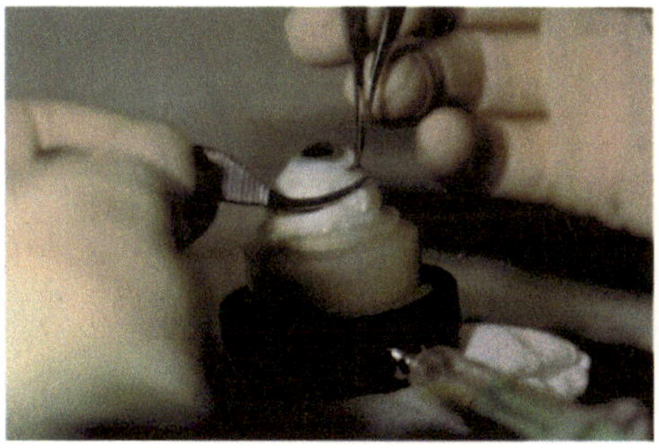

Abb. 5: In Bereichen unvollständiger Durchtrennung der Sklera wird dies mit der Schere vervollständigt

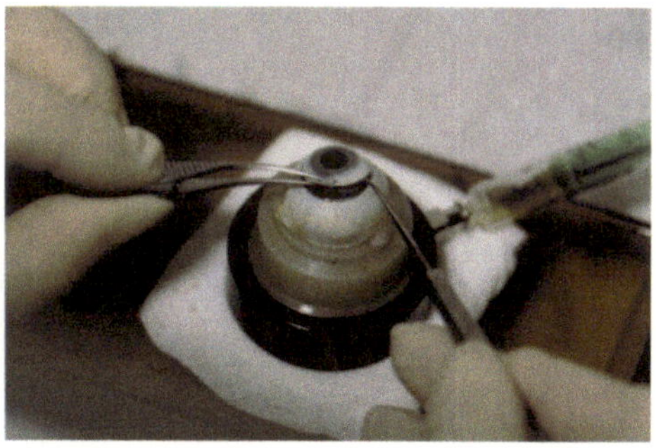

Abb. 6: Vorsichtige Entfernung festhaftender Uveaanteile am Sklerasporn mittels Hockeymesser und Pinzette

benen Saugtrepan „Asmotom" für die Keratoplastik entwickelte „Skleraasmotom" der Firma Deutschmann zur schonenden Gewinnung eingesetzt werden (Abb. 4). Es ist in jedem Falle notwendig, das Spenderauge mit Hilfe des Bulbushalters sicher zu fixieren. In Bereichen, in denen es nicht gelingt, die Sklera vollständig zu durchtrennen, wird dies mit der Schere vervollständigt (Abb. 5). Die schonende Entfernung festhaftender Uveaanteile am Sklerasporn – besonders bei jüngeren Spendern – gelingt am besten, indem man die Skleraschnittkante mit einer Pinzette faßt und mit einem geeigneten Instrument (breiter Irisspatel oder Hockeymesser) das Gewebe stumpf löst (Abb. 6). Der so gewonnene Hornhaut-Sklerakomplex kann (ebenso wie die direkt vom Spender entnommene Korneoskleralscheibe) vorsichtig in die Kulturschale zur Endothelbeurteilung (Abb. 7) und anschließend in das Konservierungsgefäß, beispielsweise in das Lagerungssystem nach Böhnke [1], gebracht werden (Abb. 8).

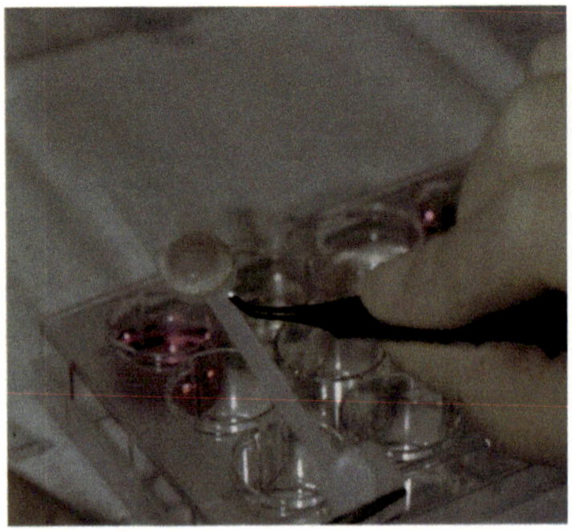

Abb. 7: Überführung des Hornhaut-Sklerakomplexes in die Kulturschale zur Endothelbeurteilung

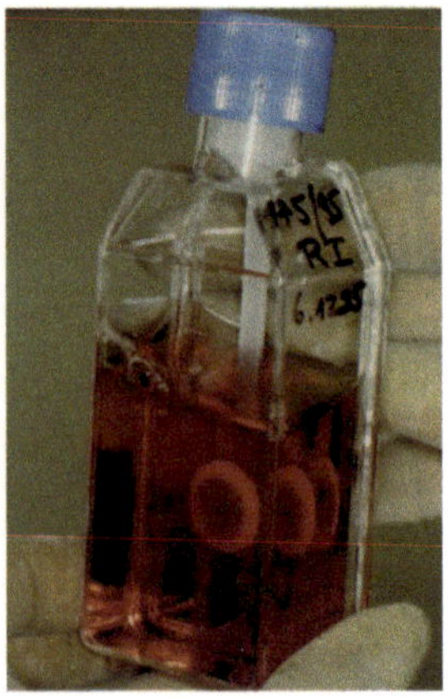

Abb. 8: Einbringung des Hornhauttransplantates in das Konservierungsgefäß – hier in das Lagerungssystem nach Böhnke

Literatur

[1] Böhnke, M: Ein neues System zur Lagerung von Spenderhornhäuten. Klin. Monatsbl. Augenheilkd. *198* (1991) 562–571

[2] Richtlinien zum Führen einer Hornhautbank. Wissenschaftlicher Beirat der Bundesärztekammer. Richtlinie Hornhauttransplantation- Hornhautbank. Deutsches Ärzteblatt *31/32* (1997) 2122–2124.

[3] Spitznas, M.: Ein Übungssockel für intraokulare Eingriffe am Auge. Klin. Monatsbl. Augenheilkd. *168* (1976) 435–436

[4] Transplantationsgesetz – Gesetz über die Spende, Entnahme und Übertragung von Organen (1997). Bundesgesetzblatt Teil I Nr. 74 (1997) 231–239

2.6 Antimikrobielle Maßnahmen zur Vorbereitung von Hornhauttransplantaten

A. Kramer, F. W. Wilhelm

Bereits 1906 forderte Zirm als Voraussetzung für eine erfolgreiche Keratoplastik die Übertragung von qualitativ gutem Spendermaterial [12]. Seit 1997 ist die Qualitätskontrolle im Transplantationsgesetz der Bundesrepublik vorgeschrieben [9] und auch durch die Bundesärztekammer gefordert [7].

Es wird immer wieder über Infektionen nach Hornhauttransplantationen berichtet. Dabei ist nicht in jedem Falle feststellbar, ob die Ursache für die Kontamination im perioperativen Umfeld des Patienten oder im Bereich des Transplantates lag [4]. Neben der prä-, intra- und postoperativen Infektionsprophylaxe gilt es, alle Möglichkeiten auszuschöpfen, um eine Übertragung von Erregern durch das Transplantat auszuschließen.

Die Wirksamkeit von PVP-Iodlösung bei der Dekontamination von Spenderaugen ist seit zwanzig Jahren bekannt [8]. Deshalb wird dieses Antiseptikum in den meisten Hornhautbanken eingesetzt. Bei dem in der Mitteldeutschen Corneabank Halle (MCH) praktizierten antiinfektiösen Regime, das auf den Erfahrungen der Hornhautbanken Greifswald und Kiel aufbaut, wurden nach 1-minütigem Tauchbad der Spenderbulbi in PVP-Iodlösung immer wieder Kontaminationen der Transplantate in der Organkultur beobachtet. Durch die Erhöhung der Tauchzeit für die Spenderbulbi in PVP-Iodlösung auf 5 min konnte in der MCH die bakterielle Kontamination des Konservierungsmediums ausnahmslos verhindert werden [10]. Dadurch wurden keine Verschlechterungen der Endothelbefunde beobachtet.

Die antimikrobielle Dekontamination der Spenderbulbi ist Bestandteil eines aufeinander abgestimmten antiinfektiösen Regimes mit folgenden Teilschritten:

1. Initiale Entnahme eines Bindehautabstriches zur mikrobiologischen Diagnostik. Der Abstrich erfolgt vor jeglichem Spülen des Fornix oder anderen Manipulationen am Spender.
2. Tropfen des Spenderfornix vor der Entnahme mit PVP-Iod Augentropfen 0,5 % (1 min warten).
3. Abwaschen des Operationsgebietes mit 10 %iger PVP-Iod-Lösung und Abdecken mittels Lochtuch.
4. Aseptische Entnahme der Spenderbulbi mit sterilem Instrumentarium. Dabei wird der Fornix nach dem Einsetzen des Lidsperrers mit 10 ml steriler NaCl-Lösung gespült. (Abbildungen zu den Punkten 1 bis 4 s. im Kapitel „Materialentnahme beim Spender").
5. Lagern der Bulbi in sterilen Transportgefäßen.
6. Tauchen der Spenderaugen 5 Minuten in PVP-Iodlösung 0,5 % und Abspülen mit steriler NaCl-Lösung (Abb. 1).

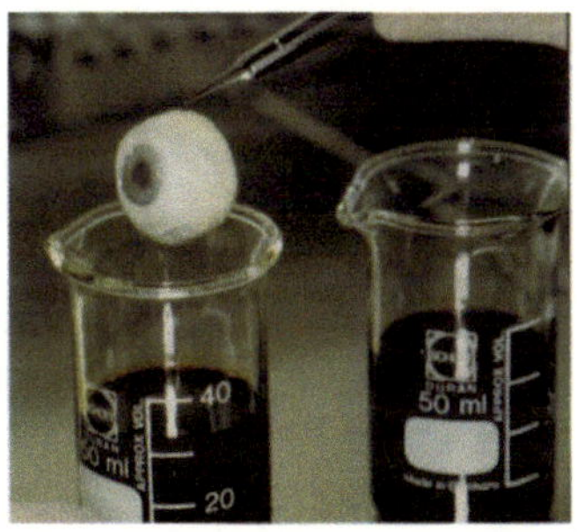

Abb. 1: Tauchen des Spenderbulbus in PVP-Iodlösung 0,5 %

7. Aseptisches Präparieren und Umlagern der Transplantate mit jeweils separaratem sterilen Besteck unter der sterilen Werkbank.
8. Einbringen der Transplantate in Kulturmedium mit Antibiotika/Antimykotikazusatz [2].
9. Lagern der Transplantate mindestens 7 Tage in der Organkultur im Brutschrank bei + 37 °C.

Nach Garweg et al. ist eine mindestens 5-tägige Organkultur notwendig, um eine Kontamination sicher auszuschließen [3]. In der MCH wird eine Mindestkulturzeit von 7 Tagen angestrebt. Für Notfälle ist dies nicht immer realisierbar. Dann muß eine Abwägung der Risiken gegeneinander erfolgen.

10. Nach Umlagerung der Transplantate vom Kulturmedium I in das dextranhaltige Kulturmedium II [2] zwecks Entquellung Mediumprobe zur mikrobiologischen aeroben Untersuchung – 48 h-Befund abwarten.
Die Abstriche für die mikrobiologischen Untersuchungen müssen konsequent durchgeführt und sorgfältig dokumentiert werden. Die Lagerung im Entquellungsmedium sollte mindestens 48 h betragen, um die ersten Ergebnisse der mikrobiologischen Untersuchungen abzuwarten. Bei Verlängerung dieser Aufbewahrungszeit im Kulturmedium II ist die Endothelbelastung durch das Dextran zu berücksichtigen [6].
11. Regelmäßige (möglichst täglich!) visuelle Prüfung der Transplantate im Lagerungsmedium auf Trübungen oder Verfärbungen.
Die Inspektion der Transplantate in der Organkultur erfolgt wochentags täglich (Abb. 2 und 3). Da dies an den Wochenenden aus organisatorischen Gründen nicht immer realisierbar ist, wird montags auf diese Maßnahme besonderes Augenmerk gelegt.
Suspekte Transplantate (Abb. 4) werden sofort ausgesondert.

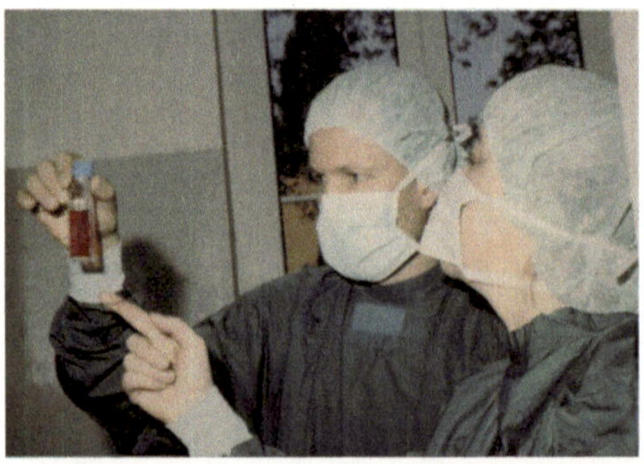

Abb. 2: Die Transplantate werden täglich visuell auf Veränderungen (Verfärbungen und Trübungen) des Mediums beurteilt

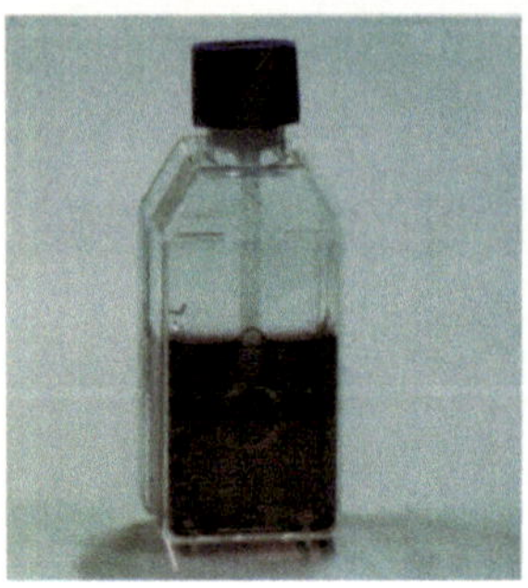

Abb. 3: Hornhauttransplantat im klaren Kulturmedium

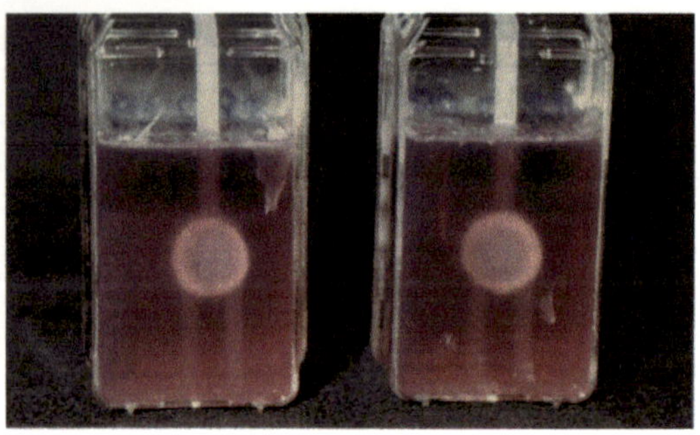

Abb.4: Hornhauttransplantat bei Trübung der Konservierungsflüssigkeit durch bakterielle Kontamination

12. Zusätzlich zur Einsendung jeder mikrobiologischen Untersuchung Anlegen einer Kultur auf Blutagar in der Hornhautbank.
    Diese Maßnahme hat sich als zusätzliche Befundsicherung – insbesondere zur Vermeidung von Informationsverlusten und Übermittlungsfehlern in der MCH bewährt.
13. Asservierung des Kulturmediums II und des verbleibenden Hornhaut-Skleraringes für mindestens 4 Wochen in der Hornhautbank.

Im Falle einer trotz Einhaltung aller Maßnahmen des Regimes – meist mit Verzögerung – auftretenden Infektion kann anhand dieses Asservats die Ursache geklärt werden, die Bestimmung der Erreger und deren Resistenzlage erfolgen!

Die Organkultur an sich stellt durch die regelmäßigen Kontrollen eine Qualitätssicherung und mikrobiologische Testung dar. Trübungen, Verfärbungen und andere auffällige Medienveränderungen können schon bei der täglich routinemäßig durchgeführten Inspektion erfasst und die betroffenen Transplantate aussortiert werden (vgl. Abb. 4). Nicht immer werden in der mikrobiologischen Routineuntersuchung alle Keime – beispielsweise Pilze erfasst [5]. Anders als bei der + 4 °C-Lagerung befinden sich die Erreger hier im physiologischen Niveau. Auch deshalb ist nach Erfahrung der Autoren der Organkultur bei der Hornhautkonservierung prinzipiell der Vorzug zu geben.

Durch die vorgeschlagenen Maßnahmen kann die Sicherheit für den Patienten und den Operateur erhöht und der vermehrte Aufwand bei der Konservierung von Hornhäuten gerechtfertigt werden.

Das empfohlene Vorgehen bei der Gewinnung von Hornhauttransplantaten soll außerdem einer sekundären Kontamination der Transplantate während der Präparation und während des Mediumwechsels bzw. bei der Umlagerung in das Konservierungsmedium II vorbeugen [1].

Als weiterer positiver Effekt der Organkultur ist zu berücksichtigen, dass nach der zum Teil mehrwöchigen Lagerung der Hornhaut in der Organkultur Antibiotika und Antimykotika in das Gewebe aufgenommen wurden und das Transplantat nach der Operation gewissermaßen als Arzneimittelträger wirkt und so ein Depot für diese Antiinfektiva während der frühen postoperativen Zeit darstellt [11].

Literatur

[1] Christiansen, B., G. I. W. Duncker: Microbiological investigations to validate the preparation of corneal transplants. Ophthalmologica *212* (1998) 164–168

[2] Duncker, G. I. W.: Keratoplastik und Hornhautbank. Ophthalmologe *92* (1995) 366–376

[3] Garweg, J., M. Böhnke, J. Draeger: Die Verkeimung von Spendergewebe zur Keratoplastik. Spektrum der Augenheilkd. *3* (1989) 103–107

[4] Garweg, J., M. Böhnke, D. Sabow et al.: Bakterielle Kontamination bei der Hornhautkonservierung und deren Herkunft. Fortschr. Ophthalmol. *86* (1989) 287–290

[5] Jendral, G., F. Wilhelm, H. Bernhard et al.: Schwierigkeiten beim Pilznachweis im Hornhautkulturmedium. Ophthalmologe *96* (1999) 465–467

[6] Pels, E., Y. Schuchard: The effects of high molecular weight dextran on the preservation of human corneas. Cornea *3* (1984/85) 219–227

[7] Richtlinien zum Führen einer Hornhautbank. Wissenschaftlicher Beirat der Bundesärztekammer – Richtlinie Hornhauttransplantation – Hornhautbank. Deutsches Ärzteblatt *31/32* (1997) 2122–2124
[8] Sperlimg, S., I. Soerensen: Decontamination of cadaver eyes. Acta ophthal. *59* (1981) 126–133
[9] Transplantationsgesetz – Gesetz über die Spende, Entnahme und Übertragung von Organen. Bundesgesetzblatt Teil I Nr. 74 (1997) 231–239
[10] Wilhelm, F., G. Jendral, T. Bredehorn et al.: Antimikrobielle Dekontamination von Hornhautspendermaterial. Ophthalmologe *98* (2001) 143–146
[11] Yau, C. W., M. Busin, I. Avni et al.: Antibakterial effect of donor corneas stored in gentamicin-enriched McCarey-Kaufman medium. Arch. Ophthalmol. *104* (1986) 263–265
[12] Zirm, E.: Eine erfolgreiche totale Keratoplastik. Albrecht v Graefes Arch. Klin. Exp. Ophthalmol. *64* (1906) 580–593

2.7 Einschätzung des Hornhautendothels

P. Rieck, J. Jaroszewski, Ch. Hartmann

2.7.1 Einleitung

„Zur Sicherung der Transparenz der transplantierten Kornea im Empfängerauge ist die Vitalität des Hornhautendothels von Bedeutung“, erkannte Stocker bereits 1953 [28].

Das wichtigste Kriterium bei der Auswahl von geeignetem Spendermaterial für die Durchführung einer perforierenden Keratoplastik ist die Zelldichte und Vitalität des Spenderendothels. Obwohl die Vitalität des organkultivierten Spenderendothels im Vergleich zu anderen Konservierungsmethoden länger erhalten bleibt, ist nach einer Organkultur von 3–4 Wochen mit einem Zellverlust von etwa 10 % zu rechnen [15, 16]. Das operative Trauma bei der Keratoplastik ist für einen weiteren Verlust von ca. 5–10 % der Endothelzellen verantwortlich [1, 3]. Unabhängig von der angewandten Konservierungstechnik kommt es postoperativ zu einem beschleunigten Zellverlust, der 7- bis 15-fach schneller verläuft, als dies physiologischerweise bei der nicht operierten Hornhaut der Fall ist [1, 8].

Ab etwa dem 5. Jahr nach einer Keratoplastik besitzt das verbleibende Endothel dementsprechend häufig nur noch eine sehr geringe funktionelle Reserve, die bei zusätzlichem Trauma (z. B. intraokulare Chirurgie) rasch in eine Dekompensation des Transplantats münden kann. In einer neueren Arbeit konnte nachgewiesen werden, dass eine geringe initiale Endothelzelldichte des Transplantats die wesentlichste Ursache für ein spätes Transplantatversagen darstellt [13].

Damit erklärt sich die besondere Bedeutung der Transplantation eines funktionell intakten Endothels mit hoher Zelldichte. Dies kann nur durch eine präzise präoperative Untersuchung des Spenderendothels gewährleistet werden.

Dieser Beitrag beschreibt die hierzu notwendigen Untersuchungsmethoden und gibt nach einer Einführung zu Anatomie, Physiologie und Funktion des Hornhautendothels

Hinweise zur praktischen Durchführung relevanter Techniken für den klinischen und experimentellen Einsatz.

2.7.2 Struktur und Physiologie des Hornhautendothels

Das Endothel ist die stoffwechselaktivste und zugleich vulnerabelste Schicht der menschlichen Hornhaut [30]. Es besteht aus einer einlagigen Zellschicht (4–6 µm dick), die sich vom Neuroektoderm ableitet [14]. Die Endothelzellen sind polygonal mit fünf bis sieben Grenzen. Sie haben einen Durchmesser von etwa 22 µm und eine Oberfläche von 250 µm^2. Die Zellgrenzen interdigitieren und überlappen. Der Kern der Endothelzellen ist abgeplattet und besitzt sämtliche Organellen, die für Zellen, die am aktiven Transport und an der Proteinsynthese beteiligt sind, charakteristisch sind: Mitochondrien, Golgi-Apparat sowie raues und glattes endoplasmatisches Retikulum.

Immunzytochemische Analysen haben gezeigt, dass die Bezeichnung „Endothel" eigentlich irreführend ist, denn die Zellen besitzen keine der für ein Endothel typischen Marker (fehlende Weibel-Palade-Körper, keine Faktor VIII-Expression, jedoch ausgeprägt positive Markierung mit Antikörpern gegen Keratin, Vimentin, S-100 Protein und neuronaler Enolase). Das zytochemische Muster ähnelt demnach eher dem der Epithelzellen der Hornhaut [22].

Die Zelldichte nimmt mit zunehmendem Alter kontinuierlich ab [10]. So besteht die Hornhaut eines Neugeborenen aus 3500–4000 Endothelzellen/mm^2, während das erwachsene Organ lediglich eine Zelldichte von 1400–2500 Zellen/mm^2 aufweist. Aber nicht nur das fortschreitende Lebensalter, sondern auch iatrogene Faktoren und Verletzungen des Auges können einen Zellverlust nach sich ziehen.

Da die Proliferationsrate der verbleibenden Endothelzellen nicht ausreicht, um den Zellverlust zu kompensieren, erfolgt zudem eine unregelmäßige Größenzunahme der Zelle. Nicht mehr alle Endothelzellen sind daher durch die typische hexagonale Zellform charakterisiert, und die regelmäßige Endothelstruktur geht mit zunehmendem Alter verloren. „Der Pleomorphismus der Endothelzellen ist ein Indikator für die gealterte Kornea." [2]. Die Endothelzelldichte des gesunden Auges liegt im Zentrum unter derjenigen der Peripherie [21] und der Pleomorphismus nimmt vom Zentrum zur Peripherie hin zu [30].

2.7.3 Funktionen des Hornhautendothels

Schon vor fast 130 Jahren konnte Leber [11] zeigen, dass die Endothelschicht die Aufnahme von Kammerwasser in das Hornhautstroma verhindert. Heute sind die zugrunde liegenden Mechanismen genauer bekannt.

Die Transparenz der Hornhaut und damit die Sehfunktion des Auges wird v. a. durch den relativen Dehydratationszustand der Kornea gewährleistet, der durch unterschiedliche Mechanismen, die im Wesentlichen im Bereich des Hornhautendothels lokalisiert sind, aufrechterhalten wird. Die beiden Hauptfunktionen der Endothelzellen sind somit zum einen die Gewährleistung der kornealen Dehydratation durch aktive, d. h. energieabhängige Pumpmechanismen (Na^+-K^+-ATPase), und zum anderen die physikalische Barrierefunktion („leaky barrier"), die den Einstrom von Flüssigkeit und gelösten Stoffen vom Stroma in das Kammerwasser kontrolliert. Dieses „pump-leak-model" wird durch einen bidirektionalen Fluss von Flüssigkeit und Elektrolyten charakterisiert. Die energieabhängige Na^+-K^+-Pumpe entfernt die Flüssigkeit aus dem Stroma, die durch die „undichte" Barriere eingedrungen ist.

Für Na^+ und HCO^{3-} konnte man einen Nettofluss nachweisen, nicht jedoch für Cl^- oder K^+ [5]. Durch diesen Ionenfluss kommt es zum Aufbau eines osmotischen Gradienten, der dazu führt, dass Wasser aus dem Stroma ins Kammerwasser zurückfließt.

Der Pumpmechanismus ist aktiv, d. h. es ist ein energieverbrauchender Stoffwechselprozess, der sich durch Temperatursenkung hemmen lässt. Weitere wichtige Aufgaben des Endothels sind die Synthese der Descemetschen Membran und die Versorgung der Hornhaut mit nutritiven Stoffen durch die Diffusion von Glucose, Aminosäuren und anderen Substanzen. Die Endothelzellen selbst werden vor allem durch Bestandteile des Kammerwassers, aber auch durch die Tränenflüssigkeit ernährt.

2.7.4 Endothelevaluation in der Hornhautbank

Die Beurteilung des Endothels der Spenderhornhaut erfolgt mikroskopisch. Ein inverses Phasenkontrastmikroskop ist dafür besonders geeignet (Abb. 1). Die Hornhaut befindet sich bei der mikroskopischen Untersuchung in einem sterilen, geschlossenen und durchsichtigen Gefäß wie einer Gewebekulturschale (z. B. Falcon Tissue Culture

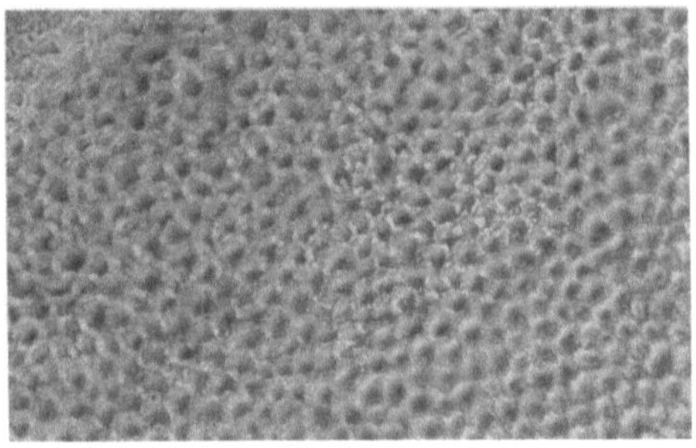

Abb. 1: Normales Hornhautendothel einer Spenderkornea, aufgenommen mit einem inversen Phasenkontrastmikroskop. Es zeigt sich ein gleichmäßiges Zellbild mit Ausbildung des typischen hexagonalen Endothelmusters bei geringer Pleomorphie. Die Darstellung der Zellgrenzen gelingt vor Konservierung häufig auch ohne osmotische Beeinflussung. Originalvergrößerung auf Bildebene: × 200

Dish 35 × 10 mm) oder einer Gewebekulturplatte (z. B. Falcon Multiwell Tissue Culture Plate) in Medium oder Elektrolytlösung. Die Verwendung eines geschlossenen Systems erlaubt die Mikroskopie außerhalb des Laminar Air Flows. Während der Mikroskopie ist darauf zu achten, dass die sterilen Bedingungen im Inneren des Gefäßes erhalten bleiben.

Für die Mikroskopie mit dem inversen Phasenkontrastmikroskop wird die Hornhaut so in das Gefäß gelegt, dass entweder die Endothelseite (die Hornhaut liegt auf dem verbliebenen Sklerarand) oder das Epithel dem Objektiv zugewandt ist. Welche Positionierung eine bessere Darstellung des Endothels erlaubt, ist vom verwendeten Mikroskop abhängig und kann durch Vergleich leicht herausgefunden werden.

Die Verwendung eines Auflichtmikroskops ist ebenfalls möglich. Das Risiko, die Spenderhornhaut zu beschädigen oder mit Mikroorganismen zu kontaminieren, ist dabei sehr hoch, da sich das Objektiv direkt über der ungeschützten Endothelzellschicht befindet. Diese Technik sollte in der Hornhautbank daher vermieden werden und experimentellen Untersuchungen vorbehalten sein.

Eine weitere Möglichkeit der Endothelmikroskopie besteht in der Verwendung des halbautomatischen Endothelfotomikroskops „Eyebank Kerato Analyzer EKA 98" der Firma Konan. Dieses Gerät ermöglicht mit seiner integrierten Software sowohl die Bestimmung der Endothelzellzahl als auch die Messung der Hornhautdicke. In Deutschland wird dieses Endothelfotomikroskop durch die Firma Schwind (Mainparkstraße 6–10, 63081 Kleinostheim) vertrieben und ist erst seit wenigen Monaten auf dem Markt. Erfahrungen zur Validität dieser Methode liegen daher noch nicht vor.

Die Endothelzelllage der Spenderhornhaut ist nicht immer gleich gut darstellbar. Mit zunehmender Quellung der Hornhaut im Kulturmedium sind die Endothelzellen schlechter zu erkennen. Zur besseren Visualisierung kann man die Hornhaut in osmotisch wirksame Lösungen geben. Bewährt hat sich dafür die Verwendung von hypotoner BSS in folgender Zusammensetzung: 4,90 g NaCl, 0,75 g KCl, 0,49 g CaCl $2H_2O$, 0,30 g $MgCl_2$ $6H_2O$, 3,90 g Natriumacetat $3H_2O$, 1,70 g Natriumcitrat $2H_2O$ in 1000 ml Aqua ad inj. gelöst; pH ca. 7,76; Leitwert ca. 12,0 $mScm^{-1}$. In ein geeignetes Gefäß wird steriles, hypotones BSS gefüllt und die Hornhaut darin unter das Mikroskop gestellt. Nach wenigen Sekunden werden die Zellgrenzen deutlich sichtbar und das Endothel stellt sich dar (Abb. 2). Die Hornhaut sollte nicht länger als 5 Minuten in der hypotonen Lösung belassen werden, um das empfindliche Endothel nicht durch die osmotische Wirkung zu schädigen. Es empfiehlt sich deshalb, die Hornhaut erst unmittelbar vor der Mikroskopie in die hypotone BSS zu geben und nach beendeter Begutachtung sofort in ein geeignetes isotones Medium zu überführen. Sollen mehrere Hornhäute begutachtet werden, so hat dies entsprechend nacheinander zu erfolgen.

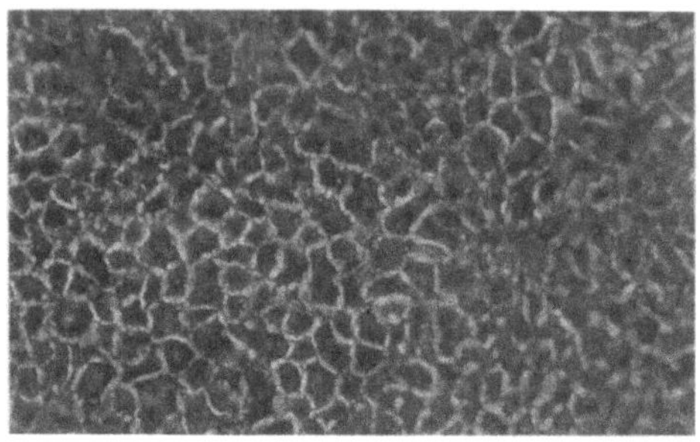

Abb. 2: Hornhautendothel einer Spenderkornea nach 2 Wochen Organkultivierung. Irreguläre Morphologie und Größenzunahme der Einzelzelle. Deutliche Pleomorphie, jedoch keine Nekroseareale erkennbar (x 200)

Weitere Möglichkeiten der osmotischen Beeinflussung bestehen in der Verwendung von 0,9 %iger und 0,45 %iger Natriumchloridlösung sowie 1,8 %iger Succroselösung [9, 27]. Die Anwendung entspricht der von hypotonem BSS und es lässt sich mit den anderen Methoden ebenfalls eine Darstellung der Endothelzellen erreichen.

Häufig lassen sich die Endothelzellen direkt nach der Präparation der Corneoskleralscheibe ohne osmotische Beeinflussung gut erkennen, so dass man zum Mikroskopieren vor Inkulturnahme Medium oder isotones BSS verwenden kann. Gleiches gilt für eine Hornhaut, die in einem dextranhaltigen Medium bereits deutlich entquollen ist. Mit zunehmendem Quellungszustand einer Hornhaut in der Kultur sind die Endothelzellen jedoch ohne eine osmotische Beeinflussung kaum zu erkennen.

Unserer Erfahrung nach lassen sich die Endothelzellen von kältegelagerten Hornhäuten (z. B. in Optisol) auch unter Verwendung von osmotisch wirksamen Elektrolytlösungen nur sehr eingeschränkt darstellen, was wahrscheinlich durch die kältebedingte, reversible Hemmung der membrangebundenen Natrium-Kalium-Pumpe bedingt ist.

Man sollte bedenken, dass jeder osmotische Stress einige Endothelzellen irreversibel schädigt und diesen daher auf ein Mindestmaß beschränken.

Die Begutachtung des Endothels erfolgt in der Regel dreimal während der Aufbewahrung der Spenderhornhaut: bei Inkulturnahme, während der Kultur und nach Entquellung. Die Beurteilung nach der Entquellung ist am wichtigsten, da zu diesem Zeitpunkt die Entscheidung getroffen werden muss, ob das Hornhautendothel die für eine Transplantation notwendige Qualität besitzt. Die Kenntnis über den Zustand des Endothels bei der Inkulturnahme hilft die Qualität einer Spenderhornhaut zu diesem Zeitpunkt einzuschätzen und ermöglicht eine Beurteilung von Veränderungen während der Kultur. Ist die Endothelzellzahl bei Inkulturnahme bereits unterhalb des akzeptablen Minimums oder eine ausgeprägte Endothelzellnekrose erkennbar, so wird man diese Hornhaut nicht für eine Transplantation vorsehen.

Während der Kultur erfolgt eine Endothelmikroskopie am günstigsten nach der Hälfte der Kulturzeit, z. B. beim Mediumwechsel. Der Zustand des Endothels der Spenderhornhaut nach mehreren Tagen in der Organkultur ist ein wichtiger Punkt bei der Einschätzung der voraussichtlichen Transplantierbarkeit (Abb. 2 und 3). Ein Vergleich mit dem Endothelbefund bei Inkulturnahme lässt Veränderungen und Probleme während der Kultur erkennen. So kann z. B. eine komplette Endothelnekrose Ausdruck einer bakteriellen Kontamination des Kulturmediums sein, auch wenn dieses noch keine Veränderungen erkennen lässt.

2.7.5 Kriterien der Endothelevaluation

Drei Punkte sind bei der Endothelbegutachtung wichtig: Die Anzahl, die Morphologie und die Vitalität der Endothelzellen. Bei der abschließenden Beurteilung der Spenderhornhaut erfolgt die Mikroskopie im Zentrum und in den vier peripheren Quadranten.

Nach jeder Endothelbeurteilung müssen die erhobenen Befunde detailliert dokumentiert werden.

2.7.5.1 Endothelzelldichte

Die verschiedenen Möglichkeiten zur Bestimmung der Endothelzelldichte beruhen alle auf dem gleichen Prinzip. Die Endothelzellen werden zuerst mikroskopisch sichtbar gemacht und abgebildet. Dann werden die Zellen einer definierten Fläche der Abbildung ausgezählt und die Zahl der Endothelzellen pro Quadratmillimeter errechnet.

Zur Abbildung der Endothelzellen eignet sich besonders eine an das Mikroskop angeschlossene Videokamera, die das Bild auf einem Monitor darstellt. Ein so gewonnenes Bild lässt sich dann mit einem Videoprinter ausdrucken.

Eine andere Möglichkeit, ein mikroskopisches Endothelzellbild für die Auszählung zu gewinnen, besteht in der Verwendung einer normalen Fotokamera. Eine Sofortbildkamera ist dabei einer Filmkamera durch den geringeren zeitlichen Aufwand der Bildgewinnung überlegen. Der Einsatz einer Digitalkamera ist ebenfalls denkbar.

Auf das Endothelzellbild wird ein Zählraster gelegt, das die Vergrößerungseffekte durch Objektiv und Kamera berücksichtigend, einer definierten Fläche der Hornhaut entspricht. Mit der so gewonnenen Zellzahl wird dann die Anzahl der Endothelzellen pro Quadratmillimeter der Hornhaut berechnet.

Ein Zählraster kann man sich relativ einfach durch die Abbildung einer Neubauerzählkammer unter den selben Beobachtungsbedingungen, die man für die Endothelzellmikroskopie verwendet, erstellen. Die Umrisse einer definierten Fläche werden auf eine kleine Glasplatte oder eine Kunststofffolie übertragen und dienen so als Schablone für die Endothelzellabbildungen.

Die Anwendung eines Bildanalysesystems erlaubt die Bearbeitung und Auszählung von Endothelabbildungen am Computer. In der Hornhautbank der Univ.-Augenklinik Düsseldorf wurde in Zusammenarbeit mit der Fachhochschule Niederrhein ein speziell für Hornhauttransplantate geeignetes Bildanalysesystem entwickelt [4, 19]. Dieses Programm berechnet die Endothelzelldichte nach Korrektur der automatisch erkannten Zellen durch den Untersuchenden und ermöglicht eine schnelle und zuverlässige Bestimmung.

Eine einfache Methode zur Abschätzung der Zellzahl während der Mikroskopie bietet der Einsatz eines Okulars mit Zählraster. Mit genügender Erfahrung lässt sich die Endothelzellzahl sehr einfach und schnell recht genau schätzen und ist damit für die Endothelbeurteilung bei Inkulturnahme und während der Organkultur geeignet. Für die abschließende Begutachtung des Endothels nach Kultur ist sie zu ungenau.

Für die Zellzahlmessung vor Inkulturnahme kann eine Non-Kontakt-Endothelkamera (z. B. Noncon Robo Specular Microscope SP 6000 der Firma Konan; in Deutschland vertrieben über Fa. Schwind), wie man sie zur Patientenuntersuchung einsetzt, verwendet werden. Der intakte Spenderbulbus wird dabei mit einer Hand vor die Kamera gehalten und mit der anderen das Gerät bedient. Bei klarem Epithel und Stroma gelingt eine Endothelaufnahme relativ einfach, kann mit dem integrierten Zählprogramm bearbeitet und durch den angeschlossenen Videoprinter dokumentiert werden.

Eine ausreichend hohe Endothelzelldichte nach Organkultur ist ein entscheidendes Kriterium bei der Freigabe einer Spenderhornhaut zur Transplantation. Als untere Grenze gilt eine Endothelzellzahl von 2000 Zellen pro Quadratmillimeter.

2.7.5.2 Endothelzellvitalität

Während der Organkultur stirbt ein Teil der Endothelzellen, etwa 10 %, ab. Eine Hauptursache dafür ist wahrscheinlich die mechanische Manipulation bei der Entnahme und Präparation. Eine Nährstoffarmut im Kulturmedium kann ebenfalls ein vermehrtes Absterben von Endothelzellen verursachen. Außerdem spielen Änderungen des Hornhautstoffwechsels in Abhängigkeit von der Kulturdauer eine wichtige Rolle [17, 18, 20]. Abgestorbene Endothelzellen lösen sich aus dem Zellverband und nehmen eine kugelige Gestalt an. Diese toten, kugeligen Zellen sind dann über der Endothelzellschicht mikroskopisch erkennbar. Die Endothelzellen können disseminiert über der gesamten Endothelfläche absterben, aber auch größere Areale betreffen. Solche ausgeprägten Nekrosen stellen sich mikroskopisch als konfluierend abgelöster Zellrasen dar. Während die durch Einzelzellnekrosen entstandenen Lücken durch die benachbarten vitalen Endothelzellen geschlossen werden, bleibt bei großflächigen Nekrosen die denudierte Descemetmembran zurück. Häufig finden sich Einzellnekrosen vermehrt im Bereich der durch die Quellung der Hornhaut im Kulturmedium entstandenen Descemetfalten.

Das Erkennen von avitalen Zellen lässt sich durch eine Vitalfärbung vereinfachen. Unter Vitalfärbung versteht man dabei die Anfärbung von lebenden Zellen, ohne dass Strukturveränderungen bzw. Schädigungen der Zellen durch die Färbung verursacht werden. Trypanblau hat sich dafür schon lange Zeit bewährt und führt bei membrangeschädigten Zellen und freiliegender Descemetmembran zu einer intensiven Blaufärbung [23]. Vitale Zellen bleiben ungefärbt.

Die Trypanblaufärbung lässt sich sehr einfach durchführen. Die Spenderhornhaut wird aus der Kultur entnommen, das verbliebene Medium in BSS abgespült und mit der Endothelseite nach oben auf eine sterile Unterlage (z. B. Gewebekulturschale) gelegt. 1 bis 2 Tropfen einer 0,3%igen, sterilen, isotonen Trypanblaulösung werden auf die Endothelseite gegeben. Dabei ist darauf zu achten, dass die Hornhautrückfläche vollständig bedeckt ist, jedoch kein Farbstoff seitlich überläuft, um das Anfärben der Epithelseite zu vermeiden. Nach etwa 45 Sekunden wird die Hornhaut mit einer sterilen Pinzette am verbliebenen Sklerarand gefasst, der Farbstoff abgeschüttet und die Spenderhornhaut in BSS gespült, um das verbliebene Trypanblau zu entfernen. Areale zusammenhängender Endothelzellnekrosen und denudierter Descemetmembran wären danach kräftig blau gefärbt. Die Anfärbung des Sklerarandes ist meist unvermeidbar,

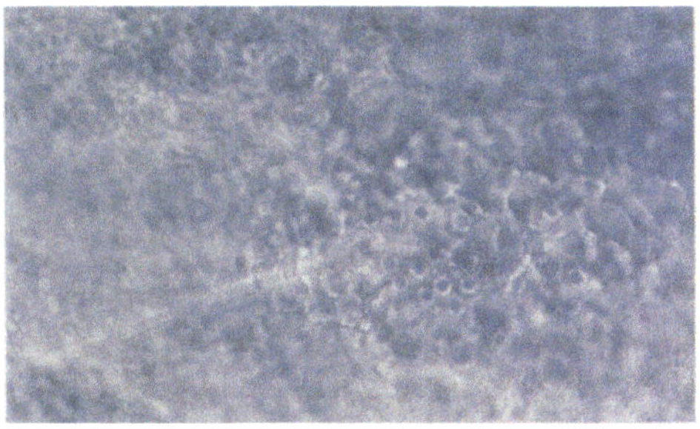

Abb. 3: Endotheliale Morphologie nach 2 Wochen Organkultur. Trypanblaufärbung. Noch im Zellverbund befindliche, durch Trypanblau gefärbte Kerne nekrotischer Zellen neben unauffälligen Endothelarealen (x 200)

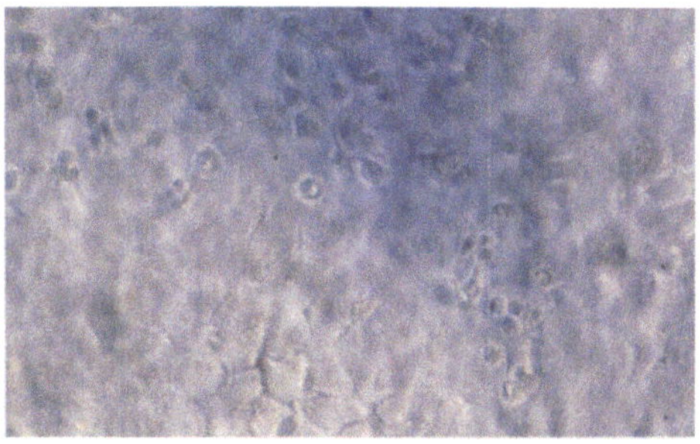

Abb. 4: Hornhautendothel einer Spenderkornea nach 2 Wochen Organkultivierung. Trypanblaufärbung. Darstellung der Zellgrenzen trotz osmotischer Beeinflussung nicht möglich; abgerundete, abgehobene Endothelzellen liegen auf der Trypanblau-gefärbten denudierten Descemet'schen Membran (x 200)

aber harmlos. Während der Mikroskopie nach Trypanblaufärbung lassen sich Einzelzellnekrosen an den blau gefärbten Zellkernen sehr leicht erkennen (Abb. 3).

Der Vorteil der Trypanblaufärbung ist die Einfachheit und Zuverlässigkeit, mit der avitale Endothelzellen dargestellt werden können. Lässt der Quellungszustand der Spenderhornhaut eine Mikroskopie der gesamten Endothelzellschicht nicht zu, so kann die Trypanblaufärbung hilfreich sein. Man muss dabei aber beachten, dass sich wenig Trypanblau in die durch die Quellung erzeugten Falten einlagern kann, und so avitale Areale vortäuscht. Eine solche Blaufärbung ist nach vollständiger Entquellung nicht reproduzierbar, während sich echte Nekrosen erneut anfärben.

Lässt sich die gesamte Endothelzelllage mikroskopisch darstellen und morphologisch beurteilen, so wird eine Trypanblaufärbung keine weiteren Informationen bringen.

Trypanblau wird als sterile, isotone Lösung im Handel angeboten (z. B. Sigma-Aldrich & Co., Biochrom KG), kann aber auch aus der Trockensubstanz selbst steril hergestellt und abgefüllt werden. Die Angaben der verschiedenen Hornhautbanken zur verwandten Konzentration bewegen sich zwischen 0,2 und 0,5 % und zur Einwirkzeit zwischen 30 und 90 Sekunden. Trypanblau hat eine konzentrations- und zeitabhängige toxische Wirkung, die im Bereich einer mehr als 1%igen Lösung und einer Einwirkzeit von mehreren Minuten liegt. Bei dem oben beschriebenen Protokoll ist mit einer schädigenden Wirkung nicht zu rechnen.

Einen einfachen und zuverlässigen Vitalitätstest gibt es für kultivierte Hornhauttransplantate bisher nicht. Die gute mikroskopische Darstellbarkeit und die Beeinflussbarkeit der Endothelzellen durch osmotisch wirksame Substanzen sind immer noch die besten Vitalitätszeichen. Lassen sich die Endothelzellen auch dadurch nicht darstellen, so ist dies als qualitativ schlechtes Zeichen organkultivierter Hornhäute zu bewerten.

Endothelzellnekrosen sind je nach Größe und Lokalisation des Defektes sowie Dichte der vitalen Endothelzellen für die Qualität des Hornhauttransplantates von Bedeutung

(Abb. 3 und 4). Als Faustregel gilt dabei: Je peripherer und je kleiner die Nekrose und je höher die Endothelzelldichte, desto unbedeutender ist der Nekrosebereich. Zentrale Mehrzellnekrosen führen häufig zum Verlust einer Spenderhornhaut, es sei denn, der nekrotische Bereich betrifft nur einige zusammenhängende Endothelzellen und die Zelldichte liegt weit über dem akzeptablen Minimum von 2000 Zellen pro Quadratmillimeter.

2.7.5.3 Endothelzellmorphologie

Häufig zeigen die Endothelzellen Abweichungen von ihrer oben beschriebenen typischen Morphologie.

Nach längerer Postmortemzeit sind die Zellgrenzen der Endothelzellschicht schlecht erkennbar, die Zellkerne jedoch sehr deutlich sichtbar. Dieses wahrscheinlich durch Trocknungseffekte der Spenderhornhaut verursachte Erscheinungsbild ist durch die Organkultur reversibel, zeigt jedoch einen gewissen Schädigungsgrad vor Inkulturnahme an.

Bei der Beurteilung der Morphologie sollte man routinemäßig den Pleomorphismus (Abweichung von der hexagonalen Struktur; s. Abb. 2), den Polymegatismus (unterschiedliche Zellfläche) und die Granulierung/Vakuolisierung der Endothelzellen einschätzen.

Der Zellverlust durch das Absterben einzelner Endothelzellen wird durch Größenzunahme der umliegenden Zellen kompensiert. Diese verlieren ihre hexagonale Struktur, werden eher dreieckig und etwa dreimal so groß wie eine normale Endothelzelle. Mit steigendem Zellverlust während der Organkultur nimmt der Pleomorphismus und der Polymegatismus zu.

Eine verstärkte Granulierung und Vakuolisierung des Endothelzytoplasmas zeigt sich in sehr unterschiedlichem Ausmaß und ist wahrscheinlich Ausdruck einer kritischen Stoffwechsellage.

Häufig zeigt das Endothel eine völlig veränderte Morphologie. Die Zellen wirken fibroblastenähnlich, sind länglich, polymorph und stark granuliert. Diese Entdifferenzierung geht mit einem starken Zellverlust einher, meist finden sich weniger als 1000 Zellen pro Quadratmillimeter, und ist nicht selten die Folge längerer Kulturzeit.

Das Ausmaß der morphologischen Veränderungen der Endothelzellschicht muss bei der Qualitätsbeurteilung des Transplantats berücksichtigt werden. Eine Spenderhornhaut mit einer Endothelzellzahl von knapp über 2000 Zellen pro Quadratmillimeter und einem sehr regelmäßigen, hexagonalen Zellbild ist sicherlich von höherer Güte als eine mit gleicher Zelldichte, aber starkem Polymorphismus und ausgeprägt vakuolisierten Endothelzellen. Sicherlich ist die Einschätzung der Endothelzellmorphologie sehr schwierig, subjektiv und kaum standardisierbar. Über die Auswirkung veränderter Endothelzellen auf die Transplantatüberlebenszeit existieren leider keine Untersuchungen, so dass man über deren Bedeutung nur mutmaßen kann.

2.7.6 Praktische Durchführung von empfehlenswerten Vitalfärbungen des Hornhautendothels

2.7.6.1 Trypanblau(TB)-Alizarinrot S(ARS) – Sequenzfärbung und anschließende Fixierung (für die experimentelle Anwendung)

Fast gleichzeitig erschienen bereits in den 70er Jahren zwei Arbeiten zu einer Trypanblau (TB)/Alizarinrot S (ARS)-Kombinationsfärbung [24, 25].

Spence und Peyman sahen den Vorteil der Kombination von TB und ARS vornehmlich in der erleichterten Quantifizierung von Endothelschäden durch die klare Abgrenzung geschädigter von intakten Zellen. Dagegen erweiterte Sperling die morphologische Aussagekraft der Färbung durch Zugabe von Ethanol als Zwischenschritt und wies auf die einfache Durchführung der Methode gegenüber der herkömmlichen histologischen Präparation hin.

Die dauerhafte Konservierung der Färberesultate gelingt mit der von Hartmann et al. [6] vorgeschlagenen Modifikation der TB/ARS-Sequenzfärbung. Diese Methode (s. u.) ermöglicht Aussagen zur Morphologie und Vitalität des Endothels. Die TB-ARS-Kombinationsfärbung hat aufgrund ihrer Einfachheit seit vielen Jahren bei klinisch-

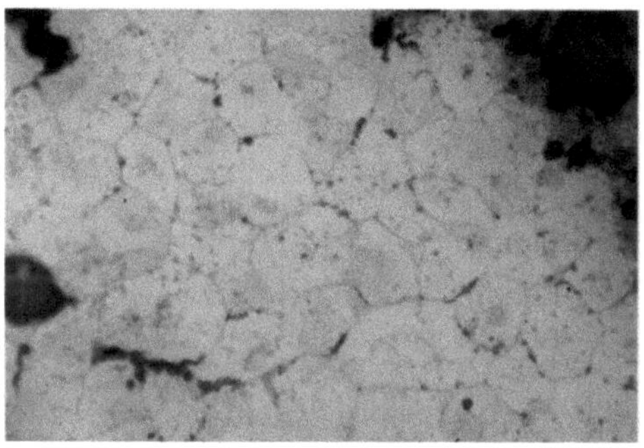

Abb. 5: Darstellung der Endothelzellgrenzen mit Alizarinrot S (experimentelle Anwendung). Zur genauen morphologischen Beurteilung z. B. von Hornhautexplantaten bei der Keratoplastik eignet sich diese Färbetechnik besonders gut. In der gezeigten Aufnahme des Hornhautexplantats eines 79-jährigen Patienten zeigen sich Riesenzellen des verbliebenen Endothels, z. T. angeordnet in einer sog. Rosettenformation

pathologischen Untersuchungen auch von Hornhautexplantaten Anwendung gefunden (Abb. 5).

ARS ist allerdings kein Vitalfabstoff, da es nach McGee-Russell [12] zelltoxische Eigenschaften besitzt und auch die Zellen des Endothels schädigt [25, 26]. Dementsprechend ist die Methodik nicht für ein präoperatives Screening von Spendermaterial geeignet.

Lösungen

1. Trypanblau (C.I.23850; z. B. Chroma-Schmid GmbH, Stuttgart)
   Ansetzen einer 0,25 %igen Lösung in physiologischer NaCl-Lösung

2. Alizarinrot S (Alizarinsulfonsäure, Natriumsalz; C.I.58005; z. B. Merck, Darmstadt)

   Ansetzen einer 0,2 %igen Lösung in physiologischer NaCl-Lösung. Alizarinrot S ist in Wasser schlecht löslich; es muss vor Gebrauch mehrere Stunden mit dem Magnetrührer gelöst und anschließend filtriert werden. Nach den Empfehlungen von Taylor und Hunt [29] wird der pH der so vorbereiteten Lösung mit 0,1%iger NH4OH (ca. 250 ml/10 ml Lösung) auf 4,2 eingestellt.
3. Ethanol 99 %.

Färbung

Die für die Vitalfärbung vorgesehene Hälfte des Hornhautscheibchens bzw. Spenderrings wird mit der Endothelseite nach oben auf einen Objektträger gelegt. Das Auftropfen der Farblösungen auf das Endothel erfolgt mit einer Eppendorfpipette. Dabei sollte die Hornhautrückfläche vollständig von der Lösung bedeckt sein, jedoch keine Flüssigkeit seitlich überlaufen, um ein Anfärben von Stroma und Epithel zu vermeiden.

Schritte der Sequenzfärbung

1.
- Trypanblaulösung, 90 Sekunden
- Abgießen des überstehenden Farbstoffes auf ein saugstarkes Papiervlies, gründliches Spülen der gefärbten Hornhaut in BSS
- lichtmikroskopische Beurteilung, Photodokumentation.

2.
- Alizarinrot S-Lösung, 90 Sekunden; das Färbeergebnis nach ARS unterliegt Schwankungen; gegebenenfalls ist eine Nachfärbung möglich
- Abgießen des überstehenden Farbstoffes auf ein Papiervlies, gründliches Spülen der gefärbten Hornhaut in BSS
- lichtmikroskopische Beurteilung, mikrophotographische Dokumentation.

3.
- Ethanol 99 %, 30 Sekunden, Abgießen der Ethanollösung
- Trypanblaulösung, 90 Sekunden, Abgießen des überstehenden Farbstoffes auf ein Papiervlies
- gründliches Spülen der gefärbten Hornhaut in BSS
- lichtmikroskopische Beurteilung, Photodokumentation.

Fixierung

Sowohl Häutchen- als auch Hornhautvollpräparate werden durch folgendes Vorgehen dauerhaft fixiert:

- Fixation der Präparate für ca. 12 Stunden in absolutem Ethanol
- Aufklaren in Xylol 3 × 1 Minute und Eindecken mit z. B. Eukitt®
- Während des Trocknens wird das Deckglas für 2–3 Tage mit einem Gewicht beschwert, um das Einziehen von Luftblasen zwischen Objektträger und Deckglas zu verhindern.

2.7.6.2 Quantifizierung des Endothelschadens: Janusgrün-Photometrietechnik (für die experimentelle Anwendung)

Die Janusgrün-Photometrietechnik beruht auf der schnellen und vollständigen Extraktion des basischen Vitalfarbstoffes Janusgrün aus der angefärbten (Abb. 6) und trepanierten Hornhaut ohne Manipulation am Endothel [7].

Die Menge des extrahierten Farbstoffes entspricht dabei dem Schädigungsgrad des Endothels.

Durch photometrische Messung der Elutionslösung und Übertragung des Extinktionswertes auf eine Standardkurve ist die direkte Bestimmung der Alteration des Endothels möglich. Die extrahierte Farbstofflösung kann bis zur Messung wochenlang konserviert werden. Das Verfahren bietet eine in vitro Alternative zu der üblichen, zeitaufwendigen Zählung vital gefärbter Zellen.

Die Technik ist zur experimentellen Analyse von Endothelschäden, verursacht z. B. durch OP-Techniken, intraokulare Spüllösungen, IOL-Linsenmaterialien, Endothelschutzsubstanzen und auch Hornhautkonservierungsmedien geeignet.

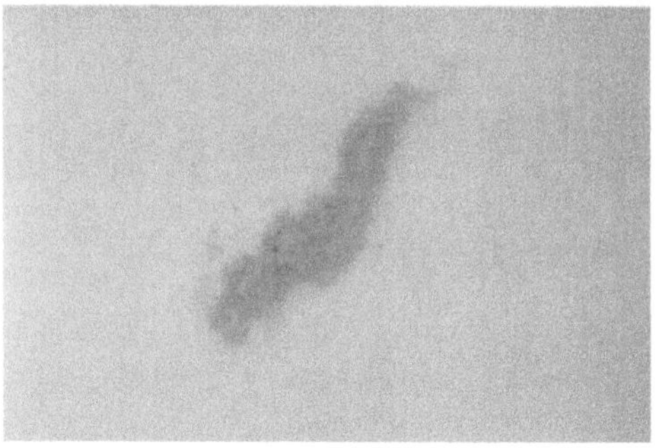

Abb. 6: Anfärbung des Endothels mit Janusgrün zur quantitativen Analyse der Endothelzellschädigung. Darstellung der Zellkerne und des Zytoplasmas geschädigter Zellen unter deutlicher Abgrenzung von nicht gefärbten intakten Zellen (× 200)

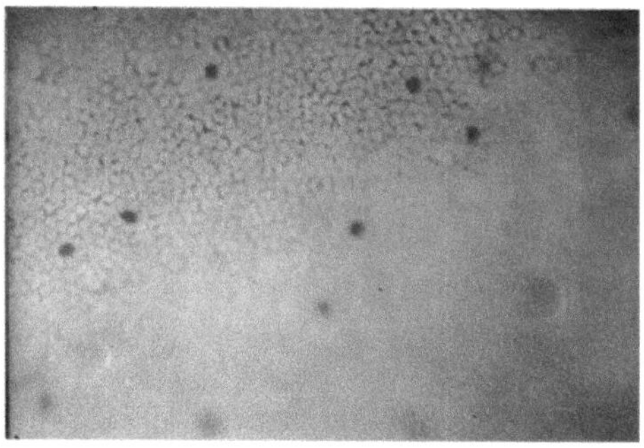

Abb. 7: Mikrophotographische Aufnahme einer mit Fluoresceindiacetat gefärbten Kornea. Der gesamte Zellverband ist durch den Fluoresceinfarbstoff angefärbt; dunkle Stellen weisen auf defekte bzw. avitale Zellareale hin.
(Die Aufnahme wurde den Autoren von F. W. Wilhelm, Halle überlassen)

Die Durchführung der Technik wird im Folgenden zusammengefasst dargestellt. Eine ausführlichere Darstellung ist der angeführten Literatur zu entnehmen.

Lösung

Janusgrün (Janus Green B, C.I.11050, z. B. Fa. Merck, Darmstadt)
1 g Farbstoffpulver wird in 100 ml physiologischer NaCl oder BSS gelöst.
Janusgrün ist gut löslich, über Monate in Lösung haltbar und kann nach Filtration sofort verwendet werden.

Arbeitsablauf

- Exposition des Endothels (z. B. neue Konservierungsmedien etc.)
- der Korneoskleralring wird mit der Epithelseite nach unten in ein Schälchen gelegt; 200 µl der 1 %igen Janusgrünlösung werden auf das Endothel getropft; die Färbezeit beträgt 90 Sekunden
- nach Ablauf der Einwirkzeit Abgießen der überstehenden Farbstofflösung und gründliches Spülen der Hornhaut in BSS
- Trepanation (identische Trepangröße bei allen Hornhäuten einer Testserie!) eines Hornhautscheibchens
- lichtmikroskopische Beurteilung des Färbeergebnisses und ggf. Anfertigung mikrophotographischer Aufnahmen
- zur Extraktion des Farbstoffes wird das trepanierte Scheibchen in ein mit 1 ml absoluten Alkohol gefülltes Reaktionsgefäß gegeben; nach 90 Sekunden ist die Hornhaut vollständig entfärbt
- Extinktionsmessung der Elutionslösung bei 650 nm gegen absoluten Alkohol als Leerwert
- Übertragen des gemessenen Extinktionswert auf die Referenzkurve (s. u.) und Ablesen der Schädigung in Prozent der Gesamtfläche des trepanierten Endothels.

Festlegung von Referenzwerten

- bei humanen oder frisch exzidierten Schweinehornhäuten (gleiche Testreihe – gleiche Spezies) wird durch Einwirkung von absolutem Alkohol eine vollständige Endothelalteration gesetzt
- Janusgrünfärbung und anschließende Spülung der Hornhaut wie oben beschrieben
- Trepanation mit unterschiedlich großen Trepanen (mindestens 3 Trepangrößen, mindestens 4 Hornhäute je Trepangröße
- Extinktionsmessung und Auftragen der Werte (Ordinate) in Abhängigkeit von der für die verschiedenen Trepane errechneten Fläche (Abszisse)
- Umrechnen der Flächenwerte in Prozent der Gesamtfläche des für die Versuche gewählten Trepans
- Übertragen eines gemessenen Extinktionswertes aus einem Versuch auf die Referenzkurve und Ablesen der Schädigung in Prozent.

2.7.6.3 Fluoresceindiacetat-Färbung (für die klinische und experimentelle Anwendung)

Die Vitalfärbung des Hornhautendothels mit Fluoresceindiacetat (FDA) bietet eine zusätzliche Möglichkeit der Vitalitätsanalyse [31]. Im Unterschied zu Trypanblau oder Janusgrün, die selektiv geschädigte Zellen anfärben, kann mit FDA die aktiv metabolisierende, also die vitale Zelle dargestellt werden (Abb. 7). Die für das Endothel nicht toxische FDA-Lösung (0,1 mg/ml) wird auf die Endothelseite getropft und nach 5–10 Sekunden mit einer Puffer-Lösung abgespült. Zur Betrachtung des Färbeergebnisses ist allerdings ein Fluoreszenzmikroskop (Anregung bei $\lambda = 430$ nm) notwendig. Die gelb-grün fluoreszierenden Endothelzellen sind gut abgrenzbar von dunklen Stellen im Zellverband, welche avitalen oder geschädigten Zellen entsprechen. Aufgrund der Metabolisierung des Farbstoffes ist eine Analyse durch die abnehmende Intensität der Fluoreszenz nur für ca. 30 Minuten möglich.

Literatur

[1] Bourne, W. M., D. O. Hodge, L. R. Nelson: Corneal endothelium 5 years after transplantation. Am. J. Ophthalmol. *118* (1994) 185–196

[2] Capella, J. A., H. E. Kaufman: Human corneal endothelium. I. Normal morphology. Doc. Ophthal. *26* (1969) 1–8

[3] Culbertson, W. W., R. L. Abbott, R. K. Forster: Endothelial cell loss in penetrating keratoplasty. Ophthalmology *89* (1982) 600–604

[4] Dahmen, N., G. Toszkowski: Endothelial evaluation of corneal transplants by knowledge-based digital image processing. NI Week Proceedings 16.–18.8.2000, Austin, Texas, USA, 2000

[5] Fischbarg, J., J. Hernandez, L. Liebovitch, J. Koniarek: The mechanism of fluid and electrolyte transport across corneal endothelium: critical revision and update of a model. Curr. Eye Res. *4* (1985) 351–360

[6] Hartmann, C., M. Kolb, I. Knauer: Trypanblau-Alizarinrot S-Sequenzfärbung mit anschließender Fixierung. Eine modifizierte Technik zur Untersuchung des Hornhautendothels. Klin. Mbl. Augenheilk. *188* (1986) 302–306

[7] Hartmann, C., P. Rieck: A new test for endothelial viability: The Janus green photometry technique. Arch. Ophthalmol. *107* (1989) 1511–1515

[8] Ing, J. J., H. H. Ing, L. R. Nelson, D. O. Hodge et al.: Ten-year postoperative results of penetrating keratoplasty. Ophthalmology *105* (1998) 1855–1865

[9] Kirk, A. H., D. T. R. Hassard: Supravital staining of the corneal endothelium and evidence for a membrane on its surface. Can. J. Ophthalmol. *4* (1969) 405–415

[10] Laing, R. A., M. M. Sandstrom, H. M. Leibowitz: In vivo photomicrography of the corneal endothelium. Arch. Ophthalmol. *93* (1975) 143–145

[11] Leber, Th.: Studien über den Flüssigkeitswechsel im Auge, Albrecht v Graefe's Arch. Ophthalmol. *19* (1883) 7–181

[12] McGee-Russell, S. M.: Histochemical methods for calcium. J. Histochem. Cytochem. *6* (1958) 22–42

[13] Nishimura, J. K., D. O. Hodge, W. M. Bourne: Initial endothelial cell density and chronic endothelial cell loss rate in corneal transplants with late endothelial failure. Ophthalmology *106* (1999) 1962–1965

[14] Noden, D. M.: The control of avian cephalic neural crest cytodifferentiation. I. Skeletal and connective tissues. Dev. Biol. *67* (1978) 296–312

[15] Pels, E., Y. Schuchard: Organ-culture preservation of human corneas. Doc. Ophthalmol. *56* (1983) 147–153

[16] Redbrake, C., S. Salla, M. Vonderhecken et al.: Gewebezustand humaner Hornhäute vor und nach Organkultur. Einfluß der Todesursache des Spenders. Ophthalmologe *94* (1997) 573–577

[17] Redbrake, C., S. Salla, A. Frantz: Changes in human donor corneas preserved longer than 4 weeks. Cornea *17* (1998) 62–65

[18] Redbrake, C., S. Salla, A. Frantz et al.: Metabolic changes of the human cornea during organ culture. Acta Ophthalmol. Scand. *77* (1999) 266–272

[19] Reinhard, T., D. Holzwarth, H. Spelsberg et al.: Wissensbasierte Bildanalyse von Hornhauttransplantaten. Klin. Monatsbl. Augenheilkd. *214* (1999) 407–411

[20] Salla, S., C. Redbrake, J. Becker et al.: Remarks on the vitality of the human cornea after organ culture. Cornea *14* (1995) 502–508

[21] Schimmelpfennig, B. H.: Inhomogene Verteilung des menschlichen Korneaendothels. Klin. Mbl. Augenheilk. *180* (1992) 350–35

[22] Shamsuddin, A. K., V. S. Nirankari, D. S. Purnell et al.: Is the corneal posterior cell layer truly endothelial? Ophthalmology *93* (1986)1298–1303

[23] Singh, G., M Bohnke, D. von Domarus et al.: Vital staining of corneal endothelium. Cornea *4* (1985) 80–91

[24] Spence, D. J., G. A. Peyman: A new technique for the vital staining of the corneal endothelium. Invest. Ophthalmol. Vis. Sci. *15* (1976) 1000–1002

[25] Sperling, S.: Combined staining of corneal endothelium by alizarin red and trypane blue. Acta Ophthalmol. *55* (1977) 573–580

[26] Sperling, S.: Early morphological changes in organ cultured human corneal endothelium. Acta Ophthalmol. *56* (1978) 785–792

[27] Sperling, S.: Evaluation of the endothelium of human donor corneas by induced dilation of intercellular spaces and trypan blue. Graefe's Arch. Clin. Exp. Ophthalmol. *224* (1986) 428–434

[28] Stocker, F. W.: The endothelium of the cornea and its clinical implications. Trans. Am. Ophthalmol. Soc. *51* (1953) 669–786

[29] Taylor, M. J., C. J. Hunt: Dual staining of corneal endothelium with trypan blue and alizarin red S: importance of pH for the dye-lake reaction. Br. J. Ophthal. *65* (1981) 815–819

[30] Waring, G. O., W. M. Bourne, H. F. Edelhauser et al.: The corneal endothelium: Normal and pathologic structure and function. Ophthalmology *89* (1982) 531–590

[31] Wilhelm, F., M. Melzig, G. Franke: Vital staining by fluorescein diacetate (FDA) – a method for estimation of corneal endothelium. Acta Ophthalmol. (Copenh) *68* (1990) 94–96

2.8 Die Herstellung von Skleratransplantaten

G. Jendral, P. Eichler

2.8.1 Der Einsatz von Skleratransplantaten

Das Hauptanwendungsgebiet für Skleratransplantate in der Augenheilkunde ist die Ummantelung von Enukleationsplomben [1, 2], um die Gefahr einer Abstoßung dieser Plomben zu vermindern bzw. die Orbitarekonstruktion nach Enukleation [3]. Weiterhin sind Skleratransplantate wegen ihrer natürlichen Wölbung sehr gut zur Deckung von Skleradefekten [4, 5], z. B. bei Patienten mit destruierenden Erkrankungen wie Rheumatoider Arthritis (Abb. 1 und 2), oder zur Deckung von exzessiv fistelnden Sickerkissen nach drucksenkenden Operationen geeignet [6–9]. Außerdem kann Sklera bei eindellenden Operationen im Rahmen der Netzhautchirurgie in Fällen stark verdünnter Bulbuswand bei hoher Myopie zur Plombenunterfütterung verwendet werden [10], in

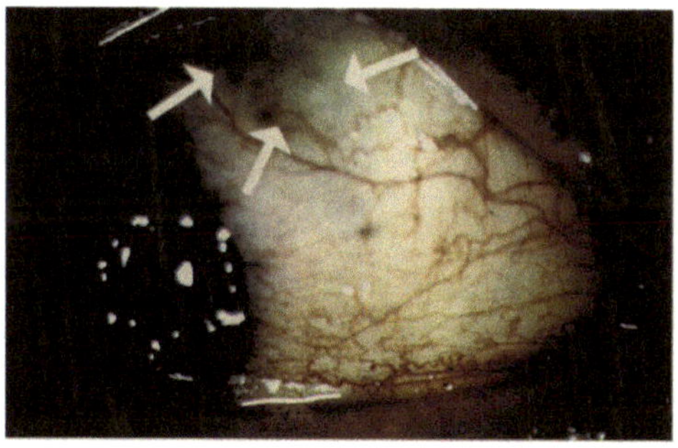

Abb. 1: Stark verdünnte Sklera mit durchscheinender Uvea bei rheumatoider Arhtitis

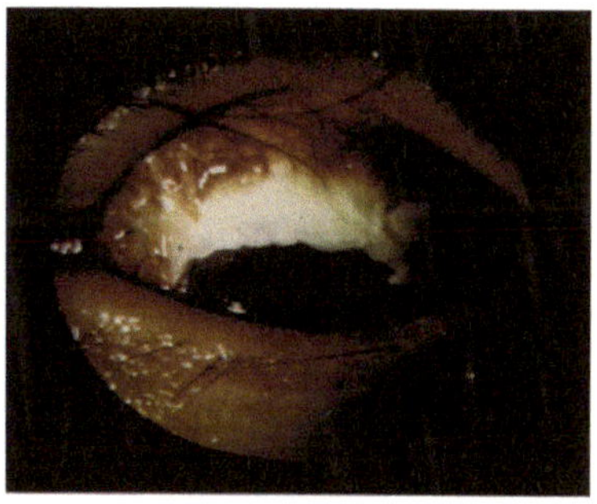

Abb. 2: Zustand nach Skleratransplantation bei drohender Bulbusperforation

der Lidchirurgie, um Unterlidretraktionen bei Endokriner Ophthalmopathie [11] oder nach Blepharoplastik zu korrigieren oder um Oberlidrekonstruktionen [12] durchzuführen.

Alternativ zur Sklera können je nach Einsatzgebiet auch Materialien, wie z. B. Fascia lata, Dura mater, Periost, Pericard, Spalthaut, Aortengewebe oder synthetisches Gore-Tex™ Verwendung finden [3, 13–15].

2.8.2 Spendergewinnung

Skleratransplantate können im Rahmen der Rekrutierung von Hornhauttransplantaten gewonnen werden, und zwar bei Entnahme des ganzen Bulbus. Da aus verschiedenen Gründen immer mehr Hornhautbanken dazu übergehen, anstelle des ganzen Bulbus lediglich Korneoskleralscheiben zu explantieren, wird das Aufkommen an Skleratransplantaten in Zukunft zurückgehen und die Gewinnung derselben nur noch ausgewählten Hornhautbanken vorbehalten sein. Zur Materialentnahme am Spender verweisen wir auf den entsprechenden Abschnitt 2.4 Materialentnahme (S. 38).

2.8.3 Die Präparation der Spendersklera

Zur Herstellung eines Skleratransplantates ist es zunächst notwendig, die am enukleierten Bulbus verbliebenen Bindehaut-, Tenon- und Muskelreste sorgfältig abzupräparieren. Der Optikusstumpf sollte bis an den Bulbus heran gekürzt werden. Dieser Arbeitsschritt lässt sich am besten bei tonisiertem, d. h. noch nicht eröffnetem Bulbus durchführen. Nach Trepanation des Hornhaut-Sklerakomplexes zur Gewinnung des Hornhauttransplantates, in der Regel mittels eines 15-mm-Trepans (Abb. 3 und 4), erfolgt eine vollständige Entfernung des Bulbusinhaltes inklusive Linse, Glaskörper, Netz- und Aderhaut (Abb. 5). Hierauf wird die nun leere Hülle umgestülpt, so dass die innere Sklerawand nach außen zu liegen kommt. Diese ursprüngliche Innenseite wird nun, z. B. durch Abschaben mittels eines Hockeymessers, von allen noch anhaftenden

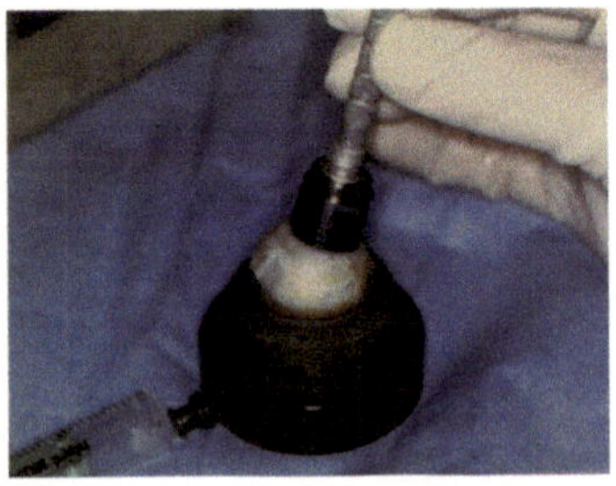

Abb. 3: Trepanation des Hornhaut-Sklera-Komplexes mittels 15-mm-Trepan

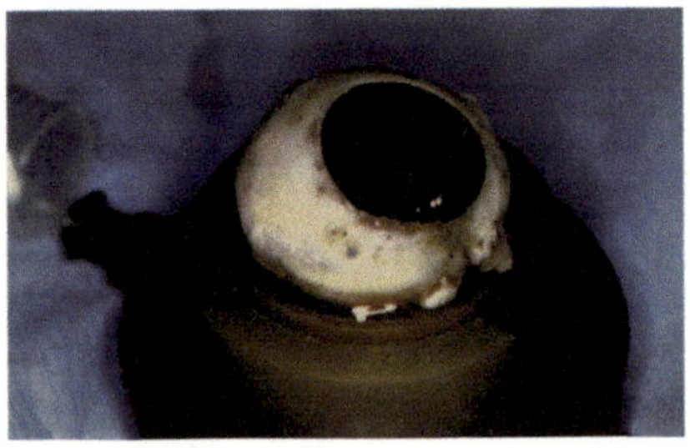

Abb. 4: Bulbus nach Entfernung des austrepanierten Hornhaut-Sklerakomplexes

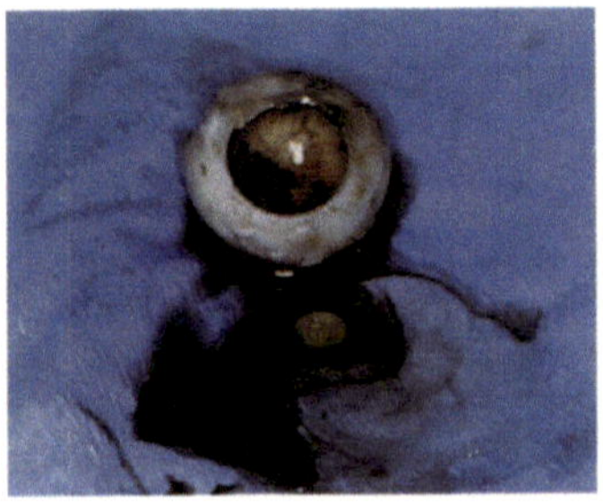

Abb. 5: Entfernung des Bulbusinhaltes

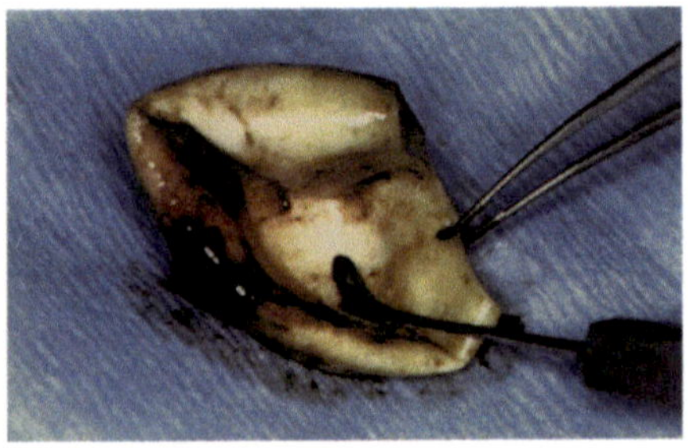

Abb. 6: Abschaben der Sklera-Innenseite nach Umstülpen der Sklera

Geweberesten befreit (Abb. 6). Nach Abschluss dieser Maßnahmen kann die so vorbereitete Sklera gelagert werden.

2.8.4 Die Lagerung der Transplantate

Es sind verschiedene Möglichkeiten der Lagerung von Skleratransplantaten etabliert:

Bei der Lagerung a) in Ethanol kann die präparierte Sklera ohne weitere Vorbehandlung über lange Zeit bei +4 bis +8 °C in hochprozentigem (90 %) Ethanol gelagert werden (Abb. 7).

Nach eigenen Erfahrungen ist b) die trockene Lagerung ebenfalls einfach und sicher zu realisieren. Sie erfordert jedoch eine Vorbehandlung der Sklera. Dazu wird das Material zunächst für 5 Stunden in 70 %iges Ethanol, dann für 24 Stunden in 96 %iges Ethanol verbracht. Anschließend erfolgt das Abspülen mit steriler isotoner NaCl-Lösung sowie das Trocknen der Sklera, z. B. bei Restwärme im Heißluftsterilisator. Das getrocknete Material wird nun in ein steriles, gut verschließbares Gefäß gegeben (Abb. 8) und kann dann im Kühlschrank bei 4–8 °C für mindestens ein Jahr gelagert werden.

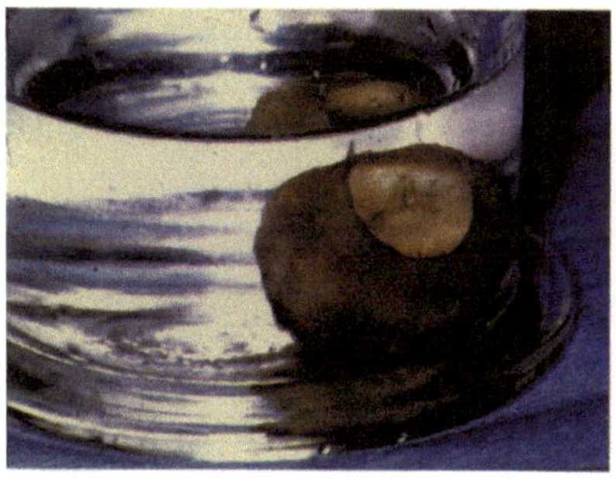

Abb. 7: Lagerung in Ethanol

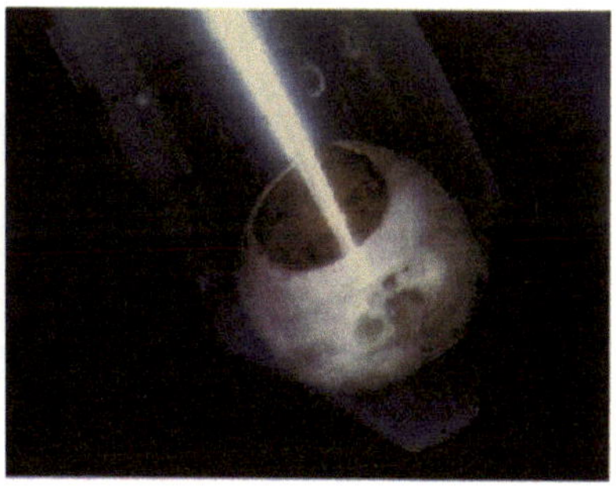

Abb. 8: Trockene Lagerung im sterilen Gefäß

2.8.5 Vorbereitung zur Transplantation

Die in Alkohol gelagerte Sklera sollte vor Verwendung für insgesamt mindestens 2 Stunden in Gentamycinlösung zur Injektion eingelegt werden (einmal Wechseln der Lösung), um noch vorhandene Alkoholreste abzuspülen. Von der trocken gelagerten Sklera sollte zunächst ein Abstrich zur Untersuchung auf eventuell angesiedelte Erreger genommen werden. Das Material wird unmittelbar vor der Transplantation für ein bis zwei Stunden in Gentamycinlösung (1 Ampulle mit 40 mg Gentamycin auf 10 ml 0,9 %ige NaCl-Lösung) eingeweicht, um es für die Operation geschmeidig zu machen.

2.8.6 Gesetzliche Bestimmungen

Im Gegensatz zur Hornhaut ist Sklera nicht als Organ, sondern als Arzneimittel definiert. Sklera unterliegt damit nicht ausschließlich dem Transplantationsgesetz, sondern auch dem Arzneimittelgesetz [16]. Eine Augenbank, die Sklera gewinnt und zur Anwendung am Patienten bereitstellt, betätigt sich somit als pharmazeutisches Unternehmen und bedarf einer Herstellungserlaubnis durch die jeweilige Arzneimittelüberwachungsbehörde des Bundeslandes. Derzeit ist die Hornhautbank Greifswald die einzige Hornhautbank in der Bundesrepublik, die über eine Herstellungserlaubnis für Skleratransplantate verfügt. In der Arbeitsgemeinschaft deutscher Hornhautbanken wurde sich darüber verständigt, dass so der aktuelle Bedarf in der Bundesrepublik gedeckt werden kann.

Die Betriebsverordnung für pharmazeutische Unternehmer (Pharmabetriebsverordnung) [17] definiert die erforderlichen räumlichen und technischen Vorraussetzungen, die Anforderungen an das Personal, Hygiene, alle wesentlichen Aspekte der Präparation (Herstellung), Qualitätskontrollen (Prüfung), Lagerung, Dokumentation sowie notwendige Maßnahmen zu Qualitätssicherung und Qualitätsmanagement. Sofern einzelne Schritte der Präparation (Herstellung), Prüfung (Untersuchungen auf infektionsserologische Parameter, bakteriologische Untersuchungen) etc. außerhalb des Verantwortungsbereiches des pharmazeutischen Unternehmers und seiner Betriebsstätte durchgeführt werden (Auftragsvergabe), bedarf es hierzu im Vorfeld schriftlicher Genehmigungen durch die zuständige Arzneimittelüberwachungsbehörde. Mit dem Auftragnehmer muss gemäß Pharmabetriebsverordnung ein schriftlicher Vertrag geschlossen werden.

Bei der Herstellung von Skleratransplantaten sind die Richtlinien zum Führen von Hornhautbanken [18], aufgestellt von der Bundesärztekammer, einzuhalten.

Literatur

[1] Georgiadis, N. S., C. D. Terzidou, A. S. Dimitriadis: Coralline hydroxyapatite sphere in orbit restoration. Eur.J. Ophthalmol. *9,4* (1999) 302–308

[2] Kawai, S., T. Suzuki, K. Kawai: Mobility of hydroxyapatite orbital implant covered with autologous sclera. Jpn. J. Ophthalmol. *44,1* (2000) 68–74

[3] Beaver, H. A., J. R. Patrinely, J. B. Holds et al.: Periocular autografts in socket reconstruction. Ophthalmology *103,9* (1996) 1498–1502

[4] Lin, C. P., M. C. Tsai, Y. H. Wu et al.: Repair of a giant scleral ulcer with preserved sclera and tissue adhesive. Ophthalmic. Surg. Lasers *27,12* (1996) 995–999

[5] Rodriguez-Ares, M. T., R. Tourino, C. Capeans et al.: Repair of scleral perforation with preserved scleral and amniotic membrane in Marfan`s syndrome. Ophthalmic Surg. Lasers *30,6* (1999) 485–487

[6] Aslanides, I. M., G. L. Spaeth, C. M. Schmidt et al.: Autologous patch graft in tube shunt surgery. J. Glaucoma *8,5* (1999) 306–309

[7] Kosmin, A. S., P. K. Wishard: A full-thickness scleral graft for the surgical management of a late filtration bleb leak. Ophthalmic Surg. Lasers *28,6* (1997) 461–468

[8] Morris, D. A., J. M. Ramocki, D. H. Shin et al.: Use of autologous Tenon`s capsule and scleral patch grafts for repair of excssively draining fistulas with leaking filtering blebs. J. Glaucoma *7,6* (1998) 417–419

[9] Kleiner, A., Wilhelm F. Deckung von Skleradefekten. Ophtalmo-Chirurgie *9* (1997) 76–80

[10] Murdoch, G. R., R. Sampath, M. J. Lavin et al.: Autogenous labial mucous membrane and banked scleral patch grafting for exposed retinal explants. Eye *11,1* (1997) 43–46

[11] Olliver, J. M., G. E. Rose, P. T. Khaw et al.: Correction of lower eyelid retraction in thyreod eye disease: a randomised controlled trial of retractor tenotomy with adjuvant antimetabolite versus scleral graft. Br. J. Ophthalmol. *82,2* (1998) 174–180

[12] Kadoi, C., S. Hayasaka, T. Kato et al.: The cutler-beard bridge technique with use of donor sclera for upper eyelid reconstruction. Ophthalmologica *214,2* (2000) 140–142

[13] Lama, P. G., R. D. Fechtner: Tube erosion following insertion of a glaucoma drainage device with a pericardial graft. Arch. Ophthalmol. *117,9* (1999) 1243–1244

[14] Ngyen, Q. D., C. S. Foster: Scleral patch graft in the management necrotizing scleritis. Int. Ophthalmol. Clin. *39,1* (1999) 109–131

[15] Puttermann, A. M., M. A. Burnstine: Autogenous fascia lata leg grafts for exposed scleral buckles. Retina *18,3* (1998) 283–285

[16] Gesetz über den Verkehr mit Arzneimitteln (Arzneimittelgesetz) in der gültigen Fassung vom 12. Juli 2000

[17] Betriebsverordnung für pharmazeutische Unternehmer (PharmBetrV) vom 08.03.1985 (BGBl. I S. 546), zuletzt geändert durch § 35 des TFG vom 1.Juli 1998 (BGBl. I, S. 1752)

[18] Richtlinien zum Führen einer Hornhautbank. Wissenschaftlicher Beirat der Bundesärztekammer Richtlinie; Hornhauttransplantation; Hornhautbank. Deutsches Ärzteblatt *31/32* (1997) 2122–2124

2.9 RPE – Präparation und Lagerung

M. Valtink, K. Engelmann

2.9.1 Das retinale Pigmentepithel

Das retinale Pigmentepithel (RPE) bildet einen Monolayer aus stark pigmentierten, polygonalen Zellen zwischen der neurosensorischen Retina und der Choriokapillaris. Es repräsentiert den äußeren Teil der Blut-Hirn-Schranke. Die RPE-Zellen sind polar ausgerichtet und fungieren als ein Transportepithel. Die polare Struktur der Zellen basiert auf einem unterschiedlichen Proteinmuster der apikalen, der Retina zugewandten Seite und der basalen, der Choriokapillaris zugewandten Seite. Diese Polarität ermöglicht den gerichteten Transport von Flüssigkeiten, Nährstoffen und Stoffwechselprodukten zwischen Retina und Chorioidea. So trägt das RPE auch wesentlich zur Dehydratation des subretinalen Raumes bei. Seine Hauptaufgabe ist jedoch die Versorgung der angrenzenden Photorezeptoren mit Nährstoffen und die Entsorgung von Außensegmenten der Photorezeptoren, die im zirkadischen Rhythmus abgeschilfert werden. Diese Außensegmente werden von den RPE-Zellen phagozytiert, metabolisiert und über die angrenzende Choriokapillaris abtransportiert [51]. Ein weiteres Merkmal von RPE-Zellen ist die Expression von MHC-Antigenen der Klasse I und II in voller Ausprägung, so dass die Zellen zur Typisierung des zugehörigen Hornhautspenders herangezogen werden können.

2.9.2 Das RPE in der Zellkultur

Die Kultivierung primärer, also nicht-transfizierter oder -transformierter, humaner Zellen ist eine komplexe und anspruchsvolle Aufgabe. Die sehr spezifischen Bedürfnisse der Zellen hinsichtlich der Kulturbedingungen erfordern eine ausführliche Erarbeitung von Isolierungs- und Kultivierungsprotokollen, die von Zelltyp zu Zelltyp entsprechend des Ursprungsgewebes und des In-vivo-Verhaltens der Zellen sehr unterschiedlich sind. Die Kultivierung okulärer Zellen ist aufgrund der kleinen Größe des Auges anspruchsvoll, da die initial isolierbare Zellmenge nur gering ist. Im Regelfall können die Zellen nur post mortem gewonnen werden, dadurch ist die Vitalität beeinträchtigt und die Zellzahl wird weiter gesenkt. Die Zellen gelten zudem als in vivo terminal differenziert und post-mitotisch, so dass die Proliferation in vitro eigentlich ein atypischer Zustand ist. Dabei besteht die Möglichkeit, dass die Zellen dedifferenzieren oder transdifferenzieren, also ihre ursprünglichen Merkmale und Eigenschaften verlieren. Mit ausgearbeiteten Zellkulturprotokollen kann dies jedoch verhindert werden.

Erste Versuche zur Kultivierung von RPE-Zellen wurden bereits in den sechziger Jahren durchgeführt. 1972 beschrieben Albert et al. [2] detailliert das Wachstumsverhalten von Chorioidea-Explantaten in Kultur. Seitdem wurden verschiedene Arten der Zellisolierung und der Kulturbedingungen hinsichtlich Proliferation und Morphologie der Zellen untersucht. So isolierte Pfeffer [36] die Zellen mit Dispase, nachdem er von außen in die Sklera fensterförmige Öffnungen geschnitten hatte. Flood et al. [19] und

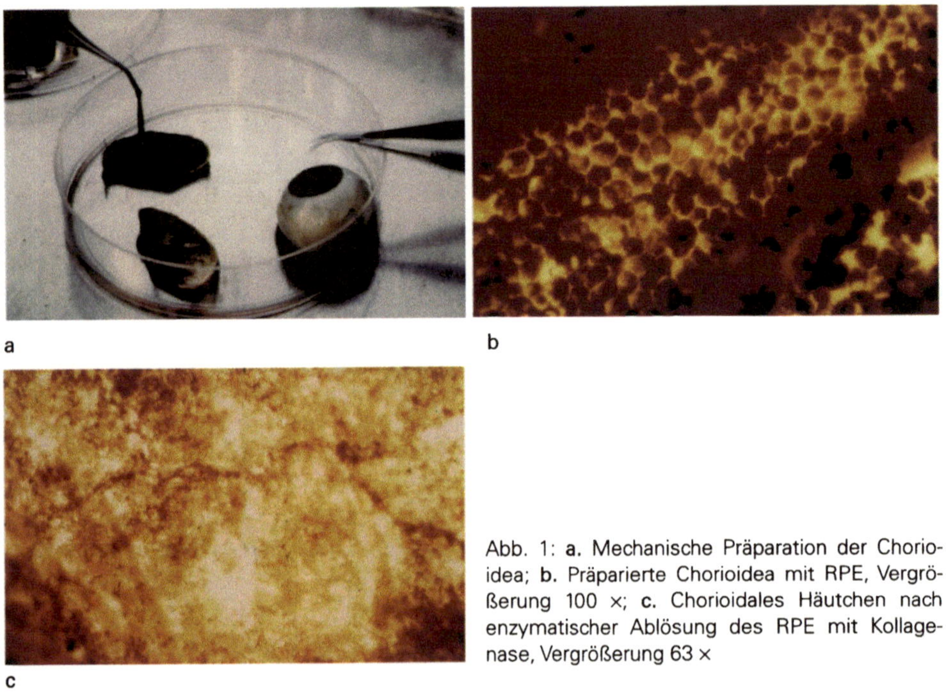

Abb. 1: **a.** Mechanische Präparation der Chorioidea; **b.** Präparierte Chorioidea mit RPE, Vergrößerung 100 ×; **c.** Chorioidales Häutchen nach enzymatischer Ablösung des RPE mit Kollagenase, Vergrößerung 63 ×

Baumgartner et al. [5] entfernten den vorderen Augenabschnitt und den Glaskörper und füllten entweder den Bulbusbecher zur Zellisolierung mit einer Trypsinlösung auf oder präparierten die Chorioidea mechanisch ab und inkubierten die Häutchen in Gegenwart von Trypsin. Dabei wurden sowohl Zellsuspensionen als auch Zellverbände gewonnen. Zur Kultivierung wurden verschiedene Basalmedien eingesetzt, z. B. RPMI 1640 [2, 5], MEM [1] oder Medium 199 [20], jeweils mit 10–20 % Serum supplementiert. Selten wurden weitere Supplemente wie Insulin oder Bicarbonat [27] zugegeben. Pfeffer [36] entwickelte dann 1991 ein spezielles Kulturmedium für RPE-Zellen, welches in zwei Varianten, entweder zur Förderung der Proliferation oder zur Förderung der Differenzierung der Zellen, eingesetzt werden kann. Bis heute gibt es jedoch keine einheitliche oder standardisierte Methode zur RPE-Zellkultivierung.

Es wurde beobachtet, dass in vitro kultivierte RPE-Zellen, wie andere primäre Zellen auch, Dedifferenzierungsvorgängen unterliegen, die sich u.a. in der Veränderung der Morphologie der Zellen manifestieren [32]. So entsprechen die Zellen in höheren Passagen und mit zunehmendem Alter einem fibroblastoiden Phänotyp. Veränderungen hin zu einem myoiden Zelltyp wurden ebenfalls beschrieben [22]. Solche metaplastischen Veränderungen des RPE wurden auch in vivo bei diversen Krankheitsbildern, z. B. der proliferativen Vitreoretinopathie, beobachtet.

Ausführliche Untersuchungen über spezielle Kulturbedingungen zur Erhaltung einer differenzierten Morphologie wurden jedoch nur von Pfeffer [36] beschrieben. Weitere Untersuchungen betrafen die Stimulierung der Kontraktilität kultivierter RPE-Zellen

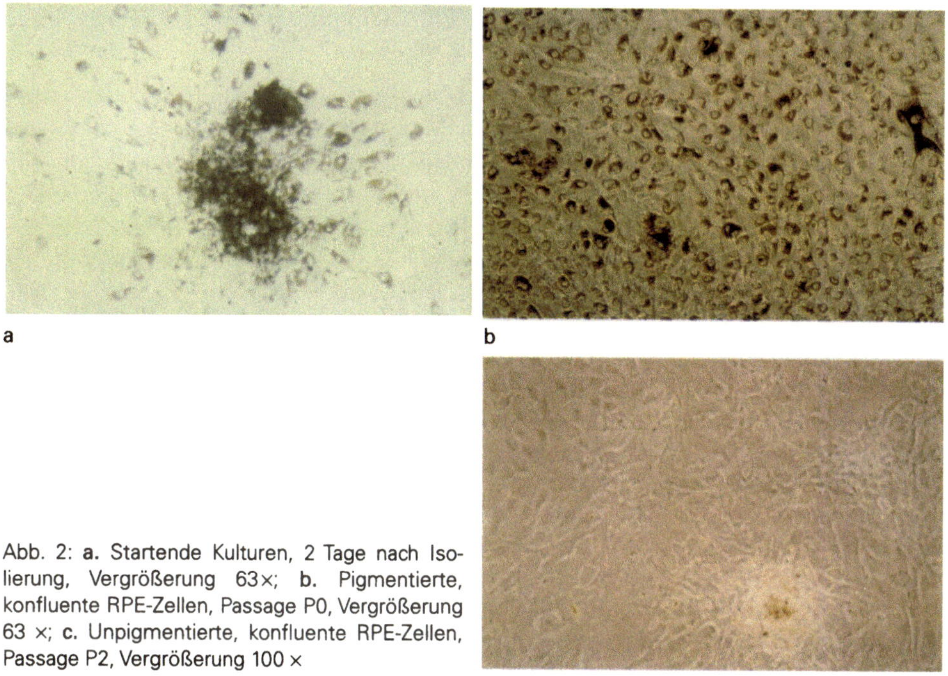

Abb. 2: **a.** Startende Kulturen, 2 Tage nach Isolierung, Vergrößerung 63×; **b.** Pigmentierte, konfluente RPE-Zellen, Passage P0, Vergrößerung 63 ×; **c.** Unpigmentierte, konfluente RPE-Zellen, Passage P2, Vergrößerung 100 ×

durch Wachstumsfaktoren [22], die Abhängigkeit der bFGF-Expression von der Kulturdichte [7] sowie den Nachweis typischer Membranströme in in vitro kultivierten RPE-Zellen unter verschiedenen Kulturbedingungen [40, 41].

2.9.3 Optimierung der RPE-Zellkulturmethodik

Isolierungstechnik und Kulturmedium

Die in der Literatur beschriebenen Verfahren und eigene Studien haben bestätigt, dass durch die Optimierung der Zellkulturbedingungen (enzymatische Zellgewinnung, verbesserte Basalmedien, Zusatz von konditioniertem Medium, etc.) die Differenzierung der Zellen über mehrere Passagen erhalten werden kann. Charakteristika differenzierter Zellen, wie z. B. die Ausprägung spezifischer Ionenkanäle, konnten unter optimierten Bedingungen auch noch nach Kryokonservierung nachgewiesen werden [45]. Untersuchungen zur Zusammensetzung des Anzuchtmediums sind von grundlegender Bedeutung für das Gelingen einer Zellanzüchtung. Die Wahl der Mediumkomponenten und des Serums sowie deren Konzentrationen haben nachweislich einen entscheidenden Einfluss auf die Vitalität, Morphologie und das Wachstum der Zellen. Dabei ist nicht nur die optimale Zusammensetzung der Protein- und Lipidfraktion oder der Hormongehalt des Mediums wichtig. Auch niedermolekulare Substanzen oder Salze können einen deutlichen Einfluss auf die Zellen ausüben. Am Beispiel des humanen RPE soll hier die Anpassung und Verbesserung eines Kultivierungsprotokolls auf der Basis etablierter, konventioneller Methoden dargestellt werden.

In Experimenten zur Optimierung der Zellisolierung von humanen RPE-Zellen zeigte sich, dass durch Behandlung von Spenderbulbi mit höheren post-mortem-Zeiten mit Trypsin ausreichend hohe Zellzahlen zur Aussaat gewonnen werden konnten. Die aufgrund der hohen post-mortem-Zeiten bereits vorgeschädigten Zellen wurden jedoch durch die nicht-selektiv wirkende Proteolyse der enzymatischen Behandlung mit Trypsin in ihrer Vitalität zusätzlich so eingeschränkt, dass von den so isolierten Zellen nur ca. 1 % vital war, eine zur erfolgreichen Initiierung einer Kultur zu geringe Zellzahl [39]. Der Ersatz des Trypsins durch Dispase, eine im Vergleich zu Trypsin sehr mild wirkende, aber ebenfalls nicht-selektive Protease, brachte nicht den gewünschten Erfolg, da die Anzahl der isolierten RPE-Zellen zur Etablierung einer Kultur zu gering war, dagegen jedoch eine hohe Anzahl Melanozyten aus der Chorioidea herausgelöst wurden, welche die RPE Kulturen kontaminierten [26]. Eine schonendere enzymatische Behandlung der Chorioidea mit einer Mischung aus Kollagenase IA und Kollagenase IV anstelle von Trypsin oder Dispase führte dagegen zu einer höheren Zellausbeute bei Erhalt der Vitalität der Zellen (3 % der Gesamtzellzahl), so dass nun in über 88 % der behandelten Spenderaugen erfolgreich Kulturen initiiert werden konnten. Die mit Kollagenase isolierten Zellen zeigten im Vergleich zu den mit Trypsin oder Dispase isolierten Zellen ein deutlich besseres Wachstum, gemessen an der Zeitdauer von der Isolierung bis zum Erreichen der Konfluenz [39]. Im Rahmen dieser Isolierungsstudien wurden nicht nur verschiedene Enzyme gegeneinander getestet, sondern auch zwei technische Methoden zur Isolierung: Bei der ersten Methode nach Flood et al. [19] wurde nach Entfernung des anterioren Segments und des Glaskörpers der Bulbusbecher mit Enzymlösung aufgefüllt, bei der zweiten Methode nach Baumgartner et al. [5] wurde nach Entfernung des anterioren Segments und des Glaskörpers die Chorioidea mechanisch abpräpariert und in Enzymlösung inkubiert. Dabei stellte sich heraus, daß die mechanische Präparation der Chorioidea zur anschließenden enzymatischen Behandlung dem Auffüllen oder Ausspülen des Bulbusbechers mit enzymatischer Lösung vorzuziehen ist. Da Spendergewebe durch die hohen Post-mortem-Zeiten zersetzenden Prozessen unterworfen wird, löst sich die Chorioidea häufig von selbst von der Sklera ab und fällt in sich zusammen, so dass ein Auffüllen des Bulbusbechers nicht immer oder ungenügend gelingt. Zusätzlich ist, im Gegensatz zur Inkubation der abpräparierten Chorioidea in Enzymlösung, die Kontaminationsrate mit skleralen Zellen deutlich erhöht [26].

Neben einer geeigneten Isolierungsmethode ist auch das Kulturmedium von Bedeutung, um eine Kultur erfolgreich zu starten und zu propagieren. Bereits das Grundmedium übt einen entscheidenden Einfluss auf das Zellwachstum aus. In vergleichenden Untersuchungen zur Auswahl eines geeigneten Basalmediums für RPE-Zellen wurden verschiedene Basalmedien einzeln oder deren jeweilige 1 + 1-Mischungen getestet (Ham's F12, M199(E), MEM-alpha, MEM). Dabei zeigte sich, dass die Medienmischung F99 (1 + 1-Mischung aus Ham's F12 und Medium 199) hinsichtlich der Proliferation der RPE-Zellen die besten Resultate erbrachte, ein offensichtlich für adhärent wachsende okuläre Zellen gut geeignetes Medium [17]. In weiteren Schritten wurde dann durch Zugabe verschiedener Supplemente zu dem Basalmedium F99 ein detailliert zusammengesetztes Wachstumsmedium entwickelt.

Einen großen Einfluss auf das Zellwachstum hat der Zusatz von Chorioidea-konditioniertem Medium. Dieses konditionierte Medium wird durch Inkubation der Chorioidea nach enzymatischer RPE-Zellisolierung in Medium F99, supplementiert mit 1 % FCS, über vier Tage gewonnen [39]. Höhere Konditionierungszeiten erbrachten keine Verbesserung der proliferationsfördernden Wirkung auf RPE-Zellen. Es ist bekannt, dass sich in konditionierten Medien, auch von anderen Zelltypen, Wachstumsfaktoren befinden. Die genaue Zusammensetzung konditionierter Medien (auch anderer Zelltypen) ist im allgemeinen unbekannt, ihr positiver Effekt auf Proliferation und vor allem auch Differenzierung von kultivierten Zellen unterschiedlichen Typs ist aber hinreichend erwiesen. Allein die Verwendung dieser optimierten Bedingungen führte zu einem besseren Wachstum der RPE-Zellen und auch zum Erhalt RPE-typischer Charakteristika [45]. Die Gewinnung von RPE-Reinkulturen ist aber nach wie vor schwierig.

Weiterführende Medienoptimierung

Im Hinblick auf die Transplantation von kultivierten RPE-Zellen ist eine Reduktion des Serums bis hin zum vollständigen Ersatz des Serums durch definierte Einzelsubstanzen notwendig, da z. B. bovines Serum als Quelle von Erregern für bovine spongiose Enzephalopathie angesehen wird. Dazu ist die Testung von Basalmedien, die für Serumfreiheit geeignet sind, unbedingt erforderlich. Als Testverfahren haben sich vor allem Wachstumsteste bewährt, die einen festen Platz in der Optimierung von Zellkulturbedingungen haben und mit denen man in der Lage ist, sehr geringe Medienunterschiede nachweisen zu können [13, 16]. Zum Ersatz des Serums eignen sich vor allem sogenannte Wachstumsfaktoren, welche die Proliferation der Zellen, aber auch ihren Differenzierungszustand, entscheidend fördern können. Als Beispiel sei hier der basische Fibroblasten-Wachstumsfaktor (bFGF) genannt, welcher sowohl die Proliferation von RPE-Zellen fördert, als auch den Erhalt eines differenzierten Zustandes der Zellen [7]. Es konnte weiterhin gezeigt werden, dass auch die Faktoren EGF (epidermaler Wachstumsfaktor), VEGF (vaskulärer endothelialer Wachtumsfaktor) und PDGF (Thrombozyten-assoziierter Wachstumsfaktor) einen Einfluss auf das Verhalten von RPE-Zellen ausüben [1, 7, 9, 18, 22, 23, 29, 30, 49]. Eigene Untersuchungen bestätigen die Aussagen anderer Arbeitsgruppen, daß vor allem bFGF die Proliferation von RPE-Zellen fördert, ohne gleichzeitig einen Verlust der epithelialen Morphologie herbeizuführen (bisher unveröffentlichte Daten).

Weitere Substanzen, die die Proliferation und/oder die Funktionen der RPE-Zellen beeinflussen können, sind Bicarbonat [27], Pyruvat [39], Vitamin A sowie Hormone wie Insulin [39], Hydrocortison [36] und Transferrin. Als Beispiel sei hier noch einmal das von Pfeffer [36] entwickelte, definierte Medium erwähnt, welches zur Förderung entweder der Proliferation oder aber der Differenzierung in leicht voneinander abweichenden Formulierungen eingesetzt wird. Die Unterschiede liegen dabei vor allem im

Gehalt von niedermolekularen Substanzen wie Natriumpyruvat oder Calcium. Seine Untersuchungen zeigten, dass die ständige Anpassung der Zellkulturbedingungen an die spezifischen Bedürfnisse der Zellen ein entscheidender Faktor für den Erfolg der Anzüchtung der RPE-Zellen ist. Eigene Untersuchungen zur Modifikation des Calciumgehaltes mit dem von uns eingesetzten Grundmedium F99 auf der Basis seiner Erkenntnisse brachten jedoch nicht den gewünschten Erfolg [26]. Dies unterstreicht den Einfluss des jeweilig gewählten Basalmediums auf den weiteren Verlauf von Optimierungsstudien.

Substrate und Matrices

Für adhärente Zellen ist neben löslichen Mediatoren, die den Zellen mit dem Medium zugefügt werden, auch das Substrat, auf dem die Zellen anheften, von entscheidender Bedeutung [34, 43]. Die Extrazellulärmatrix (ECM) des RPE besteht u. a. aus Laminin, Fibronektin, Collagen I und IV und Vitronektin, an die das RPE über Integrin-Bindungen anheftet [25]. Die ECM, respektive das Substrat, auf dem die Zellen adhärieren, hat einen weitreichenden regulatorischen Einfluss auf Adhärenz, Proliferation, Differenzierung und auch das chemotaktische Verhalten der Zellen [8, 10, 40, 42].

Die ECM wird von den Zellen nicht nur in vivo, sondern auch in vitro gebildet [8, 25]. In der Zellkultur kann die ECM oder ihre Einzelsubstanzen eingesetzt werden, um Kulturschalen vorab zu beschichten und somit das Überleben der Zellen durch eine erleichterte Anheftung bei Aussaat zu fördern. Wird jedoch die RPE-Zellkultur routinemäßig und in großem Umfang betrieben, so spielen auch die finanziellen Aufwendungen eine Rolle und anstelle der teuren Matrixproteine können preisgünstige Substrate, z. B. Gelatine oder Matrigel, eingesetzt werden.

In unserem Labor wurde der Einfluss humaner RPE-ECM und Gelatine vergleichend auf Proliferation und Morphologie kultivierter RPE-Zellen untersucht. Die ECM wurde von RPE-Zellen während einer zweiwöchigen Ruhephase nach Erreichen der Konfluenz in Kulturschalen gebildet, die Beschichtung mit Gelatine erfolgte nach standardisierter Methode. Unsere Ergebnisse haben gezeigt, dass eine Beschichtung mit natürlich gebildeter ECM die Proliferation der Zellen fördert. Mit der Steigerung der Proliferation geht jedoch auch eine morphologische Veränderung der Zellen hin zu einem fibroblastoiden Erscheinungsbild einher, ein als Dedifferenzierung bezeichnetes, häufig beobachtetes Phänomen [26]. Eine solche Dedifferenzierung kann aber auch durch die Qualität der ECM hervorgerufen werden: Struktur und Zusammensetzung der ECM sind stark abhängig von den Zellen, von denen sie gebildet wird, sie kann daher variable Effekte auf das Proliferationsverhalten und die Morphologie der nachfolgend kultivierten Zellen ausüben [34, 43]. Damit ist die ECM ähnlich wenig charakterisiert wie die Zusammensetzung konditionierter Medien, Qualitätsschwankungen sind hier von Nachteil. Dies gilt für verschiedene Zelltypen und konnte z. B. auch für humane korneale Endothelzellen gezeigt werden [15].

Werden RPE-Zellen für eine nachfolgende Transplantation kultiviert, so ist der Einsatz natürlich gebildeter Extrazellulärmatrix als Kultursubstrat mit folgenden Risikofaktoren behaftet: Die Präparation von ECM-beschichteten Kulturschalen ist zeitaufwendig und die Gefahr einer mikrobiellen Kontamination der Platten ist erhöht. Die ECM wird von RPE-Zellen eines anderen Spenders oder einer anderen Spezies hergestellt, die anschließend chemisch entfernt werden. Eine komplette Zellyse kann hierbei nicht sicher vorausgesetzt werden, so dass die Gefahr einer Kontamination der eigentlichen Spenderzellkultur mit den zuvor kultivierten Zellen bestehen bleibt.

2.9.4 HLA-Typisierung von retinalen Pigmentepithelzellen

Eigene Studien zur Verbesserung der Methode

Die HLA-Typisierung von Spenderhornhäuten ist nicht mit Hilfe der Spenderlymphozyten möglich, da aufgrund der hohen post-mortem-Zeiten diese Zellen keine oder eine unzureichende Vitalität zeigen. Wie in der Einleitung bereits erwähnt, ist eine der wesentlichen Eigenschaften des retinalen Pigmentepithels eine sehr gute Expression der MHC-Antigene. Baumgartner et al. [5] entwickelten eine Methode, welche die Typisierung von Spenderhornhäuten unabhängig von Blutlymphozyten ermöglichte, siehe dazu auch Zavazava et al. [50]. Die HLA-Typisierung erfolgte aus den in vitro kultivierten retinalen Pigmentepithelzellen. Die untersuchten Spenderaugen hatten allerdings eine sehr niedrige post-mortem-Zeit mit einem Mittelwert von 5,4 Stunden. Die Präparation qualitativ hochwertiger Spenderhornhäute ist jedoch auch noch bei post-mortem-Zeiten bis zu 72 Stunden möglich, z. B. beträgt der Mittelwert der post-mortem-Zeit in der Hornhautbank Hamburg im Jahre 2000 40,8 Stunden (2–99 Stunden). In einer Studie von Sobottka Ventura et al. [39] konnte 1996 gezeigt werden, dass die HLA-Typisierung anhand von RPE-Kulturen bei Spendern mit hohen post-mortem-Zeiten nur eingeschränkt möglich ist. Durch die vorab im einzelnen beschriebene Optimierung der Zellkulturbedingungen für die nach hohen post-mortem-Zeiten isolierten RPE-Zellen konnte eine wesentliche Steigerung der MHC-Klasse I-Typisierung erbracht werden. Die Verbesserung der Zellkulturmethode betraf 1. die Zellisolierung (Ersatz des Enzyms Trypsin durch Kollagenase) und 2. die Auswahl des Anzuchtmediums (Basalmedium) und der hinzugefügten Supplemente (z. B. Chorioidea-konditioniertes Medium, vgl. auch 4).

In Vergleichsstudien wurden RPE-Zellen in einem Basalmedium (F99), welches mit 10 % FCS supplementiert war, und dem optimierten Medium $F99_{RPE}$ gezüchtet. Das Medium wurde supplementiert mit 10 % fetalem Kälberserum (FCS), 1 mM Natriumpyruvat, 40 µM Glukose, 1 µg/ml Insulin und 15 % Chorioidea-konditioniertem Medium (über 4 Tage konditioniert). Es konnte gezeigt werden, dass die Zeit bis zur Typisierung im Mittelwert auf 17,35 Tage versus 23,83 Tagen sank und die vollständige HLA-Klasse-I- und -II-Typisierung auf 74 % versus 24 % anstieg. Demgegenüber sank der Anteil der Spender, bei denen nur die Klasse I-Typisierung möglich war, auf 3 % gegenüber 29 % bei der vorab verwendeten Methode. Allerdings war das Ergebnis der

HLA-Klasse-II-Typisierung bei beiden Methoden nicht optimal und betrug 6 % versus 7 % der untersuchten Spender. Keine Typisierung wurde nur noch bei 12 % der Zellkulturen gefunden, im Gegensatz zu 40 % bei der zuvor verwendeten Kulturmethode. Diese Untersuchung zeigte sehr deutlich, dass eine schonende Zellisolierung und ein den Nährstoffbedürfnissen der Zellen angepasstes Wachstumsmedium den Nachweis der Expression von MHC-Antigenen deutlich verbessert.

Die Stimulierung der MHC-Expression erfolgte 24 Stunden vor der Typisierung durch Inkubation der Zellen mit 1000 IU/ml Gamma-Interferon. Die Bestimmung der MHC-Klasse-I-Antigene erfolgte mit zytotoxischen polyklonalen humanen Antiseren oder monoklonalen Antikörpern. Die zytotoxische Reaktion der HLA-Allel-spezifischen Antiseren wurde durch Doppelfluoreszenzfärbung der intrazellulären DNA mit Ethidiumbromid und von membrangebundenen Proteinen mit Carboxyfluorescein bestimmt. Die MHC-Klasse-II-Bestimmung erfolgte durch DNA-Analyse nach Ehrlich et al. [11] aus frisch isoliertem Material, welches bei der RPE-Zellisolierung anfiel. HLA-DRB I-Allele [33] wurden dabei mittels PCR (Polymerasekettenreaktion) mit locusspezifischen biotinylierten Primern amplifiziert. Die weitere Bestimmung erfolgte wie bei Saiki et al. beschrieben [37]. Der geringe quantitative Nachweis der MHC-Klasse-II-Antigene (6 % der untersuchten Spender) war zum Zeitpunkt der Studiendurchführung im wesentlichen darauf zurückzuführen, dass die PCR-Reaktion in unserem Labor noch nicht ausreichend gut etabliert war. Durch Verbesserung dieser Techniken konnte jedoch eine vollständige Ablesbarkeit des HLA-Typs von anfänglich 36 % auf heute über 90 % der erfolgreich kultivierten Zelllinien erreicht werden (unveröffentlichte Daten).

Kritische Überlegungen zur Methode

Die Untersuchungen zeigten, dass die HLA-Typisierung von RPE-Zellen, die von Spenderbulbi mit hohen post-mortem-Zeiten gewonnen wurden, nach entsprechender Modifikation des Kultivierungsprotokolls zwar möglich ist, sie hat aber für den praktischen Ablauf im Labor auch Nachteile. Die Isolierung der RPE-Zellen und die anschließende Kultivierung ist personalintensiv und erfordert auch einen zeitlichen Einsatz außerhalb der üblichen Arbeitszeiten, da jede weitere Lagerung eines Spenderbulbus die post-mortem-Zeit verlängert und damit die Zellausbeute vitaler RPE-Zellen bei der Isolierung verringert. Die Anzüchtung der RPE-Zellen ist ebenfalls zeitaufwendig und bedarf einer intensiven Pflege der Kulturen einschließlich Medienwechsel, Beurteilung und Stimulierung der Zellen vor der HLA-Typisierung. Die in unserem Labor entwickelte Methode der HLA-Typisierung anhand von RPE-Zellen aus Spenderbulbi mit hohen post-mortem-Zeiten ist nur bei entsprechender personeller Ausstattung realisierbar. Eine Alternative wäre z. B. eine weniger aufwendige Methode zur HLA-Typisierung zu wählen, z. B. die Bestimmung des Gewebetyps aus nukleärem Material mittels PCR-Technik. Es scheint weiterhin sinnvoll, bestimmte Aufgaben zentralisiert durchführen zu lassen, gewissermaßen als Serviceleistung für die Hornhautbanken. Dieses würde u. a. die Akzeptanz von Untersuchungsergebnissen erhöhen und wiederholte Untersuchungen, die z. B. bei der Vermittlung von Hornhäuten anfallen, könnten so vermieden werden.

Um die Typisierung von Spenderhornhäuten kosteneffizient zu halten, muss für die jeweilige typisierte Hornhaut ein Empfänger gefunden werden. Die Wahrscheinlichkeit, einen passenden Empfänger auf der eigenen Warteliste zu finden, ist allerdings sehr gering. Daher ist eine zentrale Stelle zur Koordination der Verteilung von HLA-typisierten Hornhäuten notwendig, diese Funktion wird u. a. von der BIS-Foundation in Leiden, Niederlande, übernommen (vgl. 6.). Die unterschiedlichen Standards zur Spenderhornhautgewinnung erschweren aber nach wie vor die Akzeptanz einer HLA-typisierten Hornhaut und deren Verteilung. Durch einen für die Hornhautbanken in Deutschland gemeinsam hinsichtlich Gewinnung, Typisierung und Weiterverteilung zu erarbeitenden Standard kann dieses Problem jedoch überwunden werden. Erste Ansätze hierzu sind bereits umgesetzt, zum einen durch die Verabschiedung der Rahmenrichtlinien Deutscher Hornhautbanken [6], zum anderen durch die Bemühungen der Arbeitsgemeinschaft Deutscher Hornhautbanken zur Standardisierung der Spenderorgankultivierung.

2.9.5 Methodik und Struktur der RPE-Zellbank Hamburg

Die RPE-Zellzüchtung hat zunächst nur der HLA-Typisierung der korrespondierenden Spenderhornhaut gedient. Im Laufe der Jahre ist ein weiterer und inzwischen wesentlicher Aspekt hinzugekommen, nämlich die Verwendung von RPE zur Zelltransplantation, auf die im Folgenden eingegangen wird. Die RPE-Zellbank Hamburg wurde 1996 gegründet und dient vornehmlich der Lagerung HLA-typisierter RPE-Zellkulturen für die Zelltransplantation bei Patienten mit retinalen Degenerationen, sie versorgt aber auch den Forschungsbereich des an die Hornhautbank Hamburg angegliederten Transplantationslabors. Das Spendermaterial wird von der Hornhautbank Hamburg bezogen, welche Spenderbulbi von den Instituten für Pathologie und Rechtsmedizin des Universitätsklinikums Hamburg-Eppendorf erhält. Die jährlich durchschnittliche Spenderzahl der Hornhautbank Hamburg liegt bei ca. 320 Paaren. Die Einwilligung zur Spende erfolgt gemäß den gesetzlichen Richtlinien zur Organspende.

Von den ausgewählten Spenderbulbipaaren werden nach Entnahme der Korneoskleralscheibe für die Organkonservierung RPE-Zellkulturen für die RPE-Zellbank gewonnen. Basierend auf der optimierten Zellkulturmethodik konnten bis heute von über 550 präparierten Augenpaaren über 450 Zellkulturen erfolgreich isoliert werden, von denen ca. 150 Spenderkulturen für eine eventuelle Transplantation zur Verfügung stehen. Das Spenderalter der zur Transplantation bereitstehenden Zellinien beträgt im Mittel 52,9 ± 22,2 Jahre, die post-mortem-Zeiten liegen durchschnittlich bei 40,2 ± 24,1 Stunden. Es zeigt sich dabei die Tendenz, dass eine erfolgreiche Kultivierung auch hinsichtlich einer differenzierten Morphologie der Zellen eher bei älteren Spendern (über 50 Jahren) gegeben ist. Dieses entspricht der Erfahrung bei der Kultivierung von humanen kornealen Endothelzellen [14]. Die Kulturen, die möglichst wenig Pigment während der ersten Kultivierungsphase verloren und ihre differenzierte, epitheliale

Morphologie beibehalten haben, werden HLA-typisiert und für spätere Transplantationen kryokonserviert. Kulturen, deren Morphologie sich bereits während der ersten Kultivierungsphase verändert oder die nicht HLA-typisiert wurden, werden nur für die Forschung eingesetzt. Sie werden entweder kryokonserviert gelagert und bei Bedarf der Bank entnommen oder frisch verwendet [46].

2.9.6 Die Transplantation von RPE-Zellen

Die Transplantationsmedizin umfasst bisher vorwiegend die Transplantation von Organen oder Geweben. Seit einiger Zeit stellt sich ein neuer Aspekt der Transplantationsmedizin dar, nämlich die Übertragung von Gewebebestandteilen, z. B. von Zellen, die primär oder nach vorhergehender Anzüchtung transplantiert werden. Seit einigen Jahren wird auch die Transplantation von Netzhautzellen, insbesondere des retinalen Pigmentepithels, erforscht und von einigen Arbeitsgruppen wurden hierzu grundlegende Arbeiten im Tiermodell vorgelegt [12, 21, 24, 28, 31, 38, 44, 47, 48]. Beim Menschen wurde die Transplantation von RPE bereits in ersten experimentellen Studien verwirklicht [3, 4, 35]. Ein zentrales und zugleich sehr spezifisches Problem bei der RPE-Zelltransplantation ist die Gewinnung und Bereitstellung von Zellen. Kulturen von menschlichen Spenderzellen sind naturgemäß selten zu erhalten und in der Regel ist man zur Gewinnung der Zellen auf eine postmortale Spende angewiesen, wie auch bei anderen Transplantationen, z. B. bei der Hornhauttransplantation. Je nach Höhe der post-mortem-Zeit setzen in den Geweben Degenerationsprozesse ein, die eine Anzüchtung von Zellen aus diesen Geweben erschweren oder oft sogar unmöglich machen. Eine Zelltransplantation ist jedoch nur dann möglich, wenn genügend – und darüber hinaus auch hinreichend vitale und funktionstüchtige – Zellen zur Verfügung stehen. Die Gewinnung und Vermehrung von Spenderzellen ist daher ein sehr wichtiger Aspekt der Transplantationsforschung. Durch den Aufbau der RPE-Zellbank konnte diesen Problemen erfolgreich begegnet werden. Die Zellbank erhält durch die Anbindung an die Hornhautbank eine genügend hohe Anzahl Spenderbulbi, aus denen die RPE-Zellen gewonnen werden können. Die Zellen werden kultiviert, HLA-typisiert und dann kryokonserviert, bis eine Transplantation bei einem Patienten mit entsprechendem Gewebetyp vorgesehen ist. Im Rahmen eines Heilversuches konnten so bereits zwölf Transplantationen mit HLA-typisierten RPE-Zellen aus der RPE-Zellbank durchgeführt werden.

Literatur

[1] Adamis, A. P., D. T. Shima, K. T. Yeo et al.: Synthesis and secretion of vascular permeability factor / vascular endothelial growth factor by human retinal pigment epithelial cells. Biochem. Biophys. Res. Comm. *193* (1993) 631–638

[2] Albert, D. M., M. O. M. Tso, A. S. Rabson: In vitro growth of pure cultures of retinal pigment epithelium. Arch. Ophthalmol. *88* (1972) 63–69

[3] Algvere, P. V., L. Berglin, P. Gouras et al.: Transplantation of fetal retinal pigment epithelium in age-related macular degeneration with subfoveal neovascularization. Graefe's Arch. Clin. Exp. Ophthalmol. *232* (1994) 707–716

[4] Algvere, P. V., L. Berglin, P. Gouras et al.: Transplantation of RPE in age-related macular degeneration: observations in disciform lesions and dry RPE atrophy. Graefe's Arch. Clin. Exp. Ophthalmol. *235* (1997) 149–158

[5] Baumgartner. I., V. Huber-Spitzy, G. Grabner et al.: HLA-typing from human donor eyes. Graefe's Arch. Clin. Exp. Ophthalmol. *227* (1989) 541–543

[6] Bekanntmachungen der Bundesärztekammer: Richtlinien zum Führen einer Hornhautbank. Deutsches Ärzteblatt *97* (2000) B1805-B1807

[7] Bost, L. M., A. E. Aotaki-Keen, L. M. Hjelmeland: Cellular adhesion regulates bFGF gene expression in human retinal pigment epithelial cells. Exp. Eye Res. *58* (1994) 545–552

[8] Campochiaro, P. A., J. A. Jerdan, B. M. Glaser: The extracellular matrix of human retinal pigment epithelial cells in vivo and its synthesis in vitro. Invest. Ophthalmol. Vis. Sci. *27* (1986) 1615–1621

[9] Campochiaro, P. A., R. Sugg, G. Grotendost et al.: Retinal pigment epithelial cells produce PDGF-like proteins and secrete them into their media. Exp. Eye Res. *49* (1989) 217–227

[10] Docherty, R. J., J. V. Forrester, J. M. Lackie: Type I collagen permits invasive behaviour by retinal pigmented epithelial cells in vitro. J. Cell Sci. *87* (1987) 399–409

[11] Ehrlich, H. A., T. Bugawan, A. B. Begovich et al.: HLA DR, DQ and DP typing using PCR amplification and immobilized probes. Eur. J. Immunogen. *18* (1991) 33–35

[12] El Dirini, A. A., H. Wang, T. E. Ogden et al.: Retinal pigment epithelium implantation in the rabbit: technique and morphology. Graefe's Arch. Clin. Exp. Ophthalmol. *230* (1992) 292–300

[13] Engelmann, K., A. Sobottka Ventura, D. Drexler et al.: A sensitive method for testing the quality of organ culture media of individual medium components in a cornea bank. Graefe's Arch. Clin. Exp. Ophthalmol. *236* (1998) 312–319

[14] Engelmann, K., M. Böhnke, P. Friedl: Isolation and long-term cultivation of human corneal endothelial cells. Invest. Ophthalmol. Vis. Sci. (1988) 1656–1662

[15] Engelmann, K., M. Böhnke: Human corneal endothelial cells in long-term cultures: The influence of conditions for isolation, selective and normal growth, and the extra-cellular matrix on proliferation and morphology. Chibret Int. J. Ophthalmol. *7* (1990) 3–13

[16] Engelmann, K., P. Friedl: Growth of human corneal endothelial cells in a serum-reduced medium. Cornea *14* (1995) 62–70.

[17] Engelmann, K., P. Friedl: Optimization of culture conditions for human corneal endothelial cells. In Vitro Cell. Dev. Biol. Anim. *25* (1989) 1065–1072

[18] Esser, P., M. Weller, M. Bresgen et al.: The effects of basic fibroblast growth factor on bovine retinal pigment epithelium in vitro. Ger. J. Ophthalmol. *1* (1992) 58–61

[19] Flood, M. T., P. Gouras, H. Kjeldbye: Growth characteristics and ultrastructure of human retinal pigment epithelium. Ophthalmol. Vis. Sci. *19* (1980) 1309–1320

[20] Giordano, G. G., R. C. Thomson, S. L. Ishaug et al.: Retinal pigment epithelium cells cultured on synthetic biodegradable polymers. J. Biomed. Mat. Res. *34* (1997) 87–93

[21] Gouras, P., M. T. Flood, H. Kjeldbye et al.: Transplantation of cultured human retinal pigment epithelium to Bruch's membrane of the owl monkey eye. Curr. Eye Res. *4* (1985) 253–265

[22] Grisanti, S., P. Esser, U. Schraermeyer: Retinal pigment epithelial cells: autocrine and paracrine stimulation of extracellular matrix contraction. Graefe's Arch. Clin. Exp. Ophthalmol. *235* (1997) 587–598

[23] Hackett, S. F., C. L. Schoenfeld, J. Freund et al.: Neurotrophic factors, cytokines and stress increase expression of basic fibroblast growth factor in retinal pigmented epithelial cells. Exp. Eye Res. *64* (1997) 865–873

[24] He, S., H. M. Wang, T. E. Ogden et al.: Transplantation of cultured human retinal pigment epithelium into rabbit subretina. Graefe's Arch. Clin. Exp. Ophthalmol. *231* (1993) 737–742

[25] Ho, T. C., L. V. Del Priore: Reattachment of cultured human retinal pigment epithelium to extracellular matrix and human Bruch's membrane. Invest. Ophthalmol. Vis. Sci. *38* (1997) 1110–1117

[26] Krüger, R., D. Drexler, K. Engelmann et al.: Optimierung der Primärkultur humaner retinaler Pigmentepithelzellen (RPE) zur Einrichtung einer Zellbank für die RPE-Transplantation. Ophthalmologe *94 Suppl 1* (1997) S192

[27] Kurtz, M. J., R. B. Edwards: Influence of bicarbonate and insulin on pigment synthesis by cultured adult human retinal pigment epithelial cells. Exp. Eye Res. *53* (1991) 681–684

[28] Lane, C., M. Boulton, J. Marshall: Transplantation of retinal pigment epithelium using a pars plana approach. Eye *3* (1989) 27–32

[29] LaVail, M. M., K. Unoki, D. Yasumura et al.: Multiple growth factors, cytokines, and neurotrophins rescue photoreceptors from the damaging effects of constant light. Proc. Natl. Acad. Sci. USA *89* (1992) 11249–11253

[30] Leschey, K. H., S. F. Hackett, J. H. Singer et al.: Growth factor responsiveness of human retinal pigment epithelial cells. Invest. Ophthalmol. Vis. Sci. *31* (1990) 839–846

[31] Lopez, R., P. Gouras, M. Brittis et al.: Transplantation of cultured rabbit retinal epithelium to rabbit retina using a closed-eye method. Invest. Ophthalmol. Vis. Sci. *28* (1987) 1131–1137

[32] MacDonald, C.: Primary culture and the establishment of cell lines. In: J. M. Davis (Hrsg.): Basic cell culture: A practical approach, S.149–180. IRL Press, Oxford 1994

[33] Marsh, S. G. E., J. G. Bodmer: HLA class II nucleotide sequences. Tissue Antigens *40* (1992) 229–243

[34] Newsome, D. A., B. A. Pfeffer, A. T. Hewitt et al.: Detection of extracellular matrix molecules synthesized in vitro by monkey and human retinal pigment epithelium: Influence of donor age and multiple passage. Exp. Eye Res. *46* (1988) 305–321

[35] Peyman, G. A., K. J. Blinder, C. L. Paris et al.: A technique for retinal pigment epithelium transplantation for age-related macular degeneration secondary to extensive subfoveal scarring. Ophthalmic Surg. *22* (1991) 102–108

[36] Pfeffer, B. A.: Improved methodology for cell culture of human and monkey retinal pigment epithelium. Prog. Retina Res. *10* (1991) 251–291

[37] Saiki, R., P. S. Walsh, C. H. Levenson et al.: Genetic analysis of amplified DNA with immobilized sequence-specific oligonucleotide probes. Proc. Natl. Acad. Sci. USA *86* (1989) 6230–6234

[38] Sheng, Y., P. Gouras, H. Cao et al.: Patch transplants of human fetal retinal pigment epithelium in rabbit and monkey retina. Invest. Ophthalmol. Vis. Sci. *36* (1995) 381–390

[39] Sobottka Ventura, A. C., M. Böhnke, C. Löliger et al.: HLA-Typisierung von Spenderhornhäuten mit hohen post mortem-Zeiten. Ophthalmologe *93* (1996) 262–267

[40] Strauß, O., M. Wienrich: Extracellular matrix proteins as substrate modulate the pattern of calcium channel expression in cultured rat retinal epithelial cells. Pflügers Arch. *429* (1994) 137–139

[41] Strauß, O., S. Mergler, M. Wiederholt: Regulation of L-type calcium channels by tyrosine kinase (PTK) and protein kinase C (PKC) in cultured rat and human retinal pigment epithelial cells. FASEB J. *11* (1997) 859–867

[42] Tezel, T. H., L. V. Del Priore, H. J. Kaplan: Harvest and storage of adult human retinal pigment epithelial sheets. Curr. Eye Res. *16* (1997) 802–809

[43] Tezel, T. H., L. V. Del Priore: Reattachment to a substrate prevents apoptosis of human retinal pigment epithelial cells. Graefe's Arch. Clin. Exp. Ophthalmol. *235* (1997) 41–47

[44] Valentino, T. L., H. J. Kaplan, L. V. Del Priore et al.: Retinal pigment epithelial repopulation in monkeys after submacular surgery. Arch. Ophthalmol. *113* (1995) 932–938

[45] Valtink, M., K. Engelmann, O. Strauß et al.: Physiological features of human retinal pigment epithelial cells before and after cryopreservation for cell transplantation. Graefe's Arch. Clin. Exp. Ophthalmol. *237* (1999) 1001–1006

[46] Valtink, M., K. Engelmann, R. Krüger et al.: Aufbau einer Zellbank für die Transplantation von HLA-typisierten, kryokonservierten humanen adulten retinalen Pigmentepithelzellen. Ophthalmologe *96* (1999) 648–652

[47] Wongpichedchai, S., J. J. Weiter, P. Weber et al.: Comparison of external and internal approaches for transplantation of autologous retinal pigment epithelium. Invest. Ophthalmol. Vis. Sci. *33* (1992) 3341–3352

[48] Yamaguchi, K., K. Yamaguchi, R. W. Young et al.: Vitreoretinal surgical technique for transplanting retinal pigment epithelium in rabbit retina. Jpn. J. Ophthalmol. *36* (1992) 142–150

[49] Yoshida, M., H. Tanihara, N. Yoshimura: Platelet-derived growth factor gene expression in cultured human retinal pigment epithelial cells. Biochem. Biophys. Res. Comm. *189* (1992) 66–71

[50] Zavazava, N., M. Halene, E. Westphal et al.: Expression of MHC class I and II molecules by cadaver retinal pigment epithelium cells: optimization of post-mortem HLA typing. Clin. Exp. Immunol. *84* (1991) 163–166

[51] Zinn, K. M., M. F. Marmor (Hrsg.): The retinal pigment epithelium. Harvard University Press, Cambridge 1979

2.10 Präparation gefrierkonservierter humaner Amnionmembran zur Rekonstruktion der Augenoberfläche

F. E. Kruse, S. Ebner

Die Verwendung gefrierkonservierter humaner Amniomembran hat für eine Vielzahl unterschiedlicher Indikationen das chirurgische Instrumentarium zur Wiederherstellung der Augenoberfläche bereichert. Die erste dokumentierte Verwendung von menschlicher Amnionmembran zur Transplantation auf die Augenoberfläche wurde 1940 durch de Rötth beschrieben [2]. Er verwendete konservierte Amnionmembran, um konjunktivale Vernarbungen, insbesondere Symblepharon nach schwerer Verätzung zu therapieren. In ähnlicher Weise wurde konservierte Amnionmembran von Sorsby und Mitarbeiter zur konjunktivalen Rekonstruktion verwendet [10, 11]. Gemeinsam war diesen frühen chirurgischen Ansätzen eine spezielle Präparationstechnik, bei der die Amnionmembran mit Chemikalien behandelt, bei 150 °C sterilisiert und anschließend getrocknet wurde. Dem auf diese Weise hergestellten „Amnioplastin" waren aufgrund des Herstellungsprozesses sämtliche biologischen Eigenschaften abhanden gekommen.

Grundlage der Wiederentdeckung der Amnionmembrantransplantation und insbesondere der Nutzbarmachung dieser Methode für die Hornhautchirurgie ist jedoch die Bewahrung der biologischen Eigenschaften der Amnionmembran. Zu diesem Zweck wurde der von den Erstautoren beschriebene Herstellungsprozess vollkommen geändert und an die Stelle der chemischen Behandlung und der Hitzesterilisation trat die Gefrierkonservierung auf die weiter unten eingegangen wird.

2.10.1 Prinzip der chirurgischen Anwendung

Die therapeutische Intervention gefrierkonservierter Amnionmembran zur Rekonstruktion der Augenoberfläche lässt sich prinzipell zwei verschiedenen Verfahren zuordnen, der Transplantation von Amnionmembran und der Verwendung der Membran als Verband.

Die Mehrzahl der bisher beschriebenen Operationstechniken beruht auf der Transplantation von Amnionmembranen, wobei das Epithel der Augenoberfläche als Leitschiene dient. Diese Methode wurde zur Hornhautrekonstruktion zuerst von Lee und Tseng bei Epitheldefekten und Hornhautulzera beschrieben [8]. Prinzipiell wird dabei der Epitheldefekt mit einer Membran gedeckt, wobei bei der Operation darauf geachtet werden muss, dass das Epithel auf die Membran wachsen kann [5]. Dazu muss eine freie Zone zwischen Epithelrand und Amnionmembran verbleiben und die Membran darf nicht über dem Epithel befestigt werden. In den meisten Publikationen wird die Amnionmembran dabei mit der Epithelseite nach oben, also mit der stromalen Seite zum Auge hin orientiert. In einer Modifikation des Verfahrens wird eine mehrschichtige Technik angewandt, um tiefere Ulcera mit kleinen Membranstückchen zu füllen [6, 7].

Bei der Verwendung der Amnionmembran als Verband wird das Gewebe verwendet, um z. B. eine epitheliale Regeneration zu begünstigen [7]. Ein solches Verfahren eignet sich beispielsweise zur Beschleunigung der Wundheilung nach schweren Verätzungen und Verbrennungen [9]. Bei einer derartigen Technik wird die Memban im Fornix verankert und über die Augenoberfläche gezogen. Um eine vorzeitige Lösung der Membran zu verhindern, ist eine Stabilisierung mit einer Illigschale oder einer Verbandkontaktlinse ratsam.

2.10.2 Vorteile der Gefrierkonservierung humaner Amnionmembran

Die Technik der Gefrierkonservierung wurde erstmalig von Kim und Tseng beschrieben [3]. Dabei handelt es sich um ein Verfahren, welches durch Einfrieren in 50 % Glycerin die biologischen Eigenschaften der Amnionmembran bewahrt. Gleichzeitig führt der Vorgang des Tieffrierens dazu, dass sowohl die Epithelzellen auf der Oberfläche der Membran, als auch die Stromazellen unter der Basalmembran devitalisiert werden und keine Proliferationsfähigkeit mehr besitzen [4]. Im Gegensatz dazu besitzt unkonservierte Amnionmembran, die auch von verschiedenen Autoren transplantiert wurde, vitale Zellen. Wenn diese Zellen auf der Augenoberfläche überleben, könnten sie einerseits proliferieren und andererseits eine immunologische Reaktion auslösen.

2.10.3 Spenderauswahl

Prinzip der Spenderauswahl ist die Verhinderung der Übertragung von Krankheitserregern durch das Transplantat analog zur Hornhauttransplantation. Dabei geht es zuerst um die Vermeidung einer Kontamination der Amnionmembran mit bakteriellen oder mykotischen Erregern, wie sie beispielsweise durch die Passage durch den Geburtskanal erfolgt. Untersuchungen des Keimspektrums auf Placentagewebe nach natürlicher Geburt und nach Kaiserschnitt haben bestätigt, dass das Gewebe nach Spontangeburt ungleich häufiger kontaminiert ist [1]. Somit sollte nur Gewebe nach Kaiserschnittgeburt verwendet werden. Darüberhinaus sind Mütter mit Fieber und genitalen Infektionen, sowie mit vorzeitigem Blasensprung auszuschließen. Weiterhin geht es wie bei der Keratoplastik um die Verhinderung der Übertragung insbesondere viraler Krankheitserreger wie z. B. HIV und Hepatitis. Daher muss das mütterliche Blut auf Anwesenheit von HIV und Hepatitis B/C untersucht werden. Im angelsächsischen Schrifttum wird zusätzlich eine Lues-Serologie durchgeführt. Darüber hinaus gelten die selben Ausschlusskriterien wie für Hornhautspender, die in den entsprechenden Kapiteln dieses

Buches dargelegt sind. Schließlich soll das Amniongewebe auf der Augenoberfläche eine biologische Funktion erfüllen und daher ist ein möglichst normales Gewebe erwünscht. Wir bemühen uns, Amniongewebe von Frauen zu gewinnen, bei denen eine Kaiserschnittgeburt etwa wegen der anatomischen Lage notwendig ist. Frauen mit Stoffwechselerkrankungen, Suchtanamnese und kindlichen Fehlentwicklungssituationen scheiden als Spender aus.

2.10.4 Präparation der Amnionmembran

Voraussetzung für eine erfolgreiche Präparation ist einerseits die Kenntniss der einfachen Anatomie des Gewebes und zum anderen die Vorbereitung der entsprechenden Materialien. Die Präparation hat prinzipiell unter sterilen Bedingungen zu erfolgen, wobei ähnlich wie bei der Hornhautpräparation ein entsprechender Laborraum mit Laminar Flow Box zur Verfügung stehen sollte. Prinzipiell kann die Präparation jedoch auch im Operationsaal unter ähnlich sterilen Bedingungen erfolgen.

2.10.5 Anatomische Vorbemerkung

Der anatomische Aufbau der Plazenta ist in Abbildung 1 schematisch dargestellt. Die Plazenta ist bei der Geburt ein ovaläres, rundliches Organ mit einem Durchmesser von

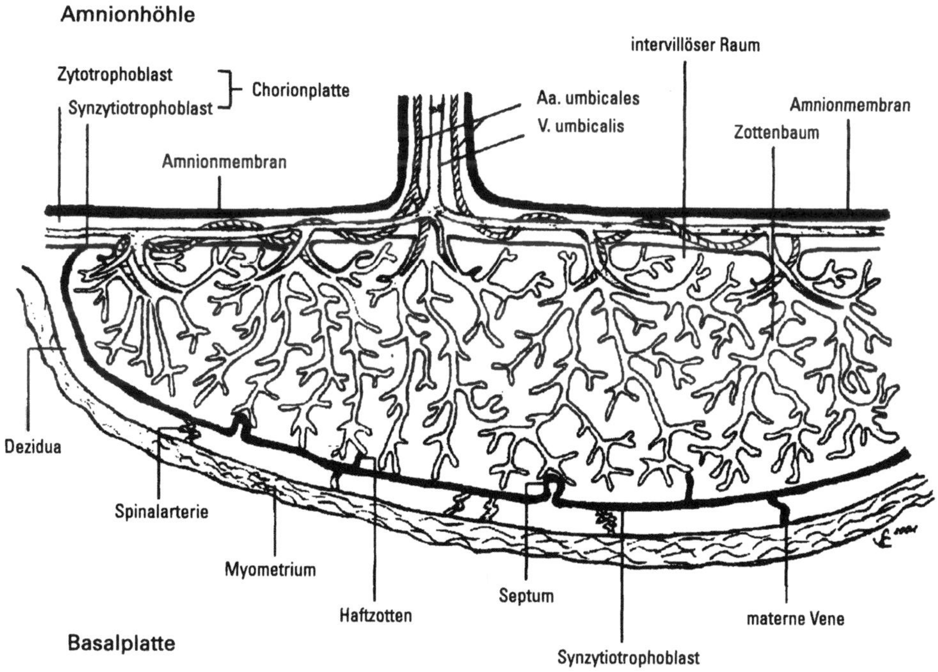

Abb. 1: Schematische Darstellung der Plazenta

ungefähr 20 cm und einer maximalen Dicke von ca. 2 cm. Die Nabelschnur mit den Arteriae und der Vena umbilicalis markiert die fetale Seite der Placenta. Sie ist von einer gräulich spiegelnden, transparenten Haut überzogen, der Amnionmembran. Die Amnionmembran ist in Abbildung 1 schwarz gezeichnet und geht in die Nabelschnur über. Die darunterliegende Chorionplatte hat eine derbe Textur und grenzt nach unten an die Zottenbäume der Placenta. Bei der Präparation gilt es, wie weiter unten gezeigt, die Amnionmembran vom Chorion zu lösen.

2.10.6 Vorbereitung der Präparation

Für die Präparation werden die in Tabelle 1 zusammengefassten Lösungen, Instrumente und Einmalartikel benötigt. Für die Gefrierkonservierung muss eine Lösung, die ein Zellkulturmedium, Glycerin sowie Antibiotika/Antimykotika enthält angesetzt und sterilfiltriert werden. Dazu wird Glycerin (86 %) und DMEM im Verhältnis 1 : 1 gemischt und die folgenden Antibiotika zugesetzt: 100 U/ml Penicillin, 0,2 mg/ml Streptomycin (2 ml/100 ml Pen/Strep, 10000 U/ml) und 2,5 µg/ml Amphotericin B. Nach Sterilfiltration werden jeweils 30 ml in die 50 ml fassenden Zentrifugenröhrchen gegeben. Danach muss der Präparationsort – in der Regel eine Laminar Flow Box – mit den entsprechenden Verbrauchsmaterialien und Instrumenten ausgestattet werden. Das Träger-

Tabelle 1: Verbrauchsmaterial, Flüssigkeiten und Instrumente für die Präparation der Amnionmembran.

Flüssigkeiten
- Spüllösung zum Feuchthalten des Gewebes (Ringer-Infusionslösung)
- Glycerin (86 %) (z.B. von Merck, Darmstadt, Art. Nr. 4043.1)
- Zellkulturmedium (z.B. Dulbecco's minimal essential Medium (DMEM) (Gibco BRL Life Technologies, Karlsruhe, Art. Nr. 31885-023)
- Penicillin/Streptomycin (z.B. von Bio-Whittacker, Art. Nr. DE17-602E)
- Amphotericin B (z.B. von Biochrom KG, Berlin, Art. Nr. A2610)

Verbrauchsmaterial
- steriles Gefäß für den Transport der Placenta aus dem gynäkologischen Op
- sterile, wasserundurchlässige Abdeckung als Unterlage für die Präparation; alternativ flache Plastikwanne (steril)
- sterile Adecktücher (Op-Tücher)
- sterile Kompressen zum Feuchthalten der Membran während der Präparation (z.B.Topper 8, Johnson & Johnson Medical, Norderstedt)
- steriles Trägermaterial auf die die Membranen vor der Kryokonservierung fixiert werden. (z. B. Raucocel®, Rauscher, Pattensen, 8405759. Alternativ können Nitrocellulose-Membranen verwendet werden)
- chirurgisches Nahtmaterial (7/0-Seide)
- sterile Gewebekulturschalen, Ø 100 mm in denen die fixierten Membranen vor der Kryokonservierung kurzzeitig gelagert werden
- sterile Zentrifugenröhrchen (50 ml), in denen die auf Träger fixierten Amnionmembranen eingefroren werden (z. B. von Falcon, Becton-Dickinson, Heidelberg)

Instrumente
- Pinzetten, große und kleine Scheren, Nadelhalter

material, auf dem die Membranen befestigt werden, sollte in den Gewebekulturschalen mit Ringerlösung (mit Antibiotika/Antimykotika) einweichen. Die Präparation erfolgt steril und der Präparator/in muss nach chirurgischer Händedesinfektion OP-Kleidung, Mundschutz und sterile Handschuhe tragen.

2.10.7 Entnahme der Plazenta und Transport

Die Plazenta wird im gynäkologischen Operationssal lege artis gewonnen und in ein geeignetes Gefäß verbracht. Für den Transport ins Labor werden sterile Behältnisse verwendet. Wichtig ist dabei, dass die Plazenta nicht austrocknet. Am einfachsten wird die Plazenta mit Flüssigkeit (Ringer Lösung) befeuchtet und in einen sterilen Plastikbeutel gegeben, der dann in einem sterilisierten Plastikcontainer (Haushaltsartikel) transportiert werden kann.

2.10.8 Präparation

Zur Präparation wird die Plazenta aus dem Transportbehälter entnommen und auf sterile Tücher bzw. in das zur Präparation verwendete Behältnis gelegt. Dabei zeigt die Nabelschnur nach oben und ermöglicht damit eine einfache Orientierung (Abb. 2). Die Plazenta wird nun durch wiederholtes Spülen mit Ringer-Lösung soweit möglich von anhaftendem Blut gereinigt.

Ausgehend von der Nabelschnur wird nun der Rand der Sectio caesarea aufgesucht. Durch vorsichtige Manipulation mit der Hand kann die Amnionmembran vom darunterliegenden Chorion getrennt werden. Die Textur der Amnionmembran ist glatt und elastisch und einem dünnen chirurgischen Handschuh vergleichbar. Die Membran hat

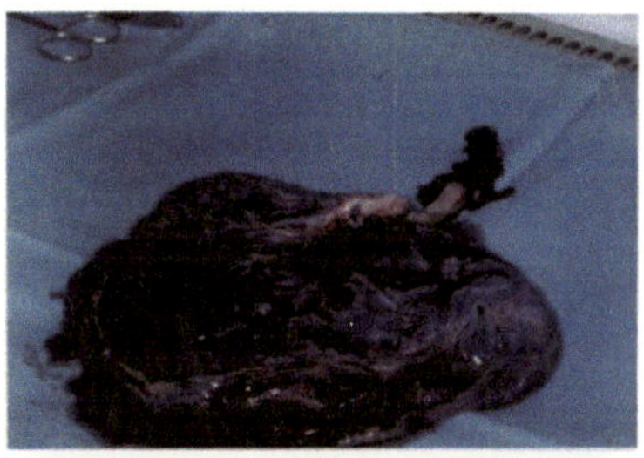

Abb. 2: Plazenta unter der Laminar Flow Box vor Präparation der Amnionmembran. Die Nabelschnur und das Amnionepithel zeigen nach oben

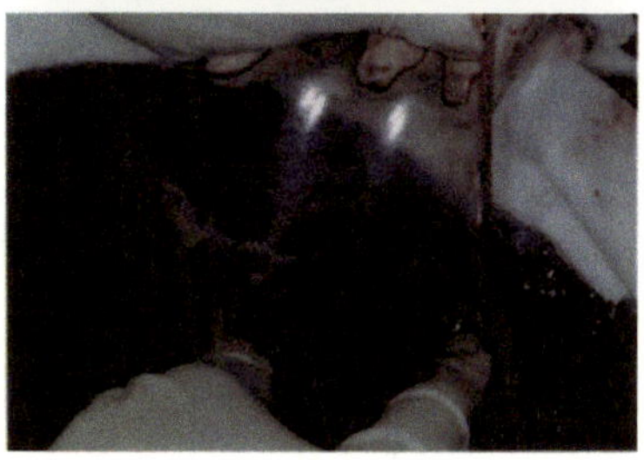

Abb. 3: Trennung von Amnionmembran und Plazenta durch Abziehen der Membran. Im oberen Bildanteil ist die Hand zu sehen, die die Membran abzieht. Im unteren Bildanteil wird die Plazenta gegengehalten. In der Bildmitte die Ebene der Separation

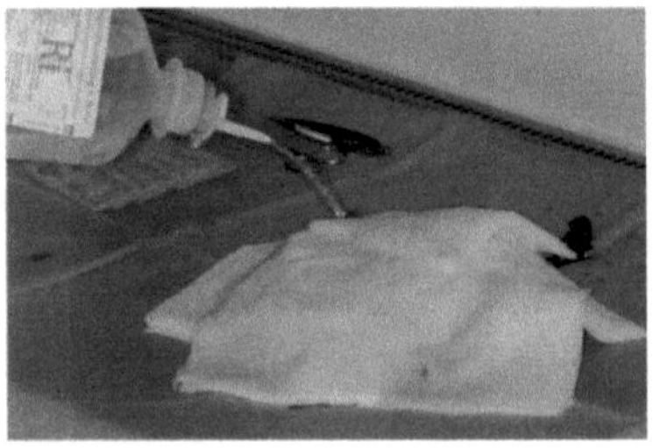

Abb. 4: Abdecken der Plazenta mit feuchten Kompressen, um eine Austrocknung zu verhindern

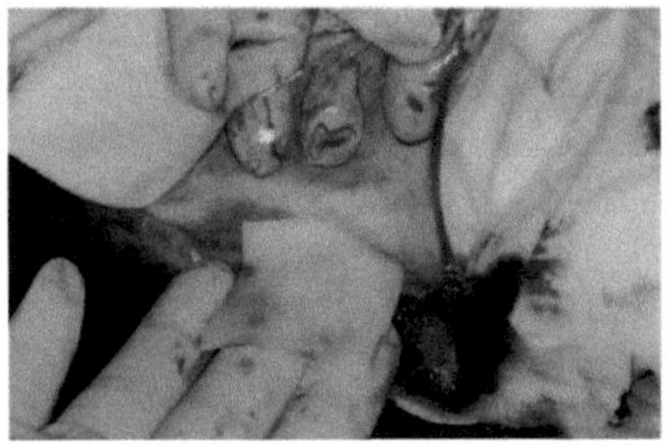

Abb. 5: Der Träger wird zwischen Amnionmembran und Plazenta gelegt, so dass die stromale Seite der Membran auf dem Träger anhaftet

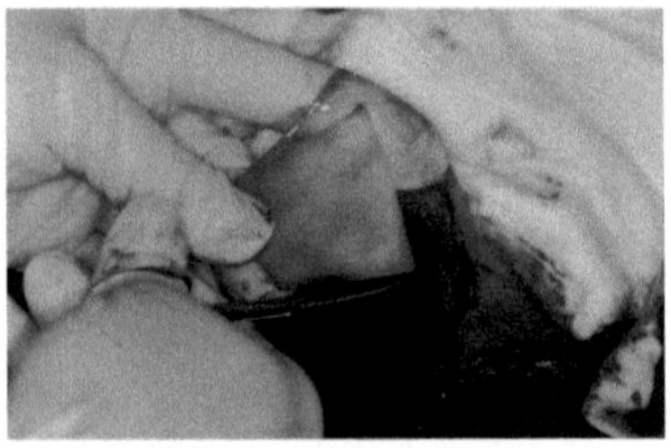

Abb. 6: Ausschneiden des Trägers mit Membran in gewünschter Größe

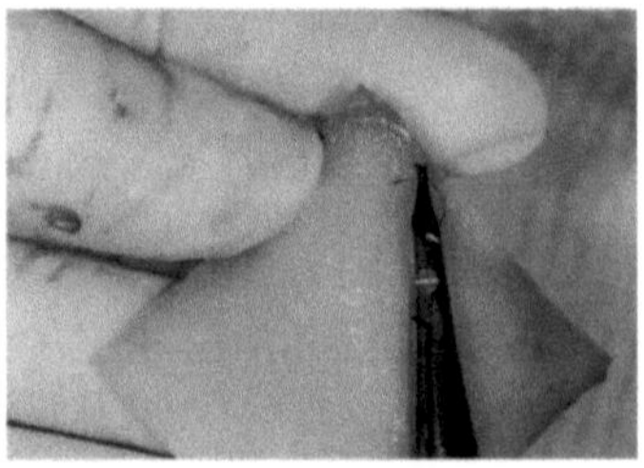

Abb. 7: Fixierung der Membran auf dem Träger mit 7-0 Seide

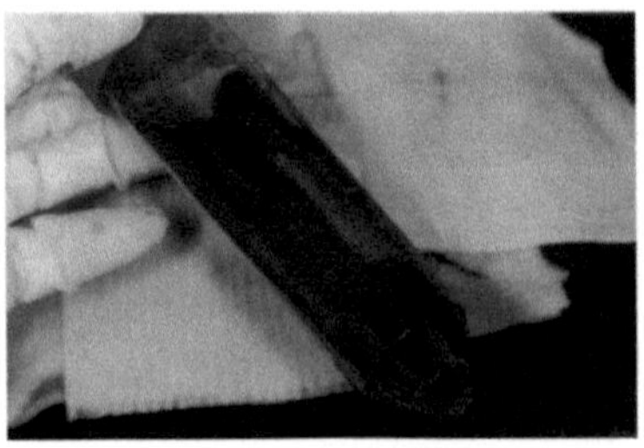

Abb. 8: Amnionmembran in Zentrifugenröhrchen in Kryomedium vor dem Einfrieren

eine weißlich gräuliche Farbe und lässt sich in der Regel gut von dem darunter liegenden Chorion separieren. Dieser Vorgang ist in Abbildung 3 demonstriert, wobei die abgehobene Membran mit der sie manipulierenden Hand des Präparators im oberen Bildanteil gezeigt ist. Das Chorion wird mit der anderen Hand nach unten gedrückt. Nach Separation der Membran muss diese in kleine Stückchen zerteilt und auf der Trägermembran befestigt werden. Da dieser Vorgang einige Zeit in Anspruch nimmt, bedecken wir die Membran mit feuchten Kompressen, um eine Austrocknung zu verhindern (Abb. 4).

Um die Orientierung der Membran während der Kryokonservierung und der chirurgischen Manipulation zu gewährleisten, sollte die Membran auf einem Träger fixiert werden. Dafür eignen sich sowohl Nitrocellulose-Membranen, als auch dünne Tücher, wie sie als Instrumentenwischtücher Verwendung finden. In unseren Händen hat sich Raucocel® bewährt. Diese Trägermembran wird unter die Amnionmembran geschoben und liegt damit zwischen Chorion und Amnionstroma (Abb. 5). Das Amnionepithel, also der Teil der Amnionmembran, der zur Nabelschnur zeigt, liegt oben. Mit einer Schere wird nun die auf dem Träger haftende Amnionmembran abgetrennt (Abb. 6). Um eine Dislokation der Membran vom Träger zu verhindern, fixieren wir die Membran nach drei Seiten durch eine Naht mit 7–0 Seide (Abb. 7). Das resultierende Präparat hat eine Kantenlänge von ca. 2–3 cm und wird in einer Kulturschale mit Ringer-Lösung bis zur Verbringung in das Konservierungsmedium zwischengelagert. Abschließend werden die Präparate in die mit Medium gefüllten Zentrifugenröhrchen verbracht (Abb. 8).

2.10.9 Lagerung der Amnionmembran

Die Lagerung der Membran erfolgt bei –80 °C. Wir führen von jeder Charge eine mikrobiologische Kontrolle durch, um die Sicherheit zu erhöhen und lagern die Amnionmembran für maximal 6 Monate.

Literatur

[1] Adds, P. J., C. Hunt, S. Hartley: Bacterial contamination of amniotic membrane. Br. J. Ophthalmol. *85* (2001) 228–230

[2] De Rötth, A.: Plastic repair of conjunctival defects with fetal membrane. Arch. Ophthalmol. *23* (1940) 522–525

[3] Kim, J. C., S. C. G. Tseng: Transplantation of preserved human amniotic membrane for surface reconstruction in severely damaged rabbit corneas. Cornea *14* (1995) 473–484

[4] Kruse, F. E., A. Joussen, K. Rohrschneider et al.: Cryopreserved human amniotic membrane for ocular surface reconstruction. Graefe's Arch. Exp. Ophthalmol. *238* (2000) 68–75

[5] Kruse, F. E., K. Rohrschneider, H. E. Völcker. Transplantation von Amnionmembran zur Rekonstruktion der Augenoberfläche. Ophthalmologe *95* (1998) 114–119

[6] Kruse, F. E., K. Rohrschneider, H. E. Völcker: Multilayer amniotic membrane transplantation for reconstruction of deep corneal ulcers. Ophthalmology *106* (1999) 1504–1510

[7] Kruse, F. E., K. Rohrschneider, H. E. Völcker: Ophthalmologe. Transplantation von Amnionmembran zur Rekonstruktion der Hornhautoberfläche. Operatives Vorgehen. Ophthalmologe *96* (1999) 673–678

[8] Lee, S. H., S. C. G. Tseng: Amniotic membranc transplantation for persistent epithelial defects with ulceration. Am. J. Ophthalmol. *123* (1997) 303–312

[9] Meller, D., R. T. F. Pires, R. J. S. Mack et al.: Amniotic membrane transplantation for acute chemical or thermal burns. Ophthalmology *107* (2000) 980–990

[10] Sorsby, A., J. Haythorne, H. Reed: Further experience with amniotic membran grafts in caustic burns of the eye. Br. J. Ophthalmol. *31* (1947) 409–418

[11] Sorsby, A., H. M. Symons: Amniotic membrane grafts in caustic burns of the eye. Br. J. Ophthalmol. *30* (1946) 337–345

3 Lagerungsmethoden

3.1 Die Lagerung des Spenderauges in der gekühlten feuchten Kammer

F. W. Wilhelm, G. I. W. Duncker, Th. Hammer

Die Aufbewahrung des Spenderbulbus in der feuchten Kammer stellt die einfachste Methode zur Konservierung von Spenderhornhäuten dar. Dies erfordert den geringsten Aufwand, ermöglicht jedoch auch nur die kürzeste Konservierungsdauer der Transplantate (maximal 24–48 Stunden). Das Verfahren wurde erstmals durch Filatov [2] angewendet, der das Spendergewebe im Eisschrank lagerte (vgl. Kap. 1). Die Methode hat sich bewährt und wurde so bis vor wenigen Jahren in kaum veränderter Art und Weise in den meisten Augenkliniken praktiziert. Auch noch heute gibt es Einrichtungen, die frisches Spendermaterial derart für kurze Zeit konservieren.

Traditionell wird der aseptisch behandelte Bulbus nach keimzahlverringernden Maßnahmen (vgl. 2.6) in ein verschließbares sterilisiertes Gefäß gebracht. Dabei wird darauf geachtet, dass der Bulbus mit der Hornhaut nach oben liegt und auf einem – mit Kochsalzlösung getränkten Gazetupfer – plaziert wird (Abb. 1). Es wurden verschiedene Halterungen entwickelt [1], welche das Hin- und Herrollen des Spenderauges in der feuchten Kammer während des Transportes zum Kühlschrank verhindern sollen (Abb. 2).

Durch die Lagerung bei + 4 °C sinkt der Stoffwechsel der vitalen Zellen des Spendergewebes drastisch ab, so dass die Endothelfunktion praktisch zum Erliegen kommt. Da keine Pumpfunktion stattfindet und gleichzeitig die Barrierefunktion des Hornhautendothels reduziert ist, kommt es zum Einstrom von Flüssigkeit aus der Vorderkammer in

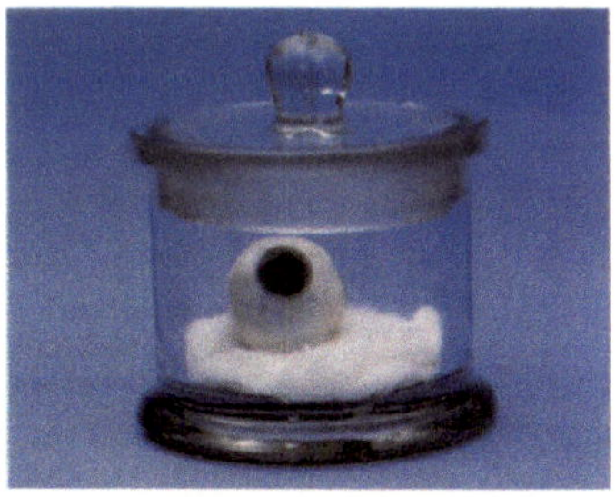

Abb. 1: Lagerung des Spenderbulbus in der traditionellen feuchten Kammer – steriles Präparateglas mit eingeschliffenem Deckel, Gazetupfer mit Kochsalzlösung getränkt

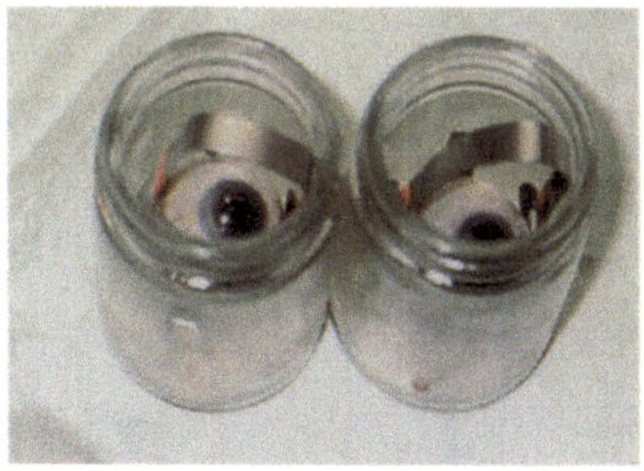

Abb. 2: Durch geeignete Halterungen wird das Hin- und Herrollen des Spenderauges in der feuchten Kammer verhindert

das Stroma. Die resultierende Stromaquellung wird durch einen Transparenzverlust der Hornhaut angezeigt. Diese reversible Trübung der Hornhaut stellt keine Kontraindikation zur Transplantation dar. Entscheidend ist, dass ein funktionstüchtiges Endothel vorhanden ist. Bei der Präparation der Hornhautscheibe und der Endothelbegutachtung wird in den meisten Fällen ein intaktes Hornhautendothel darstellbar sein. Wird die Hornhaut nicht präpariert und der intakte Bulbus für kurze Zeit bei Raumtemperatur gelagert, kommt es zur Aufklarung der Hornhaut. Da bei Erhöhung der Temperatur das Endothel seine Pumpfunktion wieder aufnimmt, kommt es zur Entwässerung des Stromas und damit zur Wiederherstellung der Transparenz. Dieses als Temperaturumkehreffekt [3] bezeichnete Phänomen stellt gleichzeitig einen Vitalitätstest für das Hornhautendothel dar. Für die Lagerung in der feuchten Kammer werden im allgemeinen Aufbewahrungszeiten von bis zu 48 Std. akzeptiert [5].

Tabelle 1: Maximale Lagerungszeit von Spenderaugen in feuchter Kammer bei + 4° C unter Berücksichtigung der Post-mortem-Zeit [4]

Autor		akzeptierte Lagerungszeiten
Filatov	(1935)	20–56 h
Nizetic	(1940)	48 h
Castroviejo	(1941)	24 h
Thomas	(1946)	48–72 h (Kaninchen)
Filatov	(1947)	48–72 h
Kotzin	(1947)	48–72 h
Barraquer Moner	(1949)	12–36 h
de Roth	(1950)	24 h (Schwein)
Stocker	(1954)	48–72 h
Aquilar-Munoz	(1955)	48 h
Schaeffer	(1963)	24 h
Pena-Cavillo u.Pollak	(1964)	48 h
Pena-Cavillo u. Pollak	(1964)	24 h (Kaninchen)
Capella et al.	(1965)	2 Wochen (Kaninchen)
Kaufman et al.	(1966)	48 h
Polack et al.	(1968)	24 h
Polack et al.	(1968)	48 h
Bevandge	(1972)	48 h
Kim et al.	(1973)	24 h (Katze)
Kim et al.	(1973)	24 h
von Horn u. Schulz	(1973)	90 h
Basu u. Hosang	(1974)	48 h

Wie der Tabelle 1 zu entnehmen ist, wurde in zahlreichen Studien die maximale Lagerungszeit für Spenderaugen in der feuchten Kammer untersucht. Dabei wurde von einzelnen Autoren für humanes Material die Aufbewahrungszeit von 24 Stunden bis zu maximal 90 Stunden ausgedehnt.

Eine Ausnahme bilden tierexperimentelle Untersuchungen an Kaninchenhornhäuten, für die Aufbewahrungszeiten in der feuchten Kammer von bis zu 2 Wochen akzeptiert werden. Dabei ist zu bemerken, dass die Fähigkeit des Kaninchen-Hornhautendothels zur Mitose eine längere Hornhautkonservierungsdauer ermöglicht.

Durch die Isolierung der Hornhaut-Sklerascheibe und Einbringung in das McCarey Kaufman-Medium konnte die Lagerungsdauer im Verhältnis zur feuchten Kammer bei vergleichbaren klinischen Ergebnissen nahezu verdoppelt werden [6]. Diese Limitierung der Lagerungszeiten in der feuchten Kammer im Verhältnis zum McCarey-Kaufman-Medium führte zur Etablierung flüssiger Medien bei der Hornhautkonservierung (vgl. 3.2).

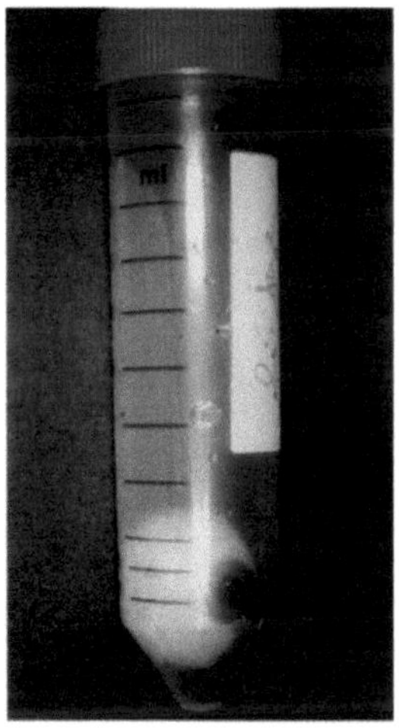

Abb. 3: Aufbewahrung des Spenderbulbus im Falcon-Röhrchen – zum Transport vom Entnahmeort zur Hornhautbank

Heute ist diese Aufbewahrung des intakten Spenderbulbus vor allem dem Transport vom Ort der Enukleation zur Hornhautbank vorbehalten (Abb. 3).

Literatur

[1] Bigar, F.: Die Augenbank. In: H. Mackensen, G. Neubauer (Hrsg.): Augenärztliche Operationen 1, S. 555–566. Springer, Berlin 1988

[2] Filatov, V. P.: Transplantation of the cornea. Arch. Ophthalmol. *13* (1935) 321–347

[3] Harris, J. E.: The physiological control of corneal hydration. Am. J. Ophthalmol. Chicago *44* (1957) 262–280

[4] McCarey, B. E.: Corneal storage and handling. In: H. E. Kaufman, T. Y. Zimmermann (Hrsg.): Current concepts in ophthalmology, S. 134–163. Saint Louis 1976

[5] Saleeby, S. S.: Keratoplasty, Results using donor tissue beyond 48 hours. Arch. Ophthalmol. *87* (1972) 538–539

[6] Stainer, G. A., F. S. Brightbill, B. Calkins: A Comparison of Corneal. Storage in Moist Chamber and McCarey-Kaufman Medium in Human Keratoplasty. Ophthalmology *88* (1981) 46–49

3.2 Lagerung in flüssigen Medien bei + 4 °C

A. Gareiß-Lok, F. W. Wilhelm

Durch die Lagerung der isolierten Hornhaut in flüssigen Medien konnte die Aufbewahrungszeit für Spenderhornhäute über 48 Stunden hinaus ausgedehnt werden. Dabei haben sich Temperaturen von + 4 °C (im Kühlschrank) und von + 30 bis + 37 °C (im Brutschrank, vgl. 3.3) bewährt. Während sich in Amerika die Kühlschranklagerung durchgesetzt hat – die meisten Mitgliedsbanken der Eye Bank Association of America verfahren nach dieser Methode – dominiert in Europa die Organkultur. Beide Konservierungsverfahren haben Ihre Vor -und Nachteile. So stehen der längeren Konservierungszeit in der Organkultur von zum Teil über 30 Tagen die hohen Kosten – beispielsweise durch den Einsatz von fetalem Kälberserum und die Notwendigkeit eines Brutschrankes gegenüber. Auch die Mitglieder der Arbeitsgemeinschaft Deutscher Hornhautbanken bevorzugen das Organkulturverfahren. Einzelne Hornhautbanken setzen jedoch auch die Lagerung bei + 4 °C ein. Die Hornhautbank München zum Beispiel betreibt beide Methoden erfolgreich nebeneinander.

Nach verschiedenen Versuchen die Lagerungszeit für die Kornea zu verlängern (vgl. Kap. 1), hatte sich schließlich das dextranhaltige McCarey-Kaufman-Medium zur Lagerung bei + 4 °C durchgesetzt. Damit konnten Lagerungszeiten von bis zu vier Tagen erreicht werden [7]. Im Laufe der letzten Jahre wurden aufgrund der verschiedenen Erfahrungen und wachsenden Anforderungen verschiedene Hornhautkonservierungsmedien für die Lagerung bei + 4 °C entwickelt (Tab. 1).

Tabelle 1: Vergleich unterschiedlicher Korneakonservierungsmethoden bei +4°C

Medium	Maximale Konservierungszeit	Temperatur (°C)	Kolloidosmotisches Agens Dextran	Chondroitinsulfat
feuchte Kammer	48 Stunden	+ 4	–	–
MK-Medium	4 Tage	+ 4	5 % T40	–
K-Sol	10 Tage	+ 4	–	2,5 %
Dexsol®	10 Tage	+ 4	1 % T40	1,35 %
Optisol®	10 Tage	+ 4	1 % T40	2,5 %

Durch Modifikationen sowie den Zusatz von fetalem Kälberserum wurde der Einsatz bei + 37 °C in der Organkultur möglich (vgl. 3.3). Die Zusammensetzung aller Konservierungsmedien erfolgt nach den gleichen Grundprinzipien. Wichtigster Bestandteil ist das Zell-Basismedium. Am häufigsten wird das etablierte Minimal Essential Medium (MEM) in Kombination mit Earle's Salzen verwandt, eine Mischung aus über 20 Einzelbestandteilen (Tab. 2).

Dieses Kulturmedium enthält alle notwendigen Substanzen, die für die Anzüchtung und Kultur von Säugetierzellen erforderlich sind. Die Earle's Salzlösung ist in ihrer Zusammensetzung an den Elektrolytgehalt des menschlichen Glaskörpers angepaßt.

Tabelle 2: Zusammensetzung des MEM-Earle-Mediums; alle Angaben in mg/l (modifiziert nach Eagle [1])

Earle's Salze:		MEM:	
NaCl	6800	L-Arginin*HCl	126
KCl	400	L-Cystin	24
NaH_2PO4*H_2O	140	L-Histidin*HCl*H_2O	42
$MgSO_4*7H_2O$	200	L-Isoleucin	52
$CaCl_2$	200	L-Leucin	52
D-Glukose	1000	L-Lysin*HCl	73
Phenolrot	10	L-Methionin	15
		L-Phenylalanin	32
		L-Threonin	48
		L-Tryptophan	10
		L-Tyrosin	36
		DL-Valin	46
		Folsäure	1
		Cholinchlorid	1
		Nicotinamid	1
		D-Ca-Pantothenat	1
		Pyridoxal*HCl	1
		Riboflavin	0,1
		i-Inositol	2

Eine andere Variante ist der Einsatz von TC 199 als Basismedium zur Ernährung der Kornea. Stoffwechseluntersuchungen zufolge werden während der Konservierung die Metabolite Glukose und Pyruvat – Hauptbestandteile von TC 199 – verbraucht und Laktat produziert. Abnehmende bzw. zunehmende Konzentrationen lassen sich im Verlauf der Lagerung im Kulturmedium sowie im Hornhautstroma nachweisen [8, 11].

Eine weitere entscheidende Komponente von Konservierungsmedien ist die Zugabe von Pufferlösung, um den physiologischen pH-Wert über den gesamten Lagerungszeitraum im Bereich von 7,0 bis 7,7 aufrechtzuerhalten. In der Regel wird der hochentwickelte HEPES-Puffer oder Natriumbikarbonat verwandt (Tab. 3).

Die osmotischen Eigenschaften des Lagerungsmediums haben entscheidenden Einfluss auf den Wassergehalt und damit auf den Quellungszustand der Spenderscheibe. Aus diesem Grund enthalten die meisten Konservierungslösungen hochmolekulare Substanzen. Dabei werden – je nach Autoren und der vorgesehenen Aufbewahrungsdauer – Dextran oder Chondroitinsulfat favorisiert [3, 5, 12]. Verschiedene experimentelle Studien haben jedoch festgestellt, dass die körperfremde Substanz Dextran in großen Mengen in die Endothel- und Epithelzellen sowie in die Stromakeratozyten diffundiert [10, 13]. Die sich daraus ergebenden langfristigen Veränderungen auf das Hornhautgewebe und der Metabolismus von Dextran sind bisher noch nicht ausreichend erforscht [11]. Es wurde bereits über toxische Zellveränderungen durch hochmolekulares Dextran in Konzentrationen über 5 % [6] und die Möglichkeit der Induktion einer immunologischen Reaktion berichtet [9].

Der Einsatz von Antibiotika ist unumgänglich, am häufigsten nutzt man Gentamicin. Die Übertragung von grampositiven Kokken über Hornhauttransplantate gilt als Risikofaktor für die Entstehung einer Endophthalmitis nach einer Keratoplastik. Verstärkt finden sich Gentamicin-Resistenzen, so dass die Kombination insbesondere mit Penicillin von Vorteil ist. Optisol® wurde beispielsweise durch Streptomycin zum Optisol GS® ergänzt (Tab. 3).

Phenolrot fungiert als Indikatorfarbstoff. Abweichungen vom physiologischen pH-Wert werden durch Farbänderungen nach gelb oder rot angezeigt.

Alle heute zur Verfügung stehenden Lagerungsmedien bauen auf den Erfahrungen des seit über 20 Jahren bekannten MK-Mediums auf (ergänzt, vgl. Tab. 4). Neben dem Basismedium TC 199 und der Pufferlösung ist 5 % Dextran 40 als osmotisch wirksame Substanz enthalten und ermöglicht in dieser Kombination die kurzzeitige gekühlte Lagerung [7]. Das ebenfalls von Kaufman entwickelte Medium K-Sol beinhaltet 2,5 % Chondroitinsulfat im Austausch gegen Dextran. Dadurch lässt sich die Lagerungsdauer auf maximal 10 Tage ausdehnen [4].

Die neueren Konservierungsmedien Dexsol® und Optisol® (Fa. Bausch & Lomb, USA) basieren auf dem Grundmedium MEM, welches einen deutlich geringeren Zellverlust als TC-199-Medien zur Folge hat [2]. Des Weiteren enthalten sie zusätzlich Antioxidantien – z. B. L-Glutamin – zum Zweck des Gewebeschutzes, sowie Natriumpyruvat, nichtessentielle Aminosäuren und Vitamine zur optimalen Versorgung des empfindlichen Hornhautgewebes. Im Falle des Optisol® liefern die ATP-Vorstufen Adenosin und Inosin die nötigen Energiereserven während der gekühlten Lagerung, was sich an gesteigerten zellulären Funktionen nachweisen lässt [5]. Vitamin B_{12} ist zum Zweck der DNA-Biosynthese zugesetzt. Die Kombination aus Dextran und Chondroitinsulfat sorgt für bestmögliche osmotische Verhältnisse im Lagerungsmedium.

Optisol® ist als eine weitere Entwicklungsstufe der Hornhautkonservierungsmedien zu sehen, welche auf den Erfahrungen von Dexsol® und K-Sol aufbaut. Das Basismedium setzt sich aus MEM, TC 199, Earle`s Salzmischung und HEPES-Puffer zusammen, einer optimalen Kombination zur Aufrechterhaltung des Elektrolyt- und Pufferhaushaltes. Die Zusätze von 1 % Dextran (MG 40 000) und vergleichsweise erhöhter Menge Chondroitinsulfat (2,5 %) dienen der osmotischen Stabilität des Mediums im Konservierungszeitraum. Im Unterschiede zu Dexsol® sind die stoffwechselaktiven Komponenten Adenosin, Inosin und Vitamin B_{12} neu hinzugekommen [3, 5]. Die erwähnten Vorstufen zur ATP-Synthese können mit einer fehlenden Toxizität auf Endothelzellen in Zusammenhang gebracht werden. In histologischen Abbildungen fanden sich keine Entzündungszeichen [4].

Kaufman und Mitarbeiter untersuchten Optisol® als Konservierungsmedium zur mittelfristigen Lagerungsdauer bis zu 14 Tagen. In Optisol® aufbewahrte Hornhäute waren signifikant dünner als in Dexsol® gelagerte. Aus den elektronenmikroskopischen Ergebnissen ist zu schlussfolgern, dass Optisol® gegenüber dem auf ähnlichen Inhaltsstoffen und vergleichbaren technischen Voraussetzungen basierenden Dexsol® als Lagerungsmedium vorzuziehen ist [3]. In-vitro-Vergleichsuntersuchungen zwi-

Tabelle 3: Zusammensetzung der konfektionierten Hornhautkonservierungslösungen

Dexsol®		Optisol GS®	
MEM		MEM /TC 199	
HEPES-Puffer und Bikarbonat		HEPES-Puffer und Bikarbonat	
Dextran 40	1 %	Dextran 40	1 %
Chondroitinsulfat	1,35 %	Chondroitinsulfat	2,5 %
nichtessentielle Aminosäuren	0,1 mM	nichtessentielle Aminosäuren	0,1 mM
Natriumpyruvat	1 mM	Natriumpyruvat	1 mM
Gentamicinsulfat	100 µg/ml	Ascorbinsäure u. a. Antioxidantien	
Antioxidantien		Vitamin B_{12}	
Phenolrot		ATP – Vorstufen	
Optisol®		Gentamicinsulfat	100 µg/ml
		Streptomycinsulfat	200 µg/ml
MEM/TC 199		Phenolrot	
HEPES-Puffer und Bikarbonat			
Dextran 40	1 %		
Chondroitinsulfat	2,5 %		
nichtessentielle Aminosäuren	0,1 mM		
Natriumpyruvat	1 mM		
Ascorbinsäure u.a. Antioxidantien			
Vitamin B_{12}			
ATP-Vorstufen			
Gentamicinsulfat	100 µg/ml		
Phenolrot			

schen Optisol® und Dexsol® mittels Spiegelmikroskop zeigten bei Optisol®-gelagerten Hornhäuten mehr sichtbare und weniger gequollene Endothelzellen. Derart gelagertes Hornhautgewebe weist nach 12–14 Tagen Lagerung eine signifikant geringere Dicke auf als Präparate in Vergleichsmedien mit einem Chondroitinsulfatanteil von weniger als 2,5 %, woraus eine vereinfachte perioperative Handhabung resultiert. Die Ursache ist möglicherweise in einer gesteigerten Endothelzellfunktion oder in dem osmotischen Effekt höherer Chondroitinsulfatkonzentrationen zu sehen [5].

Einen Überblick der Zusammensetzung für die einzelnen konfektionierten Medien zeigt die Tabelle 3.

In der Hornhautbank München hat sich in den letzten Jahren der Einsatz von Optisol GS® bewährt. Damit konnte noch nach 12 Konservierungstagen transplantationsfähiges Hornhautendothel registriert werden (Abb. 1).

Für das Medium gibt der Hersteller selbst eine Lagerungszeit von bis zu max. 14 Tagen an. Zur eigenen Sicherheit kann man vom Hersteller noch eine Farbschablone anfordern, die Aufschluss über Farbänderung des Mediums bei pH-Wert-Änderungen gibt. Diese Indikatorschablone ist zur visuellen Begutachtung sehr hilfreich, um etwaige frühe pH-Wert-Schwankungen (Anzeichen für eine mögliche Kontamination) festzustellen. Zur routinemäßigen Untersuchung der präparierten Hornhäute (vgl. 2.5) werden die in Mikroskopierbehältern gelagerten Transplantate (Abb. 2) für ca. 10–15

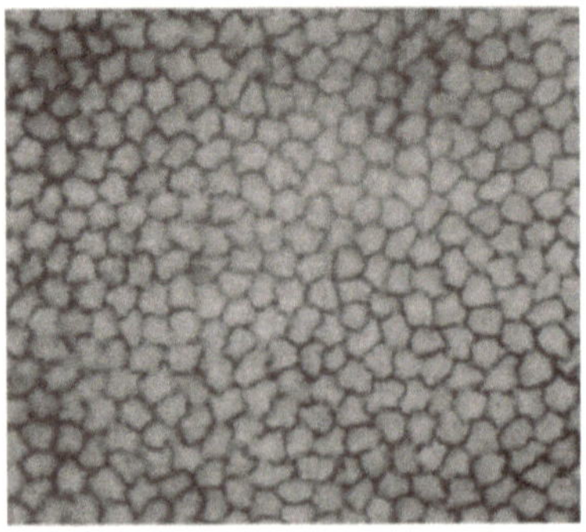

Abb. 1: Endothelbefund nach 12-tägiger Lagerung der Hornhaut in Optisol GS®

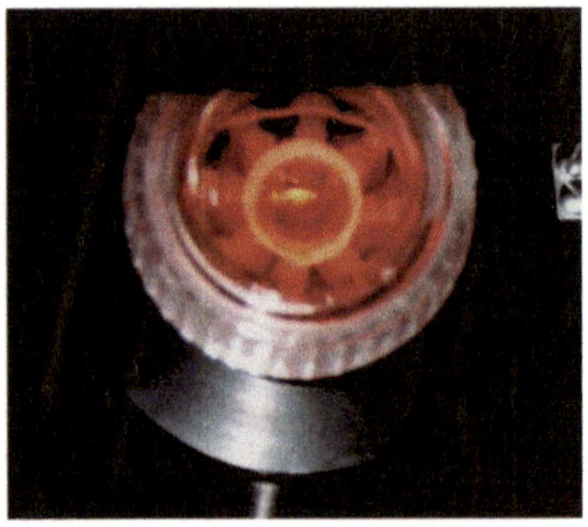

Abb. 2: Die Konservierung der Hornhaut in diesen Mikroskopierbehältern (Viewing Chamber, Bausch & Lomb) ermöglicht es, das Spenderendothel ohne Umlagerung zu beurteilen.

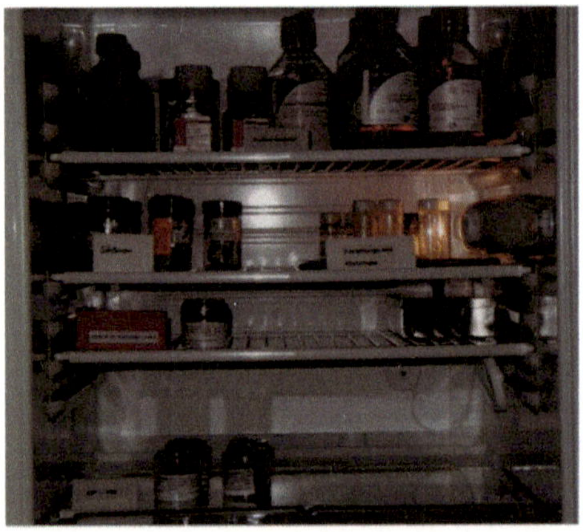

Abb. 3: Die Transplantate werden bei + 4 °C im Kühlschrank gelagert.

Minuten aus dem Kühlschrank (Abb. 3), dessen Temperatur, mittels Alarmsystem überwacht werden sollte, in Raumtemperatur gebracht. Dabei sollte die Kühlkette jedoch nicht länger als max. 1 Std. unterbrochen werden.

Literatur

[1] Eagle, H.: Amino acid metabolism in mammalian cell cultures. Science *130* (1959) 432–437

[2] Frenzel, J., R. Sieben, P. Porsche et al.: Vergleich der Lagerung von Humancorneae in verschiedenen Kulturmedien bei Raumtemperatur und 31 °C. Fortschr. Ophthalmol. *85* (1988) 190–195

[3] Kaufman, H. E., R. W. Beuerman, T. L. Steinemann et al.: Optisol corneal storage medium. Arch. Ophthalmol. *109* (1991) 864–868

[4] Kaufman, H. E., E. D. Varnell, S. Kaufman et al.: K-Sol corneal preservation. Am. J. Ophthalmol. *100* (1985) 299–304

[5] Lindstrom, R. L., H. E. Kaufman, D. L. Skelnik et al.: Optisol corneal storage medium. Am. J. Ophthalmol. *114* (1992) 345–356

[6] Lindstrom, R. L., D. L. Skelnik, E. A. Mindrup et al.: Organ culture corneal preservation with high molecular weight dextran. ARVO Abstracts, Human surgery and animal models 1983, S.129
[7] Mc Carey, B. E., H. E. Kaufman: Improved corneal storage. Invest. Ophthalmol. Vis. Sci. *13* (1974) 165–173
[8] Müller, M. C., U. Jacobsen, G. Michels et al.: Organ culture of pig corneas: Biochemical analyses of mid-term-stored corneal tissue. Ophthalmic Res. *20* (1988) 44–53
[9] Pels, E., Y. Schuchard: The effects of high molecular weight dextran on the preservation of human corneas. Cornea *3* (1984/1985) 219–227
[10] Redbrake, C., S. Salla, R. Nilius et al.: A histochemical study of the distribution of dextran 500 in human corneas during organ culture. Curr. Eye Res. *16* (1997) 405–411
[11] Reim, M., R. Hesse, G. Pietruschka: Über den Stoffwechsel von Organkulturen der Cornea in TC 199 mit Zusatz von Dextran 500 oder HAES 450. Klin. Mbl. Augenheilk. *196* (1990) 76–80
[12] Stein, R. M., P. R. Laibson: Comparison of chondroitin sulfate to McCarey-Kaufman medium for corneal storage. Am. J. Ophthalmol. *104* (1987) 490–493
[13] Van der Want, H. J. L., E. Pels, Y. Schuchard et al.: Electron microscopy of cultured human corneas; osmotic hydration and the use of a dextran fraction (Dextran T 500) in organ culture. Arch. Ophthalmol. *101* (1983) 1920–1926

3.3 Organkultur

C. Redbrake

Bei der Organkultivierung von Hornhäuten werden diese in einem entsprechenden Nährmedium über einen Zeitraum von maximal 4–6 Wochen gelagert. Um die Vitalität der Hornhaut zu erhalten, entspricht die Lagerungstemperatur den physiologischen Bedingungen: + 31 bis + 37 °C.

Die Vorderkammertemperatur beträgt etwa + 31 °C. Daher entspricht die Lagerung bei dieser Temperatur den physiologischen Bedingungen. Auch die Lagerung bei 37 °C führt zu guten Ergebnissen, wobei hier häufig eine stärkere Quellung der Hornhäute beobachtet wird.

Während der Organkultur in dem Lagerungsmedium kommt es auf Grund der offenen Grenzflächen zu einer Quellung der Hornhaut, die bei der Transplantation unerwünscht ist. Deshalb ist vor der Transplantation in der Regel eine Entquellungsphase vorgesehen, die die Hornhaut auf annähernd physiologische Werte dehydriert.

Prinzipiell können bei der Organkultivierung zwei unterschiedliche Lagerungsarten unterschieden werden:

1. Geschlossenes System

Hierbei wird die Hornhaut meist in einem Glasgefäß in 50–100 ml Medium gelagert. Die Flasche ist mit einem Gummistopfen und einer Bördelkappe verschlossen, so dass kein Gasaustausch möglich ist. Der Vorteil dieses Systems soll in seiner geringeren Kontaminationsrate liegen, weil das System vollständig verschlossen ist. Bei ausreichender Menge muss kein Mediumwechsel erfolgen, wie er bei dem offenen System notwendig wird. Da keine Begasung notwendig ist, können die Hornhäute in einem Wärmeschrank gelagert werden.

2. Offenes System

Im offenen System wird die Hornhaut in der Regel in einer Halterung in einer T-50-Zellkulturflasche gelagert. Durch die Öffnung des Filterdeckels ist, wie bei der Zellkultur auch, das System offen. Es kann also ein freier Gasaustausch erfolgen, deshalb sollten die Hornhäute in einem begasbaren Brutschrank gelagert werden.

Der folgende Abschnitt zeigt die einzelnen Schritte, die für die Organkultivierung notwendig sind: Herstellung der Medien, Inkulturnahme bei verschiedenen Lagerungssystemen, sowie den Mediumwechsel.

3.3.1 Herstellung der Medien

Lagerungsmedium (Kulturmedium I)

Das Kulturmedium I setzt sich aus den in Tabelle 1 aufgeführten Substanzen zusammen (Tab. 1, Abb. 1). Die Antibiotika und das Antimykotikum sind in den angegebenen Konzentrationen käuflich erhältlich.

Tabelle 1

Menge	Substanz
1 Liter	Aqua bidest
Pulver für 1 Liter	MEM mit Earles Salzen
100 000 U	Penicillin
100 mg	Streptomycin
0,25 mg	Amphothericin B
3,57 g	HEPES-Puffer
20 ml	fetales Kälberserum

Zunächst werden ca. 900 ml des Aqua bidest in ein sauberes, geeichtes Gefäß (mindestens 1000 ml Fassungsvermögen) gegeben, dieses wird auf einen Laborrührer gestellt und nun zunächst das MEM in Pulverform zugegeben und verrührt. Dann folgt der HEPES-Puffer, der bei offener Lagerung nicht notwendig ist. Anschließend werden die Antibiotika zugegeben. Nach Auffüllen auf exakt einen Liter wird der pH mit Hilfe von HCl und NaOH auf 7,2 eingestellt.

Das Medium wird nach der Herstellung steril filtriert. Hierzu werden Filter der Porengröße 0,22 µm verwendet. Das Medium kann in entsprechender Menge direkt in die Kulturflaschen filtriert werden (Abb. 2). Ist das fetale Kälberserum bereits im Medium vorhanden, sollte das Medium tiefgefroren werden. Wird es erst später zugegeben,

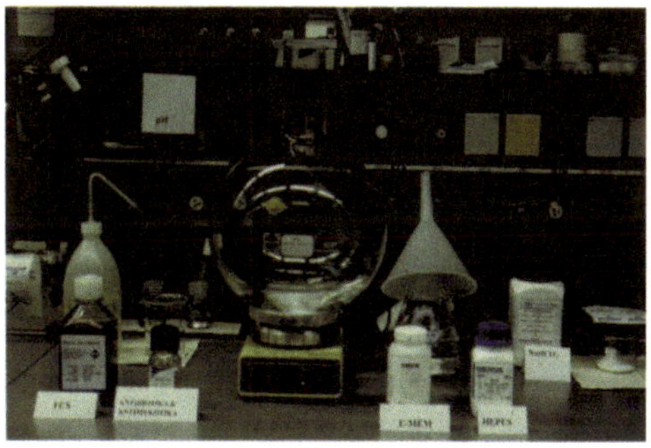

Abb. 1: Substanzen zur Herstellung des Mediums

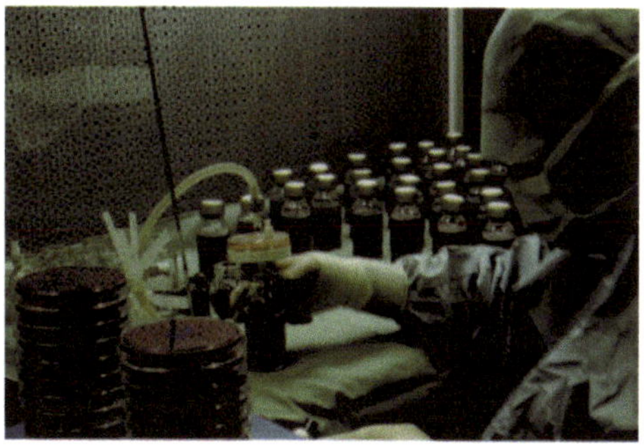

Abb. 2: Sterilfiltration

kann das Medium auch im Kühlschrank gelagert werden. Dann muss allerdings das fetale Kälberserum tiefgefroren sein.

Die Zellkulturflaschen aus Plastik eignen sich nicht zum Gefrieren. Bei Glasflaschen ist auf eine entsprechende Dicke des Glases zu achten, damit dieses nicht durch das Gefrieren und die Ausdehnung des Mediums zerspringt.

Bei der Zugabe von fetalem Kälberserum vor der Inkulturnahme wird auf 50 ml Medium entsprechend ein 1 Milliliter pipettiert und zugegeben.

In jedem Fall müssen nach der Filtration Sterilitätsproben genommen werden. Diese werden aus jeder dritten Flasche entnommen. Ergibt sich für eine der Proben eine Kontamination, wird die Flasche vor der kontaminierten, sowie die danach verworfen.

Die Qualität des Organkulturmediums schwankt stark in Abhängigkeit von der Qualität des fetalen Kälberserums. Deshalb empfiehlt es sich, nach Möglichkeit eine Charge an fetalem Kälberserum zu verwenden. Diese sollte vor ihrer Einführung in die Kultur mit zu transplantierendem Material auf seine Eignung geprüft werden. Es kann z. B. durch Testung an nicht transplantierbaren Hornhäuten geschehen, aber auch durch Testung in der Endothelzellkultur. Diese Überlegungen haben dazu geführt, dass nunmehr Medium zentral für alle Hornhautbanken hergestellt wird, wobei das fetale Kälberserum aus getesteten und für gut befundenen Chargen stammt. Die Rezeptur entspricht sonst der in Tabelle 1 angegebenen Substanzen.

Darüber hinaus sind konfektionierte Medien erhältlich. Die genaue Zusammensetzung ist in der Regel nur dem Hersteller bekannt. Für einige Medien wie das Inosol ist nachgewiesen, dass sie für die Organkultur geeignet sind, bei anderen wie Optisol GS® wird die Verwendbarkeit in der Organkultur postuliert. Letzteres wird jedoch fast ausschließlich für die Lagerung bei + 4 °C verwendet.

Medium zur Entquellung (Kulturmedium II)

Die Zusammensetzung entspricht der des Kulturmediums I. Vor der pH-Einstellung werden zusätzlich 40 g (= 4 %) bis 80 g (= 8 %) Dextran 500 zugesetzt. Da sich das Dextran nur sehr langsam löst, empfiehlt es sich, das Medium entweder abgedeckt über Nacht auf dem Laborrührer bei Zimmertemperatur oder im Kühlschrank zu belassen. Erst am nächsten Tag kann das Medium wie oben beschrieben weiter verarbeitet werden.

Die Sterilfiltration des Dextran-haltigen Mediums ist wegen der höheren Viskosität in der Regel schwieriger und zeitintensiver. Es ist auf eine ausreichend starke Pumpe bei der Sterilfiltration zu achten.

Präparation der Hornhaut in der Hornhautbank

Die Inkulturnahme der Hornhäute sollte unter sterilen Bedingungen unter der sterilen Werkbank erfolgen.

Hierzu werden die Hornhäute als korneoskleraler Ring aus dem Bulbus heraustrepaniert (Abb. 3 und 4, näheres hierzu s. Kap. 2.4).

Wenn an der Leiche nur die Korneoskleralscheibe entnommen werden darf, soll die Entnahme ebenfalls unter keimarmen Bedingungen erfolgen. In diesem Fall wird dann das Scheibchen in einem sterilen Transportmedium gelagert.

Nach der Präparation kann das Endothel mit BSS aufgequollen werden, um die Endothelzellen besser sichtbar zu machen. Zur Darstellung geschädigter Zellen können diese mit 0,3 % Trypanblau angefärbt werden. Zur Vitalitätsprüfung können auch Färbungen mit Janusgrün oder Fluoresceindiacetat durchgeführt werden (s. hierzu auch Kap. 2.7).

Danach wird das Endothel unter dem Mikroskop begutachtet. Zur Dokumentation wird das Endothel fotografiert oder als Video-Aufnahme gespeichert (s. Kap. 2.7).

Flaschenlagerung

Für die Lagerung in der Flasche wird die Hornhaut dann mittels eines Fadens, der durch den Skleralring gestochen wird, an einem Gummistopfen befestigt. An diesem Gummistopfen hängend, wird die Korneoskleralscheibe in die Mediumflasche eingebracht. Hierbei wird die Flasche mit dem Gummistopfen verschlossen und anschließend verbördelt (Abb. 5).

Lagerung in der Böhnke-Kammer

Zur Lagerung in der Böhnke-Kammer wird das Korneoskleralscheibchen in die Gabel des Halters gezogen. Die Gabel kann nach unten gebogen werden, was das Einführen des Scheibchens erheblich erleichtert. Die Hornhaut wird dann mit der Gabel in das Medium gesenkt und im Hals der Kulturflasche fixiert. Anschließend wird die T-50-Kulturflasche mit dem Filterdeckel verschlossen (Abb. 6). Je nach Öffnungszustand

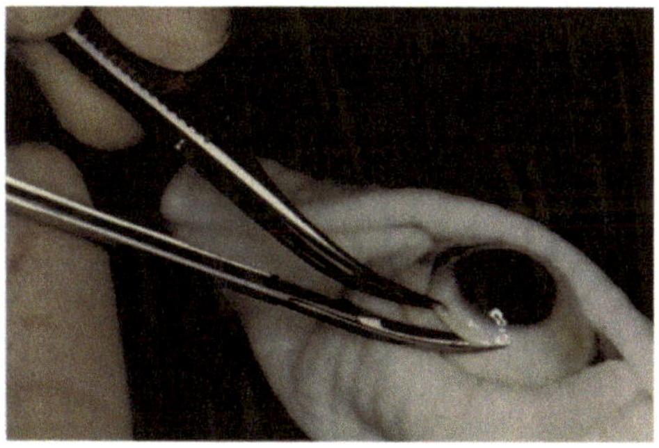

Abb. 3: Exzision der Kornealskleralscheibe

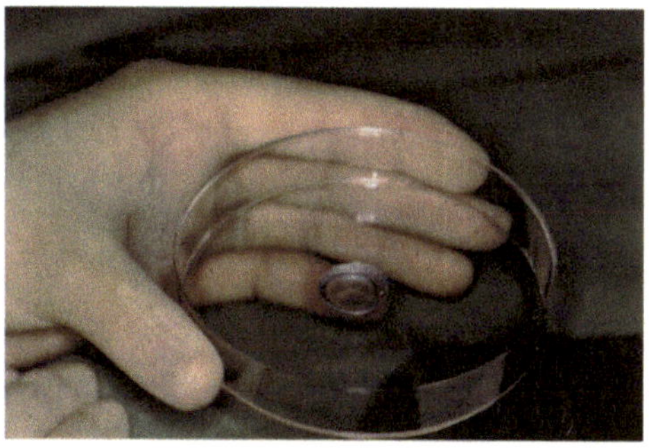

Abb. 4: Korneoskleralscheibe vor der Inkulturnahme

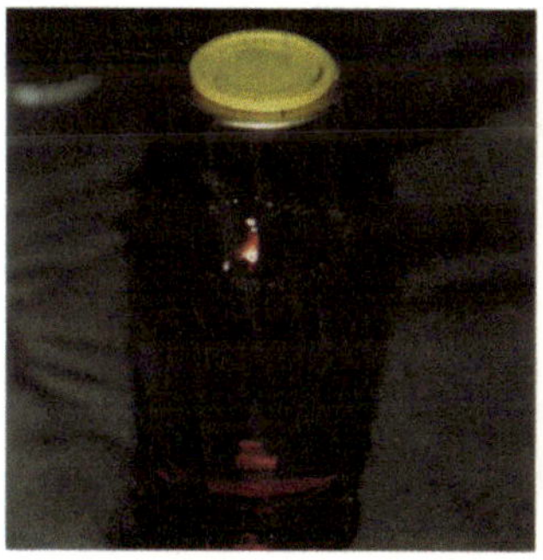

Abb. 5: Lagerung in der Glasflasche (geschlossenes System)

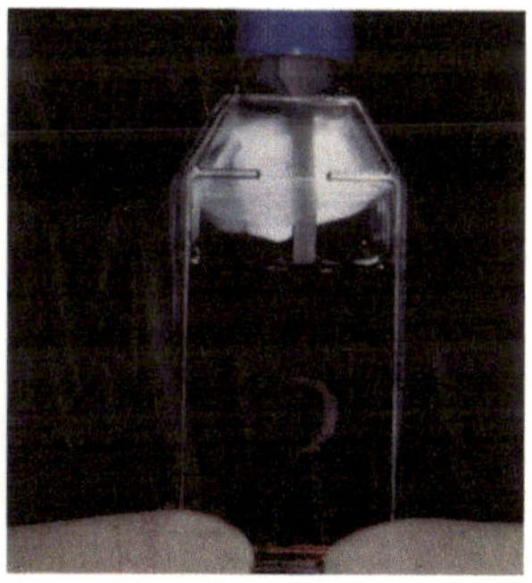

Abb. 6: Lagerung in der Böhnke-Kammer (offenes System)

des Deckels kann das System vollständig verschlossen sein (Deckel fest zugeschraubt) oder die Flasche begast werden (Verschluss nur mit 2–3 Umdrehungen). Die Begasung sollte unter Zellkulturbedingungen mit 5 % CO_2 erfolgen.

Ein Mediumwechsel bei diesem System sollte alle 7–10 Tage durchgeführt werden, da bei dem größeren Sauerstoffangebot das Medium schneller verbraucht wird.

Für den Mediumwechsel wird die Hornhaut am Gummistopfen am Faden hängend oder in der Gabel aus dem alten Lagerungsgefäß herausgenommen und in ein neues Gefäß mit frischem Medium überführt. Dies sollte wiederum unter sterilen Bedingungen unter der sterilen Werkbank erfolgen.

3.3.2 Sterilitätskontrollen

Von jedem verwendeten Medium sollte eine Sterilitätsprobe durchgeführt werden. Da die Halbwertzeit der Antibiotika im Medium etwa 5 Tage beträgt, sollte die erste Probe frühestens zu diesem Zeitpunkt genommen werden. Im geschlossenen System müssen hierzu 10 % des ursprünglichen Mediums über den Gummistopfen entnommen werden.

Bei der Böhnke-Kammer bietet es sich an, das alte Medium nach dem Mediumwechsel zu untersuchen.

Die Untersuchungen sollten in einem entsprechenden mikrobiologischen Labor vorgenommen werden. Nach 3 Tagen kann in der Regel ein erstes Ergebnis erfragt werden. Allerdings sollte die Bebrütung wegen des langsameren Wachstums von Pilzen noch bis zu 14 Tage weitergeführt werden.

Gleichzeitig sollte aber das Medium immer auf Farbveränderungen und Trübungen untersucht werden, da es als pH-Indikator Phenolrot enthält. Dieser zeigt einen Farbumschlag nach gelb, wenn der pH-Wert absinkt. Im geschlossenen System findet diese Farbveränderung durch den erhöhten Anfall von Laktat in geringem Maße statt. Bei einer Infektion kommt es wegen des rascheren Mediumverbrauches zu einer sehr viel schnelleren und intensiveren Gelbfärbung des Mediums, gleichzeitig sieht man auch eine Trübung. Diese sollte aber nicht mit den z. T. vorhandenen abgesunkenen Epithelzellen verwechselt werden, die sich manchmal am Boden der Aufbewahrungsgefäße finden und die nicht mit einer Gelbfärbung des Mediums einhergehen.

3.3.3 Entquellung

Wie in der Einführung erwähnt, kommt es während der Organkultur auf Grund der offenen Grenzflächen zu einer Quellung der Hornhaut, die bis zur doppelten Dicke der ursprünglichen Hornhaut betragen kann. Daher wird vor der Transplantation die Hornhaut in ein entquellendes Medium überführt. Dieses enthält als entquellende Substanz in der Regel 4–8 % Dextran 500. Da durch das Dextran aber eine Schädigung des Endothels hervorgerufen wird und das Dextran auch in die Hornhaut aufgenommen wird, sollte eine Lagerungszeit von einer Woche im entquellenden Medium nicht überschritten werden.

Ebenso wie beim oben beschriebenen Mediumwechsel sollte dieser unter der sterilen Werkbank erfolgen. Der Mediumwechsel sollte ein bis drei Tage vor der Transplantation erfolgen, um auch dieses Medium mikrobiologisch untersuchen zu können.

3.3.3.1 Veränderung der humanen Hornhaut während der Organkultur

Veränderungen des Endothels während der Lagerung in Kulturmedium I

Während der Organkultur treten deutliche Veränderungen des Endothels auf. Hier ist an erster Stelle der Verlust von Endothelzellen zu nennen. Obwohl das Zellbild deutlich unregelmäßiger wird, bleibt der endotheliale Monolayer in der Regel vollständig erhalten [3, 23]. Sperling konnte bereits während der ersten beiden Stunden der Organkultur einen kontinuierlichen Zelluntergang beobachten, dieser wurde in der Folgezeit geringer [20]. Pels und Schuchard berichten von einem Zellverlust nach 28 Tagen, der zwischen 0 und 30 % lag. Nach 122 Tagen wird der Zellverlust von ihnen auf etwa 90 % beziffert [13]. Sie berichteten in Einzelfällen über eine Zunahme der Endothelzellzahl, die sie jedoch auf methodische Fehler zurückführten [11]. Olsen und

Davanger konnten nach mechanischer Schädigung des Endothels und anschließender Organkultur alle Stadien der Zellteilung beobachten [10]. Diese mitotische Aktivität, die *in vivo* nicht zu beobachten ist, wurde von Couch [2] im Wesentlichen auf den „epidermal growth factor“ (EGF) zurückgeführt, der u. a. im Serum vorhanden ist, das dem Kulturmedium zugesetzt wird. Studien von Lin und Böhnke haben gezeigt, dass diese Reparationsvorgänge auch unabhängig vom Serum-Zusatz in der Organkultur ablaufen [9]. Daher kann die Schädigung an sich als Reiz zur Mitose angesehen werden. Dies wird durch weitere Untersuchungen von Treffers gestützt, der ähnliche Beobachtungen nach Lagerung von Hornhäuten in Dulbecco`s MEM Medium ohne Serum-Zusatz machen konnte [22].

Auch auf mikroskopischer und elektronenmikroskopischer Ebene kommt es zu Veränderungen. Zwar konnte Doughman [4] zeigen, dass die ultrastrukturelle Integrität der Endothelzellen auch nach 21-tägiger Lagerung erhalten blieb, und auch die intrazellulären Organellen keine Veränderungen aufwiesen [5], aber es fanden sich verbreiterte Interzellularräume. Das endoplasmatische Retikulum, die Ribosomen und die Mitochondrien waren in ihrer Anzahl reduziert [19]. Pels und Schuchard konnten hingegen nachweisen, dass die Anzahl der Zellorganellen mit steigender Lagerungsdauer wieder zunimmt. Als zusätzliche Veränderung konnten sie eine Schwellung der apikalen Interzellularräume beobachten, während die „gap-junctions“ intakt blieben. Auf diese Veränderungen führten sie das irreguläre Endothelzellmosaik der gelagerten Hornhaut zurück [12]. Gleichzeitig führen diese Veränderungen zu einem Verlust der endothelialen Barrierefunktion, obwohl die Pumpfunktion des Endothels erhalten bleibt [8].

3.3.3.2 Veränderungen des Endothels durch die Entquellung

Die Entquellung der Hornhaut mit Hilfe von Dextran 500 führt zu einer weiteren Schädigung des Endothels. Die ersten Arbeiten von Sperling [21] zum hochmolekularen Dextran zeigten, dass bei einer Konzentration von 5% die Hornhäute klar und der Endothelzellverlust relativ gering blieben. Sperling ging sogar davon aus, dass Dextran 500 einen positiven Effekt auf das Endothel haben könnte, da es die Fältelung der Descemetschen Membran verringert und zu einer besseren Anheftung des Endothels an die Descemetsche Membran führt.

Pels und Schuchard konnten nach einer Woche Lagerung in MEM, das 5 % Dextran 500 enthielt, keine morphologischen Veränderungen des Endothels feststellen. Nach mehr als 7 Tagen fanden sie jedoch deutliche Granulationen [11], die sie auf zugrunde gegangene Zellorganellen zurückführten. Bei der elektronenmikroskopischen Untersuchung zeigten Van der Want und Pels [23] zusätzlich deutlich dilatierte Interzellularräume und mit Dextran gefüllte Vakuolen. Mit zunehmender Lagerungsdauer kam es zu einer Anreicherung von Dextran in diesen Vakuolen. Daneben zeigten die Zellen eine Tendenz zur Zytolyse. Ähnlich wie Draeger [6] konnten sie bereits nach 2 Tagen Dextranablagerungen auch innerhalb des Stromas beschreiben und führten dies vor allem auf eine Endozytose des Endothels zurück. Draeger sah daher die Entquellung durch Dextran als einen guten Vitalitätstest für die Hornhaut an. Allerdings konnten Draeger et al. kaum Dextran 500 im Endothel nachweisen. Demgegenüber fand Böhnke, dass Dextran ebenfalls in Vakuolen im Endothel gespeichert wird, wenn die Hornhäute länger als 4 Tage in Dextran-haltigem Medium verweilen [1]. Wir konnten in einer immunhistochemischen Studie nachweisen, dass Dextran bereits am ersten Tag von der Hornhaut aufgenommen wird und die Konzentration mit der Lagerungszeit weiter ansteigt. Dabei wird das Dextran nicht nur intrazellulär aufgenommen, sondern auch im Stroma gespeichert [7]. Trotz dieser Speicherung sahen Pels und Schuchard keinen signifikanten Unterschied der Endothelzelldichte nach Lagerung in Dextran-freiem und Dextran-haltigem Medium [13]. Im Gegensatz dazu konnten Lin et al. nach Lagerung in 4 % Dextran 500 endotheliale Nekrosen bei Schweinehornhäuten beobachten. Diese nahmen bis zu 50 % der endothelialen Oberfläche ein. Auch konnten sie zeigen, dass Dextran 500 die Migration hemmt und die Regeneration vermindert [9].

Neuere Studien von Böhnke weisen zudem auf eine Temperaturabhängigkeit bei der Aufnahme von Makromolekülen hin. Dies wiederum deutet auf eine metabolische Abhängigkeit und u. U. auf einen aktiven Transport hin. Dextran 500 stellt in den oben bereits erwähnten Vakuolen eine mechanische Belastung dar [1].

Insgesamt besteht Konsens, dass eine Entquellung in Dextran-haltigen Medium eine Woche nicht überschreiten sollte, da es zu einem weiteren Endothelzellverlust kommt.

3.3.3.3 Stoffwechselveränderungen während der Lagerung in Kulturmedium I

Während der Organkultur kommt es zu tiefgreifenden Veränderungen des Hornhautstoffwechsels, die im Wesentlichen auf der aeroben und anaeroben Glykolyse beruhen. Ausgangsprodukt dieses Stoffwechselweges ist Glukose, und das Produkt der anaeroben Glykolyse ist Laktat [7, 17]. Die im Medium vorhandene Glukose wird verbraucht und gleichzeitig häuft sich Laktat im Medium an. Dies wiederum führt zu einer azidotischen Stoffwechsellage, die wiederum die Quellung der Hornhaut begünstigt. Produkte der Glykolyse und des Zitratzyklus sind die energiereichen Phosphate und hier insbesondere die Adenosinphosphate. Sie sind von besonderer Bedeutung, weil sie die Energie zur Verfügung stellen, die die Hornhaut für die Aufrechterhaltung der Zellfunktion und Reparationsvorgänge benötigt. Darüber hinaus ist nur bei ausreichender Energieversorgung die wichtigste Funktion des Endothels, die Pumpfunktion, zur Dehydrierung der Hornhaut durch das Endothel gewährleistet.

Untersuchungen haben gezeigt, dass die energetische Lage von post-mortem Hornhäuten v. a. von der Grunderkrankung des Spenders abhängig ist [14, 15].

Insgesamt kommt es während der Organkultur zu einer Erholung des Stoffwechsels, wovon insbesondere Hornhäute mit schlechter Ausgangs-Stoffwechsellage profitieren. Die energetischen Verhältnisse gleichen sich dabei v. a. im geschlossenen System während der ersten zwei Wochen an. Danach findet in der Organkultur offenbar eine Veränderung statt. Der Glukoseverbrauch verlangsamt sich und die energiereichen Phosphate sinken nach 18–21 Tagen Organkultur ab, um sich dann jedoch wieder zu erholen. Während dieses Zeitraumes findet also offensichtlich eine Umstellung des

Stoffwechsels statt, die durch den Sauerstoffverbrauch im geschlossenen System, die kumulierten Laktatwerte oder insgesamt durch Anpassung der Stoffwechselleistung an die veränderten Kulturbedingungen verursacht sein kann [18].

Zum Teil sind diese Veränderungen sicherlich durch einen Mediumwechsel nach zwei Wochen im geschlossenen System zu umgehen.

3.3.3.4 Einfluss der Entquellung auf den Stoffwechsel

Die Dehydrierung der Hornhaut von im Mittel 88 % Wassergehalt auf Normalwerte von ca. 78 % stellt für die Hornhaut auch aus energetischer Sicht eine extreme Stresssituation dar. Es findet daher nicht nur ein vermehrter Zellverlust statt, sondern auch die Konzentration an energiereichen Phosphaten nimmt dramatisch auf ca. 10 % der Werte während der Organkultur ab [16]. Hierbei handelt es sich offensichtlich nur z. T. um einen toxischen Effekt des in der Hornhaut angereicherten Dextrans, sondern wohl in erster Linie um eine starke osmotische Belastung, da das gleiche Phänomen auch bei anderen, physiologischeren entquellenden Substanzen wie HES 130 zu beobachten war. Insgesamt wäre es auch aus energetischer Sicht sicher günstiger, der Hornhaut die Quellung und die dann folgende Entquellung zu ersparen und sie während der Organkultur gleichmäßig dünn zu halten. Die bislang hierzu verwendeten entquellenden Substanzen wie Dextran 40 oder Chondroitin-Sulfat schränken die Länge der Lagerung erheblich ein. Daher erscheint das zur Zeit verwendete Zweiphasen-System zur Lagerung humaner Hornhäute am ehesten die Integrität der Hornhäute zu erhalten und daher möglichst optimales Material zur Transplantation zur Verfügung zu stellen.

Literatur

[1] Böhnke, M., M. Hagenah, J. Draeger: Neue osmotische Zusätze zu Kulturmedien für die Hornhautkultivierung. Fortschr. Ophthalmol. *88* (1991) 113–117

[2] Couch, J., P. Cullen, T. A. Casey, J. W. Fabre: Mitotic activity of corneal endothelial cells in organ-culture with recombinant human epidermal growth factor. Ophthalmology *94* (1987) 1–6

[3] Doughman, D. J. et al.: The ultrastructure of human organ-cultured cornea. I Endothelium. Arch. Ophthalmol. *92* (1974) 516–523

[4] Doughman, D. J., D. van Horn, W. P. Rodman, P. Byrnes, R. L. Lindstrom: Human corneal endothelial layer repair during organ-culture. Arch. Ophthamol. *94* (1976) 1791-1796

[5] Doughman, D. J.: Prolonged donor cornea preservation in organ-culture: long-term clinical evaluation. Trans. Am. Ophthal. Soc. *78* (1980) 567–628

[6] Draeger, J., M. Böhnke, R. Winter: Corneal preservation: Present state, methods, results and complications. Dev. Ophthalmol. *11* (1985) 15–31

[7] Hjortdal, J., N. Ehlers, C. U. Andersen: Some metabolic changes during human corneal organ culture. Acta Ophthalmol. *67* (1989) 295–300

[8] Holtann, H. W., H. J. Stein, M. U. Dardenne: Experiments on corneal preservation (short time storage) Ophthal. Res. *8* (1976) 663–666

[9] Lin, C. P., M. Böhnke, J. Draeger: The role of serum-supplements in organ-culture for pre-damaged corneal endothelium. Kao Hsiung-I-Hsueh Ko Hsue Tsa Chih: *6(8)* (1990) 436–439

[10] Olsen, E. G., M. Davanger: The healing of human corneal endothelium. Acta Ophthalmol. *62* (1984) 885–892

[11] Pels, E., Y. Schuchard: Organ-culture preservation of human corneas. Doc. Ophthalmol. *56* (1983) 147–153

[12] Pels, E., Y. Schuchard: Organ-culture and endothelial evaluation as a preservation method for human corneas. Doc. Ophthalmol. *56* (1983) 347–351

[13] Pels E, Schuchard Y: The effects of high molecular weight dextran on the preservation of human corneas. Cornea *3* (1984/85) 219–227

[14] Redbrake, C., J. Becker, S. Salla, R. Stollenwerk, M. Reim: The influence of the cause of death and age on human corneal metabolism. Invest. Ophthalmol. Vis. Sci. *35 (9)* (1994) 3553–3556

[15] Redbrake, C., S. Salla, M. Vonderhecken, P. Sieben, M. Reim: Gewebezustand humaner Hornhäute vor und nach Organkultur. Einfluß der Todesursache des Spenders. Ophthalmologe *94* (1997) 573–577

[16] Redbrake, C., S. Salla, A. Frantz, M. Reim: Untersuchungen zum Energiestoffwechsel der humanen Hornhaut in verschiedenen Kultursystemen. Klin. Monatsbl. Augenheilk. *210* (4) (1997) 213–218

[17] Redbrake C, Frantz A, Salla S: Korrelation zwischen Glucose- und Laktatkonzentrationen in der humanen Hornhaut und im Organkulturmedium. Klin. Monatsbl. Augenheilk. *213* (1998) 93–96

[18] Redbrake, C., S. Salla, A. Frantz, M. Reim: Metabolic changes of the human donor cornea during organ culture. Acta Ophthalmol *77* (1999) 26–272

[19] Schimmelpfennig, B., R. Witmer: Hornhautkonservierung bei 37 °C im kontinuierlichen Gewebekulturmedium. Ophthalmologica *175* (1977) 275–280

[20] Sperling, S.: Early morphological changes in organ cultured human corneal endothelium I. Acta Ophthalmol. *55* (1977) 573–580

[21] Treffers, W. F.: Human corneal endothelial wound repair. Am Acad Ophthalmol *89* (1982) 605–613

[22] Sperling, S.: Human corneal endothelium in organ culture. The influence of temperature and medium of incubation. Acta Ophthalmol. *57* (1979) 269–276

[23] van der Want, H. J. L., E. Pels, Y. Schuchard: Electron microscopy of cultured human corneas. Osmotic hydration and the use of a dextran fraction (Dextran T 500) in organ-culture. Arch. Ophthalmol. *101* (1983) 280

3.4 Kryokonservierung

M. Hagenah, M. Böhnke

3.4.1 Grundlagen der Gefrierkonservierung

Das Ziel von Gefrierbiologen ist es, lebende Zellen auf eine Temperatur nahe dem absoluten Nullpunkt abzukühlen, ohne ihre Vitalität nach dem Auftauen zu beeinträchtigen. Erreicht wird hierdurch praktisch eine unbefristete Lagerungsdauer des jeweiligen Gewebes, die für Säugetierzellen mit etwa 30 000 Jahren veranschlagt wird [3].

Bereits die Abkühlung von normalerweise an Temperaturen von meist 37 °C adaptierten Zellen unter diesen Wert führt zu einer Zerstörung der Kompartimentsysteme der Zelle und zu einer enzymatischen Entkoppelung, die den Metabolismus der jeweiligen Zelle dauerhaft stören kann.

Bei Erreichung von Temperaturen unter dem individuellen Gefrierpunkt, der bei den meisten Zellen, bedingt durch den intrazellulären Salzgehalt, zwischen –4 und –13 °C liegt, werden Eiskristalle gebildet [24].

Findet dieser Prozess intrazellulär statt, werden bis dahin in Wasser gelöste Salze und Ionen freigesetzt. Dabei kommt es zu starken pH-Wert- und Osmolaritätsänderungen

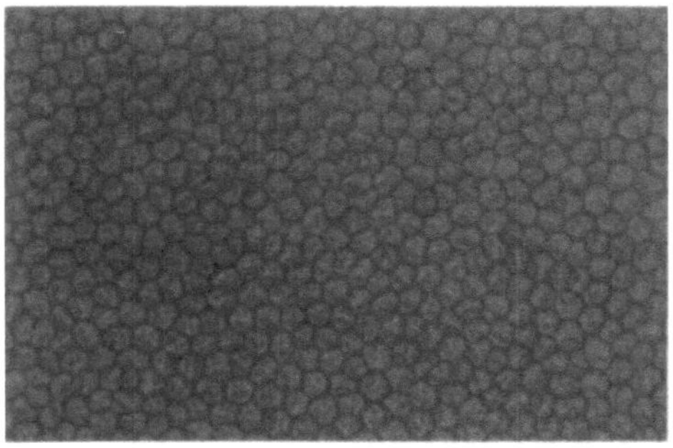

Abb. 1: Frisch präpariertes Hornhautendothel vom Schwein nach Alizarinrot-Trypanblau-Färbung (200 ×): regelmäßiges Zellmuster

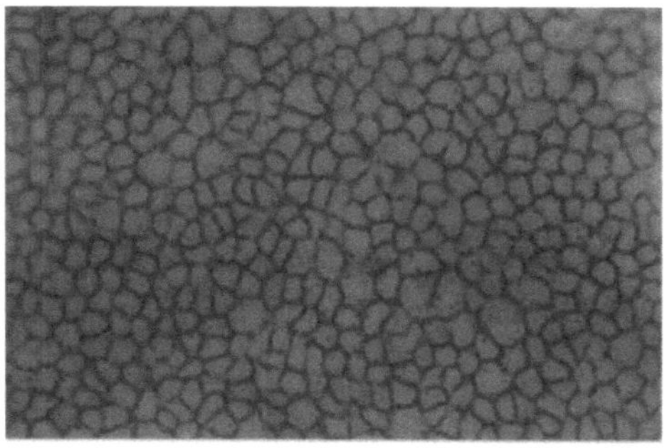

Abb. 2: Gefrierkonserviertes Schweineendothel nach 24-stündiger Nachkultur nach dem Auftauen (200 ×): vergrößerte einkernige Zellen, einige mehrkernige Zellen

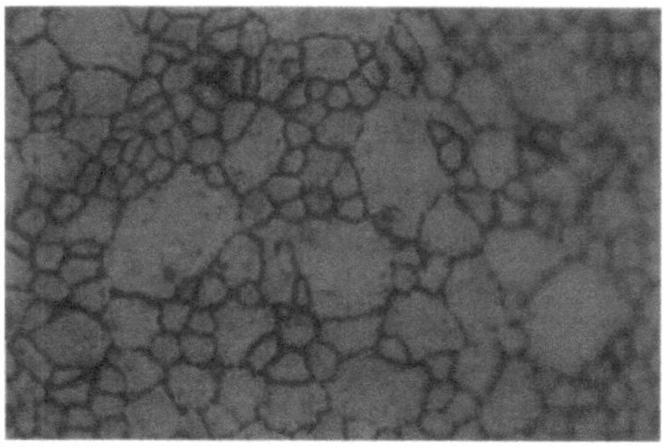

Abb. 3: Mit suboptimaler Methode gefrierkonserviertes Schweineendothel nach 24-stündiger Nachkultur nach dem Auftauen (200 ×): sehr große Riesenzellen und stark vergrößerte Einzelzellen in konfluenten Zellverband

im Zellmilieu, die toxisch wirken. Eine im Intrazellularraum vorherrschende Eiskristallbildung findet meist bei hohen Einfriergeschwindigkeiten statt [13].

Bei langsamen Einfriergeschwindigkeiten setzt sich die Eisbildung ungehindert im Extrazellularraum fort. Dort baut sich eine hohe Osmolarität auf, die einen Wasserausstrom aus dem Intrazellularraum bewirkt. Die Zelle schrumpft [15, 24, 27, 37] und wird durch hohe intrazelluläre Salzkonzentrationen letal geschädigt.

Hieraus ergibt sich, dass eine Zelle das Einfrieren nur dann überleben kann, wenn die Abkühlung so langsam geschieht, dass sich intrazellulär kein Eis bildet, andererseits die Einfriergeschwindigkeit so schnell erfolgen muss, dass keine hohen Osmolaritätsschwankungen auftreten, die die Zelle stark schrumpfen lassen [25]. Die hierfür erforderlichen Daten müssen für den zu untersuchenden Zelltyp individuell empirisch ermittelt werden.

Der Auftauprozess ist ein weiterer entscheidender Faktor für die Vitalität von Zellen nach dem Einfrieren. Während des Erwärmungsprozesses entstehen in der sogenannten Rekristallisierungsphase große Eiskristalle in den Zellen. Ungeklärt ist, ob es sich um eine Neubildung von Eis zum Zeitpunkt des Erreichens des Gefrierpunktes oder um die Zusammenheftung kleinerer Kristalle handelt [13]. Diese Kristalle schädigen die

Zellen sowohl mechanisch als auch über osmotische Effekte wie oben beschrieben [19, 24]. Auch hier muss für jeden Zelltyp die optimale Auftaugeschwindigkeit individuell ermittelt werden.

Es gibt mehrere Möglichkeiten steuernd in den Einfrierprozess einzugreifen:

Dehydrierte Zellen überstehen die Gefrierkonservierung besser als Zellen mit normalen Wassergehalt. Die optimale Dehydratation ist von Gewebe zu Gewebe unterschiedlich [29]. Eine Dehydratation kann erreicht werden, indem ein Einfriermedium benutzt wird, dass eine höhere Osmolarität als der Intrazellularraum besitzt. Die zweite Möglichkeit besteht darin, das Gewebe kurze Zeit bei einer Temperatur zu inkubieren, die etwas über der liegt, bei der intrazelluläres Eis entsteht. Da die Kristallisationstemperatur des Intrazellularraumes unter der des Einfriermediums liegt, kann durch extrazelluläre Eiskristalle ein osmotischer Gradient gebildet werden, der intrazelluläres Wasser nach außen abfließen lässt.

3.4.2 Kryoprotektoren

Auch bei Verwendung dieser Techniken ist es bei vielen Zelltypen nicht möglich, zufriedenstellende Ergebnisse nach dem Auftauen zu erreichen. Deshalb empfiehlt sich der Zusatz von Kryoprotektoren. Diese chemisch sehr unterschiedlichen Substanzen haben grundsätzlich zwei Gemeinsamkeiten: sie sind sehr gut wasserlöslich und wirken nicht toxisch auf das einzufrierende Gewebe [30]. Ihre Wirkung beruht vermutlich auf ihrem Vermögen, Wassermoleküle zu binden. Dadurch senken sie den Anteil an freiem Wasser innerhalb oder außerhalb von Zellen beim Einfrieren und damit die Eisbildung. Die nötige Einfriergeschwindigkeit wird gesenkt [22]. Zusätzlich scheinen sie erhöhte Ionen- und Salzkonzentrationen während des Einfrier- und Auftauvorganges zu puffern [13, 26, 28].

Grundsätzlich wird zwischen zwei Gruppen von Kryoprotektoren unterschieden, intrazellulär und extrazellulär wirkende.

Intrazelluläre Kryoprotektoren

Intrazelluläre Kryoprotektoren sind Glycerol, Ethylenglykol, Methanol, Dimethylazetamid und Dimethylsulfoxid [14], das am häufigsten in der Kryokonservierung eingesetzt wird. Diese Substanzen bestehen aus kleinen Molekülen, die in der Lage sind, in den Intrazellularraum einzudringen und dort die Eiskristallbildung zu unterdrücken. Am häufigsten werden Glyzerol und Dimethylsulfoxid (DMSO) verwendet [30]. Beide Substanzen sind gut wasserlöslich. Ein wichtiger Grund für die kryoprotektive Wirkung von DMSO scheint die Fähigkeit zu sein, mit zwei ungepaarten Elektronen an der SO-Bindung Hydroxylradikale zu binden [20].

Extrazelluläre Kryoprotektoren

Extrazelluläre Kryoprotektoren sind makromolekulare Substanzen wie Polyvinylpyrrolidon, Hydroxyethylstärke, Dextran, Albumin, Polyethylenoxid, modifizierte Gelatine und Polyethylenglykol [14]. Diese Substanzen sind Polymere, die wegen ihres hohen Molekulargewichts und ihrer Größe nicht in den Intrazellularraum eindringen können. Ihr Wirkungsmechanismus ist nicht geklärt. Wahrscheinlich mindern sie die extrazelluläre Eisbildung [30]. In der Routine der Gefrierbiologie werden diese Stoffe selten verwendet.

Vitrifikation

Ein neuerer Ansatz in der Gefrierbiologie zum Erreichen einer hohen Vitalität eines Gewebes nach dem Auftauen ist die sogenannte Vitrifikation. Im Prinzip handelt es sich um die Verfestigung einer abgekühlten Flüssigkeit nicht durch Kristallisation sondern durch eine extreme Erhöhung der Viskosität während des Einfrierens [12]. Die Lösung nimmt hierbei einen glasartigen Zustand ein. Da keine Eiskristalle entstehen, entstehen keine toxischen osmotischen Schwankungen. Um realistische Einfriergeschwindigkeiten zu erreichen, müssen hohe Konzentrationen an kryoprotektiven Substanzen eingesetzt werden. Die Nachteile sind hierbei der toxische Effekt dieser Substanzen, das häufige Brechen des eingefrorenen Gewebes während der Lagerung und die Rekristallisierung, die häufig während des Auftauens auftritt [2].

Erste Versuche, das Hornhautendothel solchen Vitrifikationslösungen bei physiologischen Temperaturen und bei 4 °C auszusetzen, wurden erfolgreich durchgeführt [1, 8]. Der Beweis, dass so behandelte Hornhäute auch erfolgreich kryokonserviert werden können, steht noch aus.

3.4.3 Klinische Anwendung

Nach der Konservierung ganzer Bulbi gilt die Gefrierkonservierung als die älteste Methode der Hornhautkonservierung. Bereits in den 50er Jahren gab es vereinzelte Berichte über die erfolgreiche Transplantation kryokonservierter Hornhäute. Durch die Einführung von DMSO in die Gefrierkonservierung wurden dann entscheidende Fortschritte erzielt. Dieses geschah unabhängig voneinander in Großbritannien und den USA in der Mitte der 60er Jahre.

Kryokonservierung nach Capella und Kaufman

1965 stellten Capella, Kaufman und Robbins [9] eine Methode zur Kryokonservierung von Kaninchenhornhäuten vor, die später bei der menschlichen Kornea angewandt, die weiteste Verbreitung fand. Hierbei wurden die Hornhäute bei 4 °C in Bädern mit aufsteigenden DMSO- und Sucrosekonzentrationen jeweils 10 min inkubiert und anschließend mit 2 °C/min bis – 14 °C, dann mit 3 °C/min bis – 80 °C eingefroren und anschließend in flüssigen Stickstoff bei – 196 °C gelagert. Aufgetaut wurde bei + 56 bis + 60 °C unter dem Wasserhahn innerhalb von 60 Sekunden. Vor der Transplantation erfolgte dann eine 10-minütige Inkubation in humanen Albumin bei + 4 °C.

Zu Beginn der 70er Jahre wurden viele experimentelle Studien durchgeführt, um den Einfluss dieser Einfriermethode auf das Endothel zu untersuchen. Elektronenmikroskopische Untersuchungen zeigten, dass es zu ultrastrukturellen Schäden der Endothelzellen nach dem Einfrieren kam. Diese waren allerdings bis zu einem gewissen Grad reversibel, wenn die Hornhäute nach dem Auftauen in 25 %iger Albuminlösung inkubiert wurden. Noch besser waren die Ergebnisse nach Inkubation in Serum. Die Endothelzellschäden wurden von einigen Autoren als gravierend beschrieben. So konnten zum Teil nach Kryokonservierung nur 13 % intaktes Endothel gefunden werden [36]. Andere Autoren fanden nur geringe Zellschäden, wie zum Beispiel Schultz, der nur bei 6 % der Zellen Autolyse fand [33]. Er postulierte dabei einen Zusammenhang zwischen Spenderalter, post-mortem-Zeit des Gewebes und erfolgreicher Kryokonservierung. Sein Vorschlag war, das Alter der Spender auf unter 50 Jahre zu begrenzen und Korneoskleralscheiben innerhalb von 6 Stunden nach Tod des Spenders einzufrieren.

Biochemische Untersuchungen zeigten, dass nach dem Auftauen der Hornhäute nur noch 50 % der Zellen in der Lage waren, H_3-Uridin aufzunehmen . Die Sauerstoffaufnahme war um den gleichen Faktor gesenkt. Die Aktivität von alkalischer Phosphatase, saurer Phosphatase und Succinyldehydrogenase wurde während verschiedener Stadien des Einfrier- und Auftauprozesses gemessen. Dabei fanden sich stark erniedrigte Werte nach dem Auftauen und der Lagerung in Albuminlösung, verglichen mit frischen Hornhäuten.

Tierexperimentelle Studien mit Primaten, bei denen kryokonservierte Hornhäute gemischtgeschlechtlich übertragen wurden, bewiesen das Überleben gefrierkonservierten Endothels im Transplantat [6]. Da hier das Sexchromatin als Marker benutzt wurde, war eine quantitative Untersuchung bezüglich der Anzahl überlebender Endothelzellen nicht möglich.

Klinische Langzeitstudien zeigten erfolgreiche Transplantationen. Kaufman verglich 1976 die Ergebnisse nach Kurzzeitkonservierung oder Kryokonservierung bei 585 durchgeführten Keratoplastiken [21]. Den Anteil von 76 % erfolgreichen Keratoplastiken nach Kurzzeitkonservierung standen 72 % erfolgreiche Transplantationen nach Kryokonservierung gegenüber. Schultz untersuchte die Langzeitergebnisse nach Transplantation kryokonservierter Hornhäute und fand sehr gute Ergebnisse [32]. Die Spender waren hier jedoch alle sehr jung und die Post-mortem-Zeit sehr kurz.

Mathieu berichtete über eine Serie von 40 Keratoplastiken, in der frisches Spendermaterial mit kryokonservierten verglichen wurde. Nach einem Beobachtungszeitraum von 5 Monaten wurden keine signifikanten Unterschiede gefunden. Aus langfristigen Beobachtungen mit 447 durchgeführten Transplantationen frischen und gefrierkonservierten Spendergewebes über 15 Jahre wurde die gleiche Schlussfolgerung gezogen [23]. Später vorgestellte Untersuchungen aus der gleichen Klinik zeigten, dass bezüglich der Überlebensquote zwei Jahre nach perforierender Keratoplastik kein Unterschied zwischen gefrierkonservierten und kurzzeitkultivierten Gewebe gefunden werden konnte [7]. Es wurde lediglich eine leicht erniedrigte Endothelzelldichte bei gefrierkonservierten Hornhäuten gefunden. Weiterhin wurde gezeigt, dass die Dauer der Lagerung des Gewebes in flüssigen Stickstoff keine Auswirkung auf die ermittelte Zelldichte aufwies.

Eine Studie von Ruusuvaara verglich die Ergebnisse nach Transplantationen von kryokonservierten, in MK-Medium kurzzeitkonservierten und in der feuchten Kammer gelagerten Hornhäuten. Die Kurzzeitkonservierung in MK-Medium erwies sich bezüglich der Endothelzelldichte ein Jahr nach Transplantation gegenüber den anderen Konservierungsmethoden als überlegen [31]. Eine Nachuntersuchung des Patientenkollektivs, welches eine kryokonservierte Spenderhornhaut erhalten hatte, zeigte zehn Jahre später jedoch, dass diese kaum einen weiteren Zellverlust erlitten hatten. Die Autoren schlossen hieraus, dass die nach ihrer Meinung komplizierte Einfriermethode langfristig die gleichen Erfolge aufwies wie bei Verwendung anderer Konservierungsmethoden.

Die Kryokonservierung nach der Methode von Capella und Kaufman wird kaum noch angewandt, da sie eine teure Ausrüstung, erfahrene Fachkräfte und Hornhäute von jungen Spendern mit kurzen Post-mortem-Zeiten benötigt, um erfolgreich durchgeführt werden zu können.

Kryokonservierung nach Müller

Etwa zur gleichen Zeit wie Capella und Kaufman arbeitete Müller in England an einer Methode zur Kryokonservierung von Hornhäuten. Anfangs konservierte er ganze Bulbi bei –79 °C [29]. Dabei wurde die Augenvorderkammer mit einem 7,5 % DMSO-haltigen Medium gefüllt und dann der gesamte Bulbus in 10 %iger Glycerollösung eingefroren. Da die Konzentration des DMSO in der Vorderkammer schnell sank und die Masse des Bulbus die Kälteübertragung beim Einfrieren behinderte, verwendete die Arbeitsgruppe später exzidierte Korneoskleralscheiben.

Die hierauf von Müller entwickelte Technik unterscheidet sich in einigen Punkten von der Capella-Kaufman Methode. Das Gefrierkonservierungsmedium bestand aus einer Mischung von jeweils 50 % TC 199 Gewebekulturmedium und Kälberserum mit einem 14%igen DMSO-Anteil. Das Gewebe wurde 6 Minuten bei 2 °C in 10 ml Kryokonservierungsmedium vorinkubiert. Eingefroren wurde mit 1 °C/min bis –15 °C, anschließend mit 5 °C/min bis – 60 °C. Dann erfolgte die Überführung in flüssigen Stickstoff. Aufgetaut wurde bei + 55 °C im Wasserbad und die Hornhaut dann vor der Transplantation im Gefrierkonservierungsmedium ohne DMSO aufbewahrt.

Die klinische Tauglichkeit der Methode wurde in Addis Abeba bei einer Serie von 48 durchgeführten Keratoplastiken überprüft. Bei einer Nachbeobachtungszeit von 3 bis 6 Monaten wurden 18 von 27 Transplantationen von frischem Gewebe und 15 von 19 Transplantationen von kryokonservierten Material als erfolgreich gewertet. Dieses blieb der einzige klinische Einsatz dieser Gefrierkonservierungsmethode.

Kryokonservierung nach Ehlers und Sperling

17 erfolgreiche Keratoplastiken mit gefrierkonservierten Spendergewebe wurden von Ehlers und Sperling vorgestellt [10, 35]. Zur Kryokonservierung wurde die Methode nach Capella und Kaufman verwendet, wobei jedoch die Hornhäute vor der Kryokonservierung 20 bis 28 Stunden im dextranhaltigen Medium in der Organkultur bei + 31 °C gelagert wurden. Nach dem Auftauen wurden sie ebenfalls 20 bis 28 Stunden organkultiviert. Direkt nach dem Auftauen war die Zelldichte durchschnittlich um 11 % gesunken, nach der Nachkultur um weitere 34 %. Zur Transplantation wurde nur Gewebe verwendet, dass eine Zelldichte von mehr als 2000 Zellen/mm² aufwies. Ein Jahr nach der Operation wurden durchschnittlich noch einmal 47 % weniger Zellen gezählt.

Ehlers und Sperling waren 1983 in der Lage, die erfolgreich transplantierte Spenderhornhaut eines Patienten aus diesem Kollektiv histologisch und elektronenmikroskopisch nach dessen Tode zu untersuchen. Bei makroskopisch unauffälligem Befund beobachteten sie ein konfluentes Endothel mit erheblichen Irregularitäten bezüglich der individuellen Zelldichte und einen erheblichen Anteil Riesenzellen mit mehreren Zellkernen.

Zehn Jahre nach Transplantation stellten Erdmann und Ehlers erneut einen Großteil der damals transplantierten Patienten vor [11]. Alle untersuchten Hornhäute waren klar geblieben. Hierbei waren zum Teil recht hohe Endothelzelldichten nachweisbar, die bereits ein Jahr nach perforierender Keratoplastik beschriebenen Pleomorphien persistierten.

3.4.4 Praktische Aspekte

Ideales Material für Versuche zur Gefrierkonservierung wären humane Spenderhornhäute in großer Zahl. Dieses ist praktisch nicht durchführbar, so dass man für größere Versuchsreihen auf Gewebe anderer Spezies angewiesen ist.

In Frage kommen hier zum Beispiel Hornhäute von Kaninchen. Unter ethischen Aspekten ist es jedoch bedenklich ein Tier zu töten, nur um zwei Hornhäute zu entnehmen. Wenn wir in der Vergangenheit Gewebe von Kaninchen verwendeten, besorgten wir uns Augen von Tieren, die für Versuchsreihen anderer Disziplinen sowieso getötet werden mussten. Der wichtigste Nachteil der Auswahl solchen Gewebes ist die Tatsache, dass beispielsweise bei Tieren aus pharmakologischen Versuchen nie ausgeschlossen werden kann, dass die untersuchten Substanzen potenziell endotheltoxisch sind. Hier besteht dann eine Variable, die dazu führen kann, dass Versuchsergebnisse völlig falsch interpretiert werden könnten.

Weiter sind Kaninchenhornhäute wegen ihrer weichen Konsistenz sehr schwer zu präparieren. Es wird auch oft angeführt, dass die Mitosefähigkeit des Kaninchenendothels die Ergebnisse nach Gefrierkonservierung in zu positiven Licht erscheinen lassen könnten. Man kann dies jedoch auch positiv sehen. Ein mitosefähiges Endothel nach Gefrierkonservierung ist ja auch eine Hinweis auf die Vitalität des Gewebes.

In unseren Experimenten haben wir aufgrund dieser Überlegungen für große Versuchsreihen Hornhäute von Schweinen benutzt. Das Gewebe ist leicht und in großen Mengen erhältlich, die Tiere werden einheitlich großgezogen und im etwa gleichen Alter geschlachtet. Mitotische Aktivität in der Wundheilung des Endothels wird nicht beobachtet [34].

Nachteilig ist jedoch die ovale Form der Hornhäute, die die Präparation mit einem Trepan unmöglich macht. Die Korneoskleralscheibe muss mit einer Vannasschere und Kolibripinzette präpariert werden.

Die Befundung des Hornhautendothels vor den Versuchen muss schnell und einfach sein. In Frage kommt eine Trypanblaufärbung, die den Anteil geschädigter Zellen zeigt (s. Kap. 2.7). Eine Information über die Endothelzelldichte erhält man so nicht. Wir führten in unseren Versuchen eine Zellzählung mit Hilfe von hypotoner Balanced Salt Solution durch. Da die für menschliche Hornhäute angegebene Zusammensetzung der Lösung [4] nicht ausreicht, um die Interzellulargrenzen der Endothelzellen quellen zu lassen, wurde sie noch einmal mit 8 % Wasser verdünnt.

Um Gewebe einzufrieren, ist im Grunde keine aufwändige apparative Ausstattung nötig. Es genügt prinzipiell ein Behälter mit flüssigen Stickstoff. Das einzufrierende Gewebe wird über dem Stickstoff am oberen Ende des Behälters eingebracht und in definierten Zeitabständen tiefer gehängt, bis es ganz vom Stickstoff umgeben ist. Diese einfache Methode ist heute durchaus gängig bei der Kryokonservierung von Tumorzellen oder Zellkulturen, wo es auf die Zahl überlebender Zellen nach dem Auftauen nicht ankommt.

Für unsere Versuche benutzten wir eine automatische Kühlkammer. Ein solches Gerät besteht aus einer Kammer, die mit einer Flasche mit flüssigen Stickstoff verbunden ist. Ein Temperaturfühler im Inneren der Kammer misst die aktuelle Temperatur. Der Mikroprozessor vergleicht sie mit der Solltemperatur des jeweiligen Gefrierprogramms. Ist diese zu hoch, wird ein Ventil zur Stickstoffflasche geöffnet, und etwas Stickstoff über einen Ventilator in die Kammer geblasen.

Die für eine erfolgreiche Gefrierkonservierung entscheidende Bildung von Eiskristallen findet im Temperaturbereich zwischen –5 °Celsius und –15 °C statt. Ein typisches von uns erstelltes Einfrierprogramm bestand aus einer etwa 15-minütigen Startphase bei 0 °C. In dieser Zeit wurden die vorher auf Eis gelagerten Korneoskleralscheiben auf 0 °C equilibriert. Dann erfolgte das eigentliche Einfrieren, beispielsweise mit einer Rate von 1 °C/Min. auf –40 °C. Im zweiten Teil wurde dann mit einer Geschwindigkeit von 5 °C/Min. auf –80 °C heruntergekühlt und auf dieser Temperatur gehalten. Anschließend wurde das Gewebe dann direkt in flüssigen Stickstoff bei –196 °Celsius überführt und dort bis zum Auftauen gelagert.

Wichtig für den Erfolg des Einfrierens von Zellen ist die Zeit, die die Übertragung der zugeführten Kälte auf das Gewebe benötigt. Zellen werden meist als Suspension im Kryokonservierungsmedium in Plastikbehältern eingefroren. Obwohl in der Vergangenheit oft auch mit Hornhäuten durchgeführt, erscheint uns dieses Vorgehen nicht sehr erfolgversprechend. Wir entwickelten daraufhin spezielle Einfrierbehälter, die nach unserer Auffassung eine gute Kälteübertragung gewährleisten [5]. Die Behälter bestehen aus runden Aluminiumblöcken mit 18 mm Durchmesser. Diese werden konkav aufgebohrt, so dass die Hornhaut mit dem Epithel nach unten weisend in einer geringen Menge Kryokonservierungsmedium (in unserem Falle 0,5 ml), die das Endothel eben bedeckt eingelegt werden kann.

Aluminium hat eine sehr hohe Wärmeleitfähigkeit, so dass die den Gefriergutträger umgebende Kälte sehr effizient von epithelial und skleral über das Hornhautstroma auf das Endothel wirken kann. Zeitgleich dämpft das Kryokonservierungsmedium direkt auf das Endothel wirkende Kälte ab und reduziert bei Einsatz von extrazellulären Kryoprotektoren die Eisbildung.

Nachteilig bei den von uns verwendeten Gefriergutträgern ist die Tatsache, dass diese offen sind. Jede Art von Verschluss führte bisher dazu, dass sich die im Inneren des Behälters befindliche Luft beim Auftauen explosionsartig erwärmte.

Während der Lagerung des Gewebes in flüssigen Stickstoff muss die Füllung des Tankes regelmäßig überprüft werden. Ansonsten ist keinerlei Eingriff nötig. Für unsere Versuche wurden die Hornhäute zwischen einem Tag und einem Jahr gelagert.

Das Auftauen des Gewebes ist eine weitere kritische Phase für eine erfolgreiche Gefrierkonservierung. Nach unserer Erfahrung werden die besten Resultate erreicht, wenn die Hornhäute bei + 37 °C aufgetaut werden [16]. Entscheidend ist hierbei dass ein stetiger Fluss warmen Wassers um den Gefriergutträger gewährleistet ist, so dass sich kein Eis um diesen bilden kann. Wir haben die besten Erfahrungen mit einem bewegten Wasserbad gesammelt, in dem die Behälter etwa 0,5 mm unter ihrem Rand von Wasser umflossen werden. Eine Alternative ist ein auf + 37 °C kalibrierter Wasserhahn. Allerdings ist hier die Gefahr, dass Wasser in das Gefäß fließt, relativ hoch. Die Verdünnung des Gefrierkonservierungsmedium mit Wasser führt nach unseren Erfahrungen zu Endothelzellverlusten.

Abzuraten ist vom Auftauen in stehenden Wasser. Hier kann man eine Eisbildung am Gefriergutträger beobachten. Dieses Phänomen führte in unseren Experimenten regelmäßig zu Totalnekrosen des Endothels.

Wie bei allen Konservierungsmethoden für Spenderhornhäute ist die Beurteilung der Vitalität des Endothels vor der Transplantation, unabhängig von der Methode, für die Prognose entscheidend. Für die Gefrierkonservierung gilt hier ein weiterer Aspekt: der Zeitpunkt der Befundung. In der klinischen Routine wird in der Kurzzeitkultur bei + 4 °C häufig zum Zeitpunkt der Präparation geurteilt, in der Organkultur bei + 37 °C direkt vor der Transplantation (s. Kap. 3.2 und 3.3).

In den ersten klinischen Studien zur Transplantierbarkeit gefrierkonservierter Hornhäute wurde direkt nach dem Auftauen des Gewebes die Vitalität beurteilt [9, 21, 29]. Trotz der klinischen Erfolge dieser Methoden erscheint uns der von Ehlers und Sperling beschrittene Weg einer Karenzzeit in der Organkultur nach dem Auftauen vor der Transplantation weiser [35]. Unsere Studien unterstützen diesen Ansatz. Direkt nach dem Auftauen sieht jedes gefrierkonserviertes Endothel morphologisch beeindruckend aus. Nach einer 24stündigen Nachkultur dagegen finden sich erhebliche Unterschiede im morphologischen Befund je nach Kryokonservierungsmethode [17]. Werden die Nachkulturintervalle nach dem Auftauen weiter ausgedehnt, werden die morphologischen Unterschiede noch deutlicher [18].

Eine weitere Variable der Beurteilung erfolgreicher Kryokonservierung ist die Quellung des Hornhautstromas in der Nachkultur. Zum einen ist dies durch die Organkultur an sich bedingt, wenn dem Kulturmedium keine entquellende Substanz zugesetzt wird. Zum anderen kann das Hornhautendothel, da es direkt nach dem Auftauen seine Entquellungsfunktion nicht aufnimmt, diesen Faktoren nichts entgegensetzen.

Es erscheint uns daher sinnvoll, dem Nachkulturmedium eine entquellende Substanz beizufügen. Bisher haben wir das in unserer klinischen Routine übliche Medium mit einem Dextranzusatz von 6 % zu verschiedenen Zeitpunkten nach dem Auftauen verwendet [4]. Welcher Zeitpunkt am sinnvollsten ist, wurde von uns bisher nicht ermittelt.

3.4.5 Ausblick

Die Gefrierkonservierung von Spenderhornhäuten wurde im Gegensatz zu anderen Kulturverfahren trotz ihrer klinischen Erfolge immer kritisch betrachtet, da sie in früheren Zeiten einen hohen apparativen und personellen Aufwand forderte. Heutzutage dürfte jede Hornhautbank, die mit der Organkultur als Routinemethode arbeitet, einen ähnlichen Aufwand brauchen.

Unter heutigen klinischen Bedingungen in Europa könnte gefrierkonserviertes Gewebe eine zusätzliche Option in der Behandlung von Notfallpatienten darstellen. Dieses würde in Augenbanken, die sowieso die Organkultur als Routinemethode beherrschen, nur einen geringen zusätzlichen Aufwand erfordern.

Wichtiger erscheint dagegen die Option der Zukunft. Verfeinerte chirurgische Verfahren könnten zur Transplantation nur noch von Teilen der Hornhaut führen, wie beispielsweise die Transplantation von Epithelstammzellen nach Hornhautverätzungen.

Mehr und mehr werden die Fortschritte in der Gewebetypisierung dazu führen, dass ein Pool an typisierten Spendergeweben langfristig zu konservieren ist, um bei kritischen klinischen Situationen ein passendes Transplantat bereitzustellen.

Hierbei könnte die Gefrierkonservierung ihren größten Vorteil ausspielen: die praktisch unbegrenzte Konservierungsdauer.

Literatur

[1] Armitage, W. J.: Survival of corneal endothelium after exposure to a vitrification solution. Cryobiology *26* (1989) 318–327.

[2] Armitage, W. J., S. J. Rich: Vitrification of organized tissues. Cryobiology *27* (1990) 483–491.

[3] Ashwood-Smith, M. J., G. B. Friedman: Lethal and chromosomal effects of freezing, thawing, storage time, and x-radiation on mammalian cells preserved at -196 °C. Cryobiology *16* (1979) 132–140.

[4] Böhnke, M.: Corneal preservation in organ culture. Curr. Opinion Ophthalmol. *2* (1991) 432–442.

[5] Böhnke, M., C. Hagel, J. Draeger: Entwicklung eines optimierten Gefrierguttrӓgers für die Kryokonservierung von Spenderhornhäuten. Fortschr. Ophthalmol. *88* (1991) 257–261.

[6] Bourne, W.M.: Penetrating keratoplasty with fresh and cryopreserved corneas. Donor endothelial cell survival in primates. Arch. Ophthalmol. *96* (1978) 1073–1077.

[7] Brunette, I., M. LeFrancois, M. C. Tremblay et al.: Corneal transplant tolerance to cryopreservation: A clinical study. Invest. Ophthalmol. Vis. Sci. *34* Suppl. (1993) 772.

[8] Brunette, I., L. R. Nelson, W. M. Bourne: Tolerance of human corneal endothelium to glycerol. Cryobiology *26* (1989) 513–523.

[9] Capella, J. A., H. E. Kaufman, J. E. Robbins: Preservation of viable corneal tissue. Cryobiology *2* (1965) 116–121.

[10] Ehlers, N., S. Sperling: Ultrastructure of cryopreserved functioning human corneal endothelium. Acta Ophthalmologica *61* (1983) 245–253.

[11] Erdmann, L., N. Ehlers: Long-term results with organ cultured, cryopreserved human corneal grafts. Re-examination of 17 patients. Acta Ophthalmologica *71* (1993) 703–706.

[12] Fahy, G. M., D.R. MacFarlane, C. A. Angell et al.: Vitrification as an approach to cryopreservation. Cryobiology *21* (1984) 407–426.

[13] Farrant, J.: General observations on cell preservation. In: M J. Ashwood-Smith, J. Farrant (Hrsg): Low temperature preservation in medicine and biology, S. 1–18. Pitman Medical LTD, Turnbridge Wells, Großbritannien 1980.

[14] Farrant, J., M. J. Ashwood-Smith: Practical aspects. In: M. J. Ashwood-Smith, J. Farrant (Hrsg): Low temperature preservation in medicine and biology, S. 285–310. Pitman Medical LTD, Turnbridge Wells, Großbritannien 1980.

[15] Farrant, J, G. J. Morris: Thermal shock and dilution shock as the causes of freezing injury. Cryobiology *10* (1973) 134–140.

[16] Hagenah, M., M. Böhnke: Corneal cryopreservation with chondroitin sulfate. Cryobiology *30* (1993) 396–404.

[17] Hagenah, M., M. Böhnke: Latent endothelial cell damage after experimental corneal cryopreservation. Graefe's Arch. Clin. Exp. Ophthalmol. *231* (1993) 529–532.

[18] Hagenah, M., M. Böhnke: Morphologische Veränderungen des Hornhautendothels in der Organkultur nach Gefrierkonservierung. Der Ophthalmologe *90* (1993) 679–682.

[19] Ishiguro, H., B. Rubinsky: Mechanical interactions between ice crystals and red blood cells during directional solidification. Cryobiology *31* (1994) 483–500.

[20] Jacob, S. W., R. Herschler: Pharmacology of DMSO. Cryobiology *23* (1986) 14–27.

[21] Kaufman, H. E.: Corneal cryopreservation and its clinical application. Transpl. Proc. *8* (1976) 201–210.

[22] Leibo, S. P., J. Farrant, P. Mazur et al.: Effects of freezing on marrow stem cell suspensions: interactions of cooling and warming rates in the presence of PVP, sucrose, or glycerol. Cryobiology *6* (1970) 315–332.

[23] Mathieu, M., R. Pager, R. G. Bernier et al.: Results obtained with corneas preserved in liquid nitrogen, Dev. Ophthal. *11* (1985) 49–54.

[24] Mazur, P.: Freezing of living cells: Mechanisms and implications. Am. J. Physiol. *274* (1984) 125–142.

[25] Mazur, P., S. P. Leibo, E. H. Y. Chu: A two-factor hypothesis of freezing injury. Exp. Cell Res. *71* (1972) 345–355.

[26] McGann, L. E., M. L. Walterson: Cryoprotection by dimethylsulfoxide and dimethylsulfone. Cryobiology *24* (1987) 11–16.
[27] McGann, L. E., J. Farrant: Survival of tissue culture cells frozen by a two-step procedure to -196 °C: Holding temperature and time. Cryobiology *13* (1976) 261–268.
[28] Meryman, H. T.: Cryoprotective agents. Cryobiology *8* (1971) 173–183.
[29] Müller, F. O.: Die Gefrierkonservierung des homologen Spendermaterials für die durchgreifende Keratoplastik. Doc. Ophthalmologica *31* (1972) 89–140.
[30] Pegg, D. E.: Long-term preservation of cells and tissues: a review. J. Clin. Path. *29* (1976) 271–285.
[31] Ruusuvaara, P.: The fate of preserved and transplantated human corneal endothelium Acta Ophthalmologica *58* (1980) 440–453.
[32] Schultz, R. O., M. Matsuda, R. W. Yee et al.: Long term survival of cryopreserved corneal endothelium. Ophthalmology *92* (1985) 1163–1167.
[33] Schultz, R. O.: Laboratory evaluation of cryopreserved corneal tissue. Trans. Am. Ophthalmol. Soc. *69* (1971) 563–608.
[34] Singh, G., M. Böhnke, J. Draeger: Endothelial wound healing in organ cultured pig corneae after mechanical trauma. Fortschr. Ophthalmol. *81* (1984) 293–295.
[35] Sperling, S.: Cryopreservation of human cadaver corneas regenerated at 31°C in a modified culture medium. Acta Ophthalmologica *59* (1981) 142–148.
[36] Van Horn, D. L., C. Hanna, R. O. Schultz: Corneal cryopreservation II: Ultrastructural and viability changes. Arch. Ophthalmol. *84* (1970) 667–677.
[37] Waller, W. K.: Gefrierkonservierung der Hornhaut. Klin. Monatsbl. Augenheilk. *163* (1973) 739–745.

4 HLA-Typisierung von okulären Transplantaten

B. Nölle, N. Zavazava, St. Jenisch, E. Westphal

4.1 Einleitung

Okuläre Gewebeverpflanzungen haben sich in den letzten 100 Jahren zunehmend etabliert [29, 87, 143, 147, 151, 160]. Die Hornhauttransplantation ist weltweit die derzeit häufigste Gewebeverpflanzung überhaupt. Die Besonderheiten der avaskulären Augenvorderkammer und der Hornhaut erlauben in Normalrisikosituationen die Hornhauttransplantation ohne Berücksichtigung der Kompatibilität von Spender- und Empfänger-Gewebeantigenen. Es ist jedoch seit langem bekannt, dass diese günstigen Bedingungen, die schlagwortartig als immunologisches Privileg bezeichnet werden, im Bereich der Hornhaut keinesfalls immer vorliegen [29, 56, 58, 78, 103, 104, 113, 131, 132, 143, 145, 155]. Neben Hornhautgewebe werden auch andere Augengewebe transplantiert. Vereinzelt sind Irispigmentepithelzellen subretinal transplantiert worden, dies trifft ebenso für retinale Pigmentepithelzellen zu. Der Traum einer Netzhauttransplantation ist bisher immunbiologisch und transplantationschirurgisch eine Illusion. Im Folgenden soll zunächst auf immunologische Hintergründe eingegangen werden, es werden dann postmortale HLA-Typisierungsmethoden vorgestellt. Abschließend wird die aktuelle Diskussion zur Wertigkeit von HLA-Antigenen insbesondere für die Hornhauttransplantation ausgeführt.

4.2 HLA-Antigene und Transplantation, Definitionen, immunologischer Hintergrund

Gewebeübertragungen im gleichen Individuum werden als **autologe Transplantation** bezeichnet, dabei gibt es keine individualspezifische Gewebebarriere zu überwinden. Autologe Transplantationen können in einem Lebewesen (z. B. Autorotations-Keratoplastik, autologe Limbusstammzelltransplantation) oder innerhalb syngener Tierstämme durchgeführt werden. Als **allogene Transplantation** werden alle die Gewebeübertragungen zusammengefasst, die innerhalb einer Spezies die Individualgrenze überschreiten. Dies ist in der Regel bei klinischen Transplantationen des Menschen der Fall (z. B. Hornhaut-Transplantation). Wenn Gewebeübertragungen neben der Individualgrenze zusätzlich die Speziesgrenze überschreiten, spricht man von **xenogener Transplantation.** Der Grad der Gewebefremdheit nimmt in der genannten Reihenfolge zu.

Ein Hornhauttransplantat kann also als Auto-, Allo- oder Xeno-Antigen aufgefasst werden. Dabei können Allo- bzw. Xeno-Antigene funktionell eine antigene, immunogene und/oder immunpathogene Wirkung ausüben, d. h. fremd sein, als Fremd erkannt werden bzw. als Fremd abgestoßen werden. Warum diese potenziellen Funktionen mitunter erst nach Jahren zum Tragen kommen und welche Kofaktoren wirksam werden, ist bislang nicht umfassend erklärbar. Neben der orthotopen Keratoplastik haben auch heterotope experimentelle Hornhautverpflanzungen zum Verständnis der Immunbiologie von Transplantaten beigetragen [2, 29, 33, 45, 52, 58, 78, 83, 86, 101, 103, 104, 113, 126, 131, 151].Die Bedeutung von **Gewebeantigenen** für den Erfolg von Transplantationen wurde vor etwa 50 Jahren erkannt [91–93]. Historisch gesehen war dies die erste analysierte Funktion der **Transplantationsantigene**. Ihre Bedeutung für die Immunregulation wurde erst viel später erkannt [39, 77, 115]. Gene, die auf dem **Haupthistokompatibilitätskomplex** (major histocompatibility complex = MHC) des Chromosomes 6 beim Menschen liegen, kodieren die Transplantationsantigene. Da die Analyse der Transplantationsantigene zuerst an Leukozyten erfolgte, erklärt sich der Name „**HLA-Antigene**" (humane Leukozyten-Antigene), der synonym mit MHC-Antigenen verwendet wird. Neben den MHC-Antigenen gibt es weitere Antigene, die eine Bedeutung für Transplantationserfolge haben, diese werden als **Minor-Histokompatibilitätsantigene** (minor H) zusammengefasst [26, 29, 30, 39, 57, 73, 77, 81, 86, 101, 115, 128, 151, 153]. Aufgrund der Genloci und des unterschiedlichen biochemischen Aufbaues werden die HLA-Antigene in drei Klassen unterteilt: **HLA-Klasse-I-Antigene** umfassen die Genorte A, B und C. Für jeden Genort ist für jedes Individuum je ein Allel maternal und eines paternal festgelegt. Diese HLA-Klasse-I-Antigene können serologisch, biochemisch oder molekularbiologisch bestimmt werden. **HLA-Klasse-II-Antigene** umfassen die Genorte DR, DQ und DP. Auch hier ist an jedem Genort eines jeden Individuums je ein Allel maternal und eines paternal angelegt. Die Bestimmung von HLA-Klasse-II-Antigenen erfolgt derzeit überwiegend molekularbiologisch. Serologische Bestimmungen sind schon länger ebenso etabliert. Auf **HLA-Klasse-III-Antigene,** die im Wesentlichen Complementfaktoren kodieren, wird nicht näher eingegangen, da sie transplantationsbiologisch bisher keine Bedeutung haben. Die Tabelle 1 zeigt den aktuellen Kenntnisstand der Anzahl der Serotypen und Genotypen zu den jeweiligen Genorten. Durch Kombinatorik der Allele ergeben sich astronomisch große Kombinationsmöglichkeiten, die nur wenig durch Kopplungsungleichgewichte gemindert werden.

Tabelle 1: HLA-Klassifikation, Genorte, Anzahl bekannter Serotypen

HLA-Klasse	Genort	Serotypen	Genotypen
I.	A	28	225
	B	61	444
	C	10	111
II.	DR	24	293
	DP	6	96
	DQ	9	47

4.3 HLA-Typisierungsmethoden

Seit langem wird die bewährte **serologische** Typisierungsmethode nach Terasaki weltweit durchgeführt [90]. Daneben können HLA-Antigene **biochemisch** insbesondere mit der isoelektrischen Fokussierung bestimmt werden. In den letzten zehn Jahren haben sich die **molekularbiologischen** Bestimmungsmethoden allgemein etabliert. Wie bei jeder Laborbestimmung kann auch die HLA-Typisierung Fehlbestimmungen aufweisen. Deshalb sind Qualitätskontrollen seit langem in Ringversuchen etabliert, um ein Höchstmaß an Reproduzierbarkeit, Zuverlässigkeit und Genauigkeit zu erreichen. Ein weiterer Aspekt, der bei multizentrischen Studien Berücksichtigung finden sollte, besteht darin, die Anzahl der Typisierungszentren möglichst zu begrenzen, um einen Systemfehler je Labor nicht zu häufig zu addieren [72].

Da die Hornhaut einen sehr geringen Stoffwechsel aufweist und die Entnahme beim Gewebespender bis zu drei Tage nach eingetretenem Tod erfolgen kann, werden an die Gewebespender-HLA-Typisierung besondere Anforderungen gestellt. Die serologische HLA-Typisierung aus Blut ist in aller Regel bei längeren postmortalen Intervallen nicht zuverlässig durchführbar. Aus diesem Grunde haben sich verschiedene Arbeitsgruppen um die Etablierung und Verbesserung der postmortalen HLA-Typisierung gekümmert. In der folgenden Tabelle 2 ist hierzu eine Übersicht angegeben.

Tabelle 2: Postmortale HLA-Typisierungsmethoden.

Erstautor	Jahr	Referenz	Spender gewebe	Stimulation	Typisierungs-methode	HLA-Antigene	Fehlerquote
Riisom	1987	[116]	Retina/Choroidea	-	RFLP	II	
Baumgartner	1989	[16]	RPE-Zellkultur	g-IFN	Serologisch LCT	I + II	
Zavazava	1991	[157]	RPE-Zellkultur	g-IFN	Serologisch und biochemisch	I + II	5 %
Racoczy	1992	[114]	Auge, DNA	–	PCR oligotyping	HLA-DQ	
Jenisch	1995	[76]	Sklera, RPE-Zellkultur	–	PCR oligotyping (SSOP, SSP)	II	4 %
Sobottka	1996	[127]	RPE-Zellkultur	g-IFN	Serologisch + PCR SSO	I + II	
Munkhbat	1996	[98]	Auge, DNA	–	PCR oligotyping	II	
Wernet	1998	[148]	Blut	–	Serologisch + RNA typing	I	
					PCR SSP/SSO	II	

Duncker und andere [43] versuchten Lymphknotengewebe mit der indirekten Immunfluoreszenz zu typisieren. Sie scheiterten, weil zu wenig monospezifische Antikörper verfügbar waren [43]. Riisom gelang eine HLA-Klasse II-Gewebetypisierung mit der Methode des Restriktionsfragmentlängenpolymorphismus (RFLP). Innerhalb von zwei Wochen konnten in zwei Fällen ein HLA-/DNA-Typing erfolgreich durchgeführt werden [116]. Baumgartner und andere kultivierten retinales Pigmentepithel des Hornhautspenders; mit einer Gamma-Interferon-Stimulation gelang dann eine serologische HLA-Typisierung an diesen Zellen [16–18]. Zavazava und andere setzten ebenso diese Technik ein. Sie ergänzten die serologische HLA-Typisierung durch eine biochemische 1D-isoelektrische Fokussierung und konnten damit die Zuverlässigkeit und Genauigkeit der Gewebetypisierung erheblich erweitern [105, 157, 158]. In einem Erfahrungsbericht von 1992 berichtet die gleiche Gruppe von einer Typisierung von 130 Hornhautspendern. In weniger als 5 % kamen diskrepante Befunde zwischen 22 Hornhautspendern, bei denen das retinale Pigmentepithel und parallel dazu Blut-Milzgewebe zur Typisierung verwendet werden konnte, vor [158].

Durch den molekularbiologischen Durchbruch der HLA-Gewebetypisierung mit DNA-Methoden gelang ein qualitativer Sprung zunächst für die Typisierung der HLA-Klasse-II-Antigene. Rackoczy und andere verwendeten Augengewebe für eine PCR-Oligotypisierung und konnten damit HLA-DQ-Antigene bestimmen [114]. Jenisch und andere isolierten aus Skleragewebe oder Retinapigmentepithel DNA und verwendeten die Methode des PCR-Oligotyping mittels SSOP (Sequenz-spezifische Oligodesoxynukleotid Proben) oder SSP (Sequenz-spezifische Primer). An 437 Spendern gelang die HLA-Klasse-II-Gewebetypisierung. Spenderkontrollen mit serologischen Gewebetypisierungsmethoden in 22 Fällen zeigten eine 96 %ige Typisierungsübereinstimmung. Ebenso lag eine Übereinstimmung mit einer großen Kontrollpopulation vor, so dass in geübter Hand damit eine präzise, reproduzierbare postmortale Typisierungsmethode zur Verfügung steht [76].

Sobottka-Ventura und andere setzten retinales Pigmentepithel ein, stimulierten dieses mit Gamma-Interferon und konnten serologisch für HLA-Klasse-I-Antigene und mit PCR-SSO-Methodik die HLA-Klasse-II-Antigene die vorbeschriebenen Wege nachvollziehen bei einer Versagerquote von 12–40 % [127]. Munkhbat und andere verwendeten Augengewebe für eine PCR-Oligotypisierung. Sie bestätigen ebenso die vorgenannten Arbeitsgruppen [98]. Wernet und andere führen eine serologische Gewebetypisierung an Blut postmortal durch, sie geben eine zusätzliche RNA-Typisierung für HLA-Klasse-I-Antigene an und verwenden ebenso SSP- bzw. SSO-Oligonukleotide für eine PCR-DNA-Klasse-II-Typisierung [148].

Zusammengefasst sind damit verschiedene postmortale Gewebetypisierungsmethoden verfügbar, die grundsätzlich eine zuverlässige Gewebetypisierung erlauben und mit der Aufbewahrung der Spenderhornhäute in Kühlmedien oder der Organkultur die Möglichkeit eröffnen, die Menge an gewebetypisierten Spenderhornhäuten erheblich über den Pool von Multiorganspendern hinaus zu erweitern [27, 143].

4.4 Bedeutung der HLA-Antigene für die Keratoplastik

Immunologisches Privileg

Peter Medawar hat nach dem 2. Weltkrieg grundlegende Arbeiten zum Verständnis der Transplantationsimmunologie erstellt [91, 92, 93]. Folgen dieser Erkenntnisse führten Maumenee 1951 zu der Feststellung, dass die Hornhauttransplantation bei Kaninchen aufgrund einer individuell spezifischen **Sensibilisierung** zu einer späten Hornhauttransplantateintrübung führen kann [89]. Diese Experimente sind die Grundlage für zahlreiche experimentelle und klinische Analysen, die in den folgenden Jahrzehnten zu der Erkenntnis geführt haben, dass im Bereich der Hornhaut und Augenvorderkammer besondere Bedingungen vorliegen, die zu einer geringen Abstoßungsfrequenz von zentralen, nicht zu großen Hornhauttransplantaten führen, wenn die Rahmenbedingungen in Form einer Avaskularität der Hornhaut, einer fehlenden Lymphdrainage, einer geringen HLA-Inkompatibilität, einer geringen Transplantatgröße und einer fehlenden Sensibilisierung des Empfängers gewährleistet sind [2, 4, 14, 15, 21–24, 26, 30, 33, 36, 38, 45, 47, 49, 52, 53, 55, 57, 58, 62, 68–71, 78–81, 83, 85, 88, 101–104, 118, 124, 126, 129–131, 136, 145, 149–151]. Übersichtsbeschreibungen des aktuellen Verständnisses des immunologischen Privileges der Hornhaut und Augenvorderkammer sind bei Niederkorn 1990 und 1999 nachzulesen [103, 104]. Die genannten Arbeiten führen verschiedene Variablen auf, die bedeutend für eine Transplantatabstoßung sein können. Es ist jedoch schwer, ihre Bedeutung im Einzelfall vorauszusagen.

HLA-Antigenexpression

Ehlers konnte bereits 1971 indirekt nachweisen, dass Hornhautgewebe HLA-Antigene exprimiert. Über Absorptionsteste konnte er dies erschließen. Er mutmaßte bereits damals, dass die HLA-Expression abhängig von dem Krankheitsbild der Hornhaut unterschiedlich sein kann [45]. Ein immunhistologischer Nachweis von HLA Klasse-I-Antigenen an Hornhautepithel, Stromakeratozyten und Endothel wurde später geführt [37, 51, 100, 109, 110, 135, 152]. Pepose findet Unterschiede im Ausmaß der HLA-Expression zwischen normalen Hornhäuten, abgestoßenen Explantaten und Hornhäuten mit Herpes-Infektionen [110]. Young und andere finden eine HLA-Klasse-II-Antigenexpression nur bei einer floriden Abstoßungsreaktion, unter normalen Bedingungen zeigen nur wenige Zellen, meist peripher im Hornhautepithel HLA-Klasse-II-Antigene [152, 156]. Diesen Befund bestätigen andere [40, 120]. Sie finden eine transiente MHC-II-Expression, z. B. durch ein operatives Trauma induziert und argumentieren, dass dies für eine Sensibilisierung des Empfängers ausreichen kann. Experimentell kann Gamma-Interferon eine HLA-DR Expression in kultivierten Hornhaut-Endothelzellen zu 100 % und in Stromakeratozyten zu 40–70 % induzieren [1, 40, 156]. Dieser Effekt wird bei der postmortalen HLA-Typisierung genutzt (s. o.). Es ist davon auszugehen, dass die HLA-Antigenexpression der Hornhaut ein basales Niveau hält, aber eine zusätzliche Dynamik und Induktion auf verschiedene externe Reize aufweisen kann [44].

Neben MHC-Antigenen sind in der Hornhaut auch Minor-Antigene nachgewiesen worden [57, 61]. Daneben ist bereits seit langem bekannt, dass die Blutgruppen-Antigene vom Epithel der Hornhaut exprimiert werden [99]. Dies wurde nachfolgend bestätigt [44, 63]. Effing fand eine AB0-Antigen-Expression neben Epithelzellen auch in Blutgefäßen bei Hornhautneovaskularisationen [44].

Abstoßung und Abstoßungsmechanismen

Obwohl die Hornhaut klar und im Normalfall nicht vaskularisiert einer biomikroskopischen Untersuchung leicht zugänglich ist, sind dennoch naturwissenschaftlich eindeutige und umfassende Kriterien für die verschiedenen Abstoßungsformen nicht vorhanden. Als klassische Abstoßung gilt im Allgemeinen die endotheliale akute Form [83, 84]. Klinische Beschreibungen von Abstoßungsreaktionen wurden verschiedentlich gemacht [6, 83, 84, 131, 133, 154]. Die meisten Studien verwenden daher die am ehesten objektiv nachprüfbare endotheliale Abstoßung als alleinigen Abstoßungsparameter. Eine Grauzone bleibt bisher zwischen einer immunologisch bedingten Abstoßung und einer nicht-immunologisch bedingten Transplantateintrübung. Eine chronische Abstoßung wird vermutet, wenn ein langsam progredienter Endothelzellverlust mit Transplantatquellung abläuft.

Modellvorstellungen, in welcher Form HLA-Antigene in eine Hornhaut-Transplantatabstoßung eingewoben sind, sind mehrfach geäußert worden [20, 26, 29, 30, 39, 41, 73, 81, 86, 104, 113, 131, 132, 155]. Pathophysiologisch kommt Antigen präsentierenden Zellen (APC) eine wichtige Rolle für die Abstoßungsreaktion zu [54, 82, 120, 149, 155]. Die Mechanismen, wie ein Fremdantigen erkannt wird, werden als direkte Alloantigenerkennung bzw. als indirekte Alloantigenerkennung klassifiziert [9, 20, 73, 81, 82, 126, 155]. Viele Befunde sprechen für eine Dominanz der indirekten Alloantigenerkennung, bei der Empfänger-APC wesentlich sind [132, 155]. Zum Zeitpunkt einer Transplantatabstoßung wird das Gewebe von Entzündungszellen infiltriert, überwiegend sind CD4-positive T-Lymphozyten und Makrophagen nachzuweisen [41, 42, 73, 111, 113, 132, 155]. Einzelarbeiten weisen auch auf die Bedeutung von CD8-positiven Lymphozyten hin [60, 117, 155, 156].

Der Stellenwert von transplantat-spezifischen oder alloantigen-spezifischen Antikörpern für die Abstoßungsreaktion wird in der Literatur ebenfalls kontrovers diskutiert. Neben Arbeiten, die eine pathophysiologische Relevanz von diesen Antikörpern für die Abstoßung sehen, gibt es andere Befunde, die das Gegenteil behaupten bzw. keine abschließende Beurteilung erlauben [60, 61, 62, 73, 75, 122, 129, 156, 159].

Sensibilisierung, Immunogenität, Einfluss der Organkultur

Eine präoperative Sensibilisierung verschlechert die Transplantatprognose [36, 38, 41, 56, 118–120], dabei sollen Schwangerschaft oder Bluttransfusion keine bedeutende Rolle spielen [38]. Eine Hornhaut-Transplantat-Abstoßung nach multiplen Bluttransfusionen ist beschrieben worden [74], hingegen verzögert eine präoperative Donor-spezifische Bluttransfusion eine Abstoßung im Rattenexperiment ähnlich den Erfahrungen bei der Nierentransplantation [10, 106]. Gegenteilige Erfahrungen sind aber auch publiziert [88]. Der Versuch, Spenderantigene durch blockierende Antikörper zu neutralisieren, hat sich nicht durchgesetzt [28].

Bei den HLA-Antigenen gibt es unterschiedlich starke Immunogenitäten, HLA-B35 und B44 sollen besonders immunogen sein [35]. Ähnliches berichten Rubsamen und andere [124].

Man geht davon aus, dass in der Organkultur Antigen präsentierende Zellen der Hornhaut, die Langerhans-Zellen, an Zahl deutlich abnehmen [7, 8, 54, 109]. Die Bedingungen der Organkultur führen die Antigenexpression der Hornhaut auf ein sehr geringes Maß zurück [54, 109]. Dies dürfte zumindest in der postoperativen Frühphase einen Vorteil der organkultivierten Spenderhornhaut gegenüber nicht- oder kurz konserviertem Gewebe ausmachen.

HLA-Kompatibilität

Die Gewebeübereinstimmung (HLA-Kompatibilität) kann auf dem HLA-A Lokus 0, 1 oder 2, ebenso auf dem HLA-B Lokus und HLA-DR Lokus betragen, so dass bei Berücksichtigung der drei Genorte HLA-A, B, DR minimal 0 und maximal 6 Antigene zwischen Spender und Empfänger übereinstimmend sein können (Matches). Im Normalfall addieren sich die Anzahl der Übereinstimmungen und Nicht-Übereinstimmungen auf 6 Antigene. Da Spender und Empfänger für ein oder mehrere Genorte homozygot sein können, ist die Zahl der Übereinstimmungen (Matches) oft different zu der erwarteten Zahl (6-Matchanzahl) der Nicht-Übereinstimmungen (mismatches). Immunologisch interessant sind die Nicht-Übereinstimmungen zwischen Spender und Empfänger. Match- und Mismatch-Analyse hängen weiter davon ab, wie fein und genau die HLA-Antigenbestimmung verwendet wird. Es werden Antigengruppen zusammengefasst (broad antigens), oder es wird eine Detailanalyse durchgeführt (split antigens).

Bei Nierentransplantationen wurde schon früh empfohlen, neben HLA-Klasse-I- Antigenen auch ein Matching für Klasse-II-Antigene durchzuführen [3, 96, 112, 134]. Opelz und andere zeigten bereits 1991, dass eine DNA-HLA-DR-Gewebetypisierung genauer als eine serologische Typisierung ist und die mit letztgenannter Methode nachgewiesenen HLA-DR-Mismatche die Transplantatprognose signifikant verschlechtern [107].

Eine Übersicht über bisherige Studien zum Stellenwert der HLA-Kompatibilität bei Keratoplastiken des Menschen geben die Tabellen 3, 4 und 5. Dabei ist eine Auswahl der nachfolgend zitierten zahlreichen Arbeiten aufgeführt [2, 4, 11–15, 19, 21–25, 30–33, 35, 45–50, 53, 55, 57–59, 66–71, 78–82, 85, 97, 98, 101, 108, 118, 121, 125, 126, 130, 131, 136–146, 151].

Zusammenfassend zeigen die bisherigen Matching-Studien Defizite im Bereich des Studiendesigns. Nicht in jeder Studie ist die Klassifikation der Abstoßung und bekannter Risikofaktoren wie der Vaskularisation und der Präsensibilisierung angegeben. Weitere Probleme liegen bei den HLA-Typisierungsmethoden, die ungenau sein können, die keine Qualitätskontrollen aufweisen können oder die zwischenzeitlich veraltet sind. Die Berücksichtigung der Blutgruppenantigene ist ein weiterer Punkt, der nicht in allen Studien zu finden ist. Die Angabe, wie viele Patienten mit welchen Risikofaktoren wie lange nachbetreut wurden, ist in zahlreichen Studien nicht nachvollziehbar. Auf der anderen Seite gibt es zumindest eine prospektive, randomisierte Doppelblindstudie, die die meisten geforderten Parameter gut erfüllt, allerdings hier disqualifiziert sich die Studie aufgund häufiger Typisierungsfehler [32, 72]. Ein weiterer problematischer Punkt in den bisherigen Studien ist die nicht definierte oder verschieden ausgeführte Therapie. Die Spannweite der Therapie reicht von einer systemischen Immunsuppression bis zu lokalen Kortikosteroiden [34, 65]. Obgleich trotz einer systemischen Immunsuppression experimentell bei der Keratoplastik ein Matching-Effekt gesehen werden kann [102], erscheint dieser Aspekt kritisch, da er eine Inkompatibilität bei den Humanuntersuchungen verschleiern kann. Bei einer Abstoßung sind die Therapieempfehlungen ebenfalls heterogen [34, 42, 64]. Insofern kann derzeit noch keine abschließende Stellungnahme zum Einfluss und Stellenwert der HLA-Antigene für die Hornhauttransplantation abgegeben werden. Dieses Feld ist offen für weitere Studien, die hoffentlich die angesprochenen Problembereiche klären.

AB0-Kompatibilität

Keinen Effekt von AB0-Antigenen für die Hornhaut-Transplantation berichten übereinstimmend Allansmith und andere [5] bei 150 Keratoplastiken, Boisjoly und andere bei 438 [23], Meyer bei 250 [94, 95] und Roy und andere bei 697 Transplantationen [123]. Demgegenüber behaupten die CCTS-Gruppe ein signifikant besseres Ergebnis für AB0-kompatible gegenüber nicht-kompatiblen Risikokeratoplastiken bei 419 Hochrisikokeratoplastiken [32].

Tabelle 3: Bisherige Studien

Referenz	19	23	50	53	59	71	108	125	140
Definition:									
– Abstoßung	–	+	+	(+)	+	(+)	–	+	+
– Risiko	+	+	+	(+)	+	+	+	+	+
– Präsensib.	–	+	+	–	–	–	–	+	–
Typisierung:									
– HLA-A, -B	+	+	+	+	+	+	+	+	+
– HLA-DR	(+)	(+)	–	–	–	+	–	–	–
AB0-System	–	–	+	–	–	–	–	+	–
Pat.-Zahl									
– gesamt	107	384	120	300	59	133	40	97	159
– Risiko	107	66	120	?	59	52	40	97	137
Retrospektiv	(+)	(+)	(+)	–	(+)	–	(+)	–	–
Prospektiv	(+)	(+)	(+)	(+)	(+)	(+)	+	+	+

+ = ja; (+) = ja, nicht eindeutig; (-) = nein, nicht eindeutig; – = nein.

Tabelle 4: Übersicht der wesentlichen HLA-Matching-Studien 1990 bis 2000 bei Hornhauttransplantationen.

Erstautor/Jahr Referenz	Studien-design	Zen-tren (n)	Patienten gesamt (n)	Hochrisiko-Pat. (n)	Follow-up	HLA-A, B	HLA-DR	Typ.-Art	AB0-kompa-tibel	Besonderes, Kritik
Baggesen 1996 [12]	retrospektiv, konsekutiv	1	74	74	> 36 Mon.	n. u.	0 MM (38) versus ½ MM (36) p= 0,032	RFLP, Retyp, PCR-SSP	n. u.	kleine Anzahl, kein direkter Vergleich (historische Kontrolle)
Beekhuis 1991 [19]	prospektiv, retrospektiv	1	107	107	1–7 Jahre	max. 1 MM, 60,5 % klar nach 3 J.	33 retrospektiv, keine Aussage	serolog.	n. u.	nicht prospektiv, randomisiert, keine multivariate Statistik, zu kleine Anzahl, keine Vergleichsgruppe
Boisjoly 1990 [23]	prospektiv	1	438	?	3 J. (158) 2 J. (283) 1 J. (381)	RR = 2.05 für 1 A 1 B MM p = 0,0009	RR = 1,43	Mikro- p = 0,32 CM-neg.	p = 0,27 LCT,	multivariate Statistik, HLA-Klasse-I-Matcheffekt auch bei Normalrisiko, Follow-up uneinheitlich
CCTS 1992 [32]	prospektiv/ randomis., doppelblind	6	419 Match 37 CM	alle	> 36 Mon.	n. s.	n. s.	serolog.	p < 0,05	oft Typisierungsfehler, hohe lokale Kortikosteroidgaben
Hill 1997 [66]	prospektiv	1	115	?	?	HLA-B Match verschlechtert p < 0,05		Mikro-LCT	p > 0,05	Immunsuppression
Hoffmann 1994 [71]	prospektiv	1	248	83	> 18 Mon.	nur für HLA-B RR = 6 p < 0,01	nur für Hochrisiko RR = 6 p < 0,05	Mikro-LCT	n. u.	langer Zeitraum, wechselnde Therapie, z. T. syst. Immunsuppression, keine multivariate Statistik
Roy 1997 [123]	prospektiv	1	693	140	> 36 Mon.	p < 0.001	n. u.	Mikro-LCT	p = 0,66	Lewis Antigen bei Nichtvaskularisation relevant, keine multivariate Statistik
Vail 1994 [136]	prospektiv	> 6	2311	?	450 Tage	n = 542 RR = 1,27 per MM p = 0.09	n = 542 RR = 0,58 p = 0.02	Mikro-LCT	n. u.	keine genaue Auflistung der Risikofaktoren, Therapie uneinheitlich
Völker-D. 2000 [145]	retrospektiv	1	1681	51 %	58 Mon.	n = 1189 RR = 3,15 p = 0,026	n = 558 RR = 4.84 p = 0,033	Mikro-LCT CM neg.	n. u.	multivariate Statistik, keine Randomisierung

AB0 = Blutgruppenantigene; n. u. = nicht untersucht; MM = mismatch; RR = relatives Risiko; Mikro-LCT = mikroskopischer Lymphozytotoxizitätstest; CM = crossmatch
n. s. = nicht signifikant

Tabelle 5: Übersicht zum HLA-Matching bei Hornhauttransplantationen.

Erstautor /Referenz	Antigene HLA-A	HLA-B	DR	andere
Baggesen [11, 12]	n. u.	n. u.	+	
Boisjoly [21–24]	+	+	–	
CCTS [32]	–	–	–	AB0 +
Hill [66]	+	–	+	
Hoffmann [68–71]	–	+	+	
Roy [121–123]	+	+	n. u.	Lewis +
Vail [136, 137]	+	+	–	
Völker-Dieben [139–145]	+	+	+	

+ = signifikanter Einfluss; - = nichtsignifikanter Einfluss; n. u. = nicht untersucht.

Literatur

[1] Abu El Asrar, A. M., J. J. van den Oord, A. Billiau et al.: Recombinat interferon-gamma induces HLA-DR expression on human corneal epithelial and endothelial cells in vitro: a preliminary report. Brit. J. Ophthalmol. *73* (1989) 587–590

[2] Ahrons, S., N. Ehlers: Corneal transplantation and histocompatibility in rabbits. Transplant. Proc. *3* (1971) 195–197

[3] Albrechtsen, D., A. Flatmark, J. Jervell et al.: Significance of HLA-D-/DR matching in renal transplantation. Lancet *25* (1978) 1126–1127

[4] Allansmith, M. R., M. Fine, R. Payne: Histocompatibility typing and corneal transplantation. Tr. Am. Acad. Ophth. & Otol. *78* (1974) 445–460

[5] Allansmith, M. R., D. W. Drell, G. Kajiyama et al.: AB0 blood groups and corneal transplantation. Am. J. Ophthal. *79* (1975) 493–501

[6] Alldredge, O. C., J. H. Krachmer: Clinical types of corneal transplant rejection. Arch. Ophthalmol. *99* (1981) 599–604

[7] Ardjomand, N., P. Komerick, H. Radner et al.: Korneale Langerhans-Zellen – Verhalten während der Lagerung in Organkultur. Ophthalmologe *94* (1997) 703–706

[8] Ardjomand, N., A. Berghold, M. E. Reich: Loss of corneal Langerhans cells during storage in organ culture medium, Optisol and McCarey-Kaufman medium. Eye *12* (1998) 134–138

[9] Ayliffe, W., Y. Alam, E. B. Bell et al.: Prolongation of rat corneal graft survival by treatment with anti-CD4 monoclonal antibody. Brit. J. Ophthalmol. *76* (1992) 602–606

[10] Ayliffe, W., D. McLeod, I. V. Hutchinson: The effect of blood transfusions on rat corneal graft survival. Invest. Ophthalmol. Vis. Sci. *33* (1992) 1974–1978

[11] Baggesen, K., N. Ehlers, L. U. Lamm: HLA-DR/RFLP compatible corneal grafts. Acta Ophthalmol. *69* (1991) 229–233

[12] Baggesen, K., L. U. Lamm, N. Ehlers: Significant effect of high-resolution HLA-DRB1 matching in high-risk corneal transplantation. Transplantation *62* (1996) 1273–1277

[13] Batchelor, J. R., T. A. Casey, D. C. Gipps et al.: HLA-matching and corneal grafting. Lancet *13* (1976) 551–554

[14] Baumgartner, I., W. R. Mayr, G. Grabner: Warum HLA-Typisierung bei Keratoplastik? Klin. Monatsbl. Augenheilkd. *192* (1988) 629–633

[15] Baumgartner, I., W. R. Mayr, A. Hajek-Rosenmayr et al.: Über den unterschiedlichen Einfluss von Inkompatibilitäten am HLA-A- und HLA-B-Locus auf den Erfolg kornealer Transplantate. Klin. Monatsbl. Augenheilkd. *193* (1988) 48–51

[16] Baumgartner, I., V. Huber-Spitzy, G. Grabner et al.: HLA typing from human donor eyes. Graefe's Arch. Clin. Exp. Ophthalmol. *227* (1989) 541–543

[17] Baumgartner, I., V. Huber-Spitzy, G. Grabner et al.: Attempts of tissue typing from human donor eyes. Ophthalmic Res. *21* (1989) 268–271

[18] Baumgartner, I., T. T. Assenbauer, S. Kaminski et al.: Retinal pigment epithelial cells in post mortem HLA typing of corneal donors. Invest. Ophthalmol. & Vis. Sci. *33* (1992) 1940–1945

[19] Beekhuis, W. H., G. van Rij, J. G. C. Renardel de Lavalette et al.: Corneal graft survival in HLA-A- and HLA-B-matched transplantations in high-risk cases with retrospective review of HLA-DR compatibility. Cornea *10* (1991) 9–12

[20] Benichou, G., E. Fedoseyeva, P. V. Lehmann et al.: Limited T cell response to donor MHC peptides during allograft rejection. J. Immunol. *153* (1994) 938–945

[21] Boisjoly, H. M., R. Roy, I. Dubé et al.: HLA-A, B and DR matching in corneal transplantation. Ophthalmology *93* (1986) 1290–1297

[22] Boisjoly, H. M., P.-M. Bernard, I. Dubé et al.: Effect of factors unrelated to tissue matching on corneal transplant endothelial rejection. Am. J. Ophthalmol. *107* (1989) 647–654

[23] Boisjoly, H. M., R. Roy, P.-M. Bernard et al.: Association between corneal allograft reactions and HLA compatibility. Ophthalmology *97* (1990) 1689–1698

[24] Boisjoly, H. M., R. Tourigny, R. Bazin et al.: Risk factors of corneal graft failure. Ophthalmology *100* (1993) 1728–1735

[25] Bradley, B. A., A. Vail, S. M. Gore et al.: Negative effect of HLA-DR matching on corneal transplant rejection. Transplant. Proc. *27* (1995) 1392–1394

[26] Brande, C. S., J. W. Chandler: Corneal allograft rejection. The role of the major histocompatibility complex. Surv. Ophthalmol. *27* (1983) 290–316

[27] Carey, B. E., H. E. Kaufman: Improved corneal storage. Invest. Ophthalmol. *13* (1974) 165–173

[28] Chandler, J. W., B. M. Gebhardt, H. E. Kaufman: Immunologic protection of rabbit corneal allografts: preparation and in vitro testing of heterologous „blocking" antibody. Invest. Ophthalmol. *12* (1973) 646–653

[29] Chandler, J. W.: Immunologic considerations in corneal transplantation. In: H. E. Kaufman et al. (Hrsg.): The Cornea, S. 725–741. Churchill-Livingstone, New York 1988

[30] Claas, F. H. J., D. L. Roelen, J. d'Amaro et al.: The role of HLA in corneal transplantation. In: M. Zierhut et al. (Hrsg.): Immunology of corneal transplantation, S. 47–54. Aeolus-press, Buren (NL)1994

[31] Claoué, C., R. Buckley, A. Steele: The visual prognosis following HLA-matched keratoplasty for high-risk patients. Acta Ophthalmol. *72* (1994) 33–38

[32] Collaborative Corneal Transplantation Studies Research Group: The Collaborative corneal transplantation studies (CCTS). Effectiveness of histocompatibility matching in high risk corneal transplantation. Arch. Ophthalmol. *110* (1992) 1392–1403

[33] Coster, D. J.: Factors affecting the outcome of corneal transplantation. Ann. R. Coll. Surg. *3* (1981) 91–97.

[34] Coster, D. J., K. A. Williams: Immunosuppression for corneal transplantation and treatment of graft rejection. Transplant. Proc. *21* (1989) 3125–3126

[35] Creemers, P. C., D. Kahn, J. C. Hill: HLA-A and -B alleles in cornea donors as risk factors for graft rejection. Transplant Immunology *7* (1999) 15–18

[36] D'Amaro, J., H. J. Völker-Dieben, P. J. Kruit et al.: Influence of pretransplant sensitization of the survival of corneal allografts. Transplant. Proc. *23* (1991) 368–372

[37] Delbosc, B., D. Fellmann, X. Piquot et al.: Expression antigénique HLA de la cornée humaine. Ophtalmologie *4* (1990) 88–9

[38] Des Marchais, B., R. Bazin, H. Boisjoly et al.: Role of presensitization and donor-recipient crossmatching in corneal graft outcome. Cornea *17* (1998) 141–145

[39] Devitt, H. O.: Current concepts in immunology. Regulation of the immune response by the major histocompatibility system. N. Engl. J. Med. *303* (1980) 1514–1517

[40] Donnelly, J. J., W. Li, J. H. Rockey et al.: Induction of class II (Ia) alloantigen expression on corneal endothelium in vivo and in vitro. Invest. Ophthalmol. *26* (1985) 575–580

[41] Duguid, I. G. M., R. A. Cuthbertson, R. H. Guymer et al.: A model of the corneal allograft reaction. Transplant. Proc. *22* (1990) 2105–2106

[42] Duguid, I. G. M., M. Koulmanda, T. E. Mandel: Prolongation of heterotopic human corneal graft survival in mice treated with an anti-CD4 monoclonal antibody. Transplant. Proc. *22* (1990) 2107–2108

[43] Duncker, G., H.-A. Horst, E. Westphal et al.: Postmortale HLA-Typisierung vor Hornhauttransplantationen. Fortschr. Ophthalmol. *84* (1987) 247–248

[44] Effing, M.: Expression von Gewebeverträglichkeitsantigenen und Blutgruppenantigenen in vaskularisierter humaner Kornea: Nachweis mit indirekter Einfach- und Doppelimmunfluoreszenztechnik. Inauguraldissertation, CAU Kiel (1998)

[45] Ehlers, N., S. Ahrons: Corneal transplantation and histocompatibility. Acta Ophthalmol. *49* (1971) 513–527

[46] Ehlers, N., T. Bramsen: Management of late corneal graft problems. Acta Ophthalmol. *56* (1978) 984–997

[47] Ehlers, N., F. Kissmeyer-Nielsen: Corneal transplantation and HLA histocompatibility. Acta Ophthalmol. *57* (1979) 738–741

[48] Fink, N., R. D. Stulting, M. G. Maguire et al.: Effectiveness of histocompatibility matching in high risk corneal transplantation: a summary of results from Collaborative transplantation studies (CCTS). In: M. Zierhut et al. (Hrsg.): Immunology of corneal transplantation, S. 136–172. Aeolus-press, Buren (NL) 1994

[49] Foulks, G. N., F. Sanfilippo: Beneficial effects of histocompatibility in high-risk corneal transplantation. Am. J. Ophthalmol. *94* (1982) 622–629

[50] Foulks, G. N., F. Sanfilippo: Histocompatibility testing for keratoplasty in high risk patients. Ophthalmology *90* (1983) 239–244

[51] Fujikawa, L. S., R. B. Colvin, A. K. Bhau et al.: Expression of HLA-A/B/C and -DR locus antigens on epithelial, stromal and endothelial cells of the human cornea. Cornea *1* (1982) 213–222

[52] Gebhardt, B. M.: The effect of tissue dose and site of grafting on immunity to corneal allografts. Invest. Ophthalmol. Vis. Sci. *29* (1988) 1663–1670

[53] Gibbs, C. D., J. R. Batchelor, A. Werb et al.: The influence of tissue compatibility on the fate of full-thickness corneal grafts. Trans. ophthalmol. Soc. UK *94* (1974) 101–125

[54] Gilette, T., J. W. Chandler, J. V. Greiner: Langerhans cells of the ocular surface. Ophthalmology *89* (1982) 700–709

[55] Gore, S. M., A. Vail, B. A. Bradley et al.: HLA-DR matching in corneal transplantation. Transplantation *60* (1995) 1033–1039

[56] Göttinger, W., E. Irschick, W. Philipp: Immunologie der Transplantatabstoßung nach Keratoplastik. In: O. E. Lund, T. N. Waubke (Hrsg.): Auge und Immunologie. Bücherei des Augenarztes *125* (1991) 80–87

[57] Goulmy, E., J. Pool, E. van Lochem et al.: The role of human minor histocompatibility antigens in graft failure: a mini-review. Eye *9* (1995) 180–184

[58] Gronemeyer, U.: Immunbiologie der Hornhauttransplantation. Modelluntersuchungen an Inzuchtratten. Habilitationsschrift, Universität zu Kiel. (1979)

[59] Gronemeyer, U., E. Westphal, W. Böke: Prognostic value of histocompatibility testing in corneal grafting, a prospective study. Dev. Ophthal. *11* (1985) 55–60

[60] Grunnet, N., T. Kristensen, F. Kissmeyer-Nielsen et al.: Occurrence of lymphocytoxic lymphocytes and antibodies after corneal transplantation. Acta Ophthalmol. *54* (1976) 167–173

[61] Hahn, A. B., G. N. Foulks, C. Enger et al.: The association of lymphocytotoxic antibodies with corneal allograft rejection in high-risk patients. Transplantation *59* (1995) 21–27

[62] He, Y.-G., J. Ross, D. Callahan et al.: Acceptance of H-Y-disparate corneal grafts despite concomitant immunization of the recipient. Transplantation *51* (1991) 1258–1262

[63] Herold, W.: Zum Nachweis der Blutgruppenantigene A und B in der menschlichen Hornhaut mittels der Immunfluoreszenztechnik. Klin. Monatsbl. Augenheilkd. *161* (1972) 658–662

[64] Hill, J. C., R. Maske, P. Watson: Corticosteroids in corneal graft rejection. Ophthalmology *98* (1991) 329–333

[65] Hill, J. C.: The use of cyclosporine in high risk keratoplasty. Am. J. Ophthalmol. *107* (1988) 506–510

[66] Hill, J. C., Creemers P. C.: An adverse matching effect for the HLA-B locus in corneal transplantation. Transpl. Int. *10* (1997) 145–149

[67] Hirsch, N., B. Nölle, N. Zavazava et al.: HLA-Typisierung bei Risikokeratoplastiken. Ophthalmologe *90* (1993) 174–177

[68] Hoffmann, F., H. J. Keyserlingk, M. Wiederholdt: Die Bedeutung der HLA-Typisierung bei Hornhauttransplantaten mit ungünstiger Prognose unter Cyclosporin-A-Therapie. Fortschr. Ophthalmol. *83* (1986) 542–546

[69] Hoffmann, F., H. J. Keyserlingk, M. Wiederholdt: Importance of HLA DR matching for corneal transplantation in high-risk cases. Cornea *5* (1986) 139–143

[70] Hoffmann, F., H. J. Keyserlingk, M. Wiederholdt: Bedeutung der Transplantationsantigene für die Keratoplastik. Fortschr. Ophthalmol. *85* (1988) 186–189

[71] Hoffmann, F., M. Tregel, W. Noske et al.: HLA-B and -DR match reduces the allograft reaction after keratoplasty. German J. Ophthalmol. *3* (1994) 100–104

[72] Hopkins, K. A., M. G. Maguire, N. E. Fink et al.: Reproducibility of HLA-A, B and DR typing using peripheral blood samples: results of retyping in the collaborative corneal transplantation studies. Human Immunology *33* (1992) 122–128

[73] Hutchinson, I. V., Y. Alam, W. R. Ayliffe: The humoral response to an allograft. Eye *9* (1995) 155–160

[74] Hwang, D. G., S. G. Kramer: Corneal allograft rejection after multiple blood transfusions. Am. J. Ophthalmol. *116* (1993) 451–455

[75] Jager, M. J., H. J. Völker-Dieben, A. Vos et al.: Cellular and humoral anticorneal immune response in corneal transplantation. Arch. Ophthal. *109* (1991) 972–977

[76] Jenisch, S., E. Westphal, N. Zavazava et al.: DNA-based HLA class II postmortem typing: evaluation of different techniques for prospective corneal allografting. Graefe`s Arch. Clin. Exp. Ophtalm. *233* (1995) 635–641

[77] Jordan, B. R., D. Cailol, M. Damotte: HLA-class I genes: from structure to expression, serology and function. Immunol. Rev. *84* (1985) 73–92

[78] Katami, M., P. W. Madden, D. J. White et al.: The extent of immunological privilege of orthoptic corneal grafts in the inbred rat. Transplantation *48* (1989) 371–376

[79] Katami, M., D. J. G. White, P. G. Watson: An analysis of corneal graft rejection in the rat. Transplant. Proc. *21* (1989) 3147–3149

[80] Katami, M., S. M. L. Lim, N. Kamada et al.: A pure class II MHC disparity does not induce rejection of cornea or heart grafts in the rat. Transplant. Proc. *22* (1990) 2200–2201

[81] Katami, M.: Corneal transplantation – immunologically privileged. Eye *5* (1991) 528–548

[82] Katami, M. M. S. Graudenz, D. J. White et al.: The role of antigen-presenting cells in rat corneal graft rejection. Transplant. Proc. *23* (1991) 93–95

[83] Khodadoust, A. A., A. M. Silverstein: Transplantation and rejection of individual cell layers of the cornea. Invest. Ophtalmol. *8* (1969) 181–195

[84] Khodadoust, A. A.: The allograft rejection reaction. The leading cause of late failure of corneal grafts. In: R. Porter, J. Knight (Hrsg.): Corneal graft failure, S. 167–173. Elsevier, Amsterdam 1973

[85] Kok van Alphen, C. C., H. J. Völker-Dieben, J. D'Amaro: Die Ergebnisse von HLA-Typisierung bei der Hornhauttransplantation. Fortschr. Ophtalmol. *84* (1987) 42–45

[86] Krensky, A. M., A. Weiss, G. Crabtree et al.: T-lymphocyte-antigen interactions is transplant rejection. N. Engl. J. Med. *322* (1990) 510–517

[87] Lindquist, T. D., J. S. Glothan, W. M. Rotkies et al.: Indications for penetrating keratoplasty: 1980–1988. Cornea *10* (1991) 210–216

[88] Liu, E. Y., M. B. Raizman, B. Rosner et al.: Effects of blood transfusion and cyclosporin on rabbit corneal graft survival. Curr. Eye Res. *8* (1989) 523–531

[89] Maumenee, A. E.: The influence of donor-recipient sensitization on corneal grafts. Am. J. Ophtalmol. *34* (1951) 142–152

[90] Mayer, D. J., T. A. Casey: Tissue typing. Present state of the art and results. In: F. S. Brightbill (Hrsg.): Corneal surgery. Theory, technique, and tissue, S. 158–162. Mosby, St. Louis, U.S.A, 1987

[91] Medawar, P. B., Immunity to homologous grafted skin: I. The suppression of cell division in grafts transplanted to immunized animals. Brit. J. Exper. Path. *27* (1946) 9–14

[92] Medawar, P. B.: Immunity to homologous grafted skin: II. The relationship between the antigens of blood and skin. Brit. J. Exper. Path. *79* (1946) 15–24

[93] Medawar, P. B.: Immunity to homologous grafted skin: III. The fate of skin homografts transplanted to the brain, to subcutaneous tissue and to the anterior chamber of the eye. Brit. J. Exper. Path. *29* (1948) 58–69

[94] Meyer, H. J.: Die Bedeutung von Antikörpern für die Keratoplastik. Ber. Dtsch. Ophtalmol. Ges. *70* (1970) 119–132

[95] Meyer, H. J.: Zur Bedeutung von Blutfaktoren bei der Keratoplastik. Klin. Monatsbl. Augenheilkd. *158* (1971) 780–785

[96] Moen, T., D. Albrechtsen, A. Flatmark et al.: Importance of HLA-DR-matching in cadaveric renal transplantation. N. Engl. J. Med. *303* (1980) 850–854

[97] Morita, N., B. Munkhbat, B. Gansuvd et al.: Effect of HLA-A and –DPB1 matching in corneal transplantation. Transplant. Proc. *30* (1998) 3491–3492

[98] Munkhbat, B., M. Hagihara, T. Sato et al.: HLA class II DNA typing using ocular tissue and its usefulness in corneal transplantation. Transplant. Proc. *28* (1996) 1257–1258

[99] Nelken, E., D. Nelken, I.C. Michaelson et al.: AB0 antigens in the human cornea. Nature *177* (1958) 840

[100] Newsome, D. A., M. Takasugi, K. R. Kenyon et al.: Human corneal cells in vitro: morphology and histocompatibility (HL-A) antigens of pure cell populations. Invest. Ophthalmol. *13* (1974) 23–32

[101] Nicholls, S. M., B. B. Bradley, D. L. Easty: Effect of mismatches for major histocompatibility complex and minor antigens on corneal graft rejection. Invest. Ophthalmol. *32* (1991) 2729–2734

[102] Nicholls, S. M., B. B. Bradley, D. L. Easty: Non-MHC antigens and their relative resistance to immunosuppression after corneal transplantation. Eye *9* (1995) 208–214

[103] Niederkorn, J. Y.: Immune privilege and immune regulation in the eye. Adv. Immunology *48* (1990) 191–226

[104] Niederkorn, J. Y.: The immune privilege of corneal allografts. Transplantation *67* (1999) 1503–1508

[105] Nölle, B., M. A. Halene, N. Zavazava et al.: Postmortale serologische und biochemische HLA-Typisierung mit kultivierten retinalen Pigmentepithelzellen (RPE). Fortschr. Ophthalmol. *88* (1991) 626–632

[106] Opelz, G., D. P. S. Sengar, M. R. Mickey et al.: Effect of blood transfusion on subsequent kidney transplants. Transplant. Proc. *5* (1973) 253–259

[107] Opelz, G., J. Mytilineos, S. Scherer et al.: Survival of DNA HLA-DR typed and matched cadaver kidney transplants. Lancet *338* (1991) 461–463

[108] Özdemir, Ö.: A prospective study of histocompatibility testing for keratoplasty in high-risk patients. Brit. J. Ophthalmol. *70* (1986) 183–186

[109] Pels, E., R. van der Gaag: HLA-A, B, C and HLA-DR antigens and dentritic cells in fresh and organ culture preserved corneas. Cornea *3* (1984–85) 231–239

[110] Pepose, J. S., K. M. Gardner, M. S. Nestor et al.: Detection of HLA class I and II antigens in rejected human corneal allografts. Ophthalmology *92* (1985) 1480–1484

[111] Pepose, J. S., M. S. Nestor, K. M. Gardner et al.: Composition of cellular infiltrates in rejected human corneal grafts. Graefe's Arch. Clin. Exp. Ophthalmol. *222* (1985) 128–133

[112] Persijn, G. G., A. Leeuwen, J. Hoogeboom et al.: Matching for HLA antigens of A, B, and DR loci in renal transplantation by Eurotransplant. Lancet *17* (1978) 1278–1281

[113] Pleyer, U., H. Dannowski, H. D. Volk et al.: Corneal allograft rejection: current understanding. I. Immunobiology and basic mechanisms. Ophthalmologica *215* (2001) 254–262
[114] Racozy, P., M. Garlepp, I. Constable: HLA-DQ tissue typing of cadaveric eye bank donor material with polymerase chain reaction. Curr. Eye Res. *11* (1992) 445–452
[115] Rammensee, R. G.: On the function of MHC-molecules. In: H. G. Rammensee (Hrsg): Immunology of corneal transplantation. S. 5–29. Aeolus-press, Buren (NL) 1994
[116] Riisom, K., N. Ehlers, L. Lamm: Post mortem HLA-DR typing of donor corneas using DNA-hybridization technique. Acta Ophthalmol. *65* (1987) 430–432
[117] Roelen, D. L., E. van Beelen, S. P. M. J. van Bree et al.: The presence of activated donor HLA class I-reactive T-lymphocytes is associated with rejection of corneal grafts. Transplantation *59* (1995) 1039–1042
[118] Ross, J., Y.-G. He, J. Y. Niederkorn: Class I disparate corneal grafts enjoy afferent but not efferent blockade of the immune response. Curr. Eye Res. *10* (1991) 889–892
[119] Ross, J., D. Callanan, H. Kunz et al.: Evidence that the fate of class II-disparate corneal grafts is determined by the timing of class II expression. Transplantation *51* (1991) 532–536
[120] Ross, J., Y.-G. He, M. Pidherney et al.: The differential effects of donor versus host Langerhans cells in the rejection of MHC-matched corneal allografts. Transplantation *52* (1991) 857–861
[121] Roy R., H. M. Boisjoly, I. Dube et al.: Private and public HLA determinant specificities matching in corneal transplantation. Transplant. Proc. *21* (1989) 3139–3141
[122] Roy, R., H. M. Boisjoly, E. Wagner et al.: Pretransplant and posttransplant antibodies in human corneal transplantation. Transplantation *54* (1992) 463–467
[123] Roy, R., B. des Marchais, R. Bazin et al.: Role of AB0 and Lewis blood group antigens in donor-recipient compatibility of corneal transplantation rejection. Ophthalmology *104* (1997) 508–512
[124] Rubsamen, P. E., J. McCulley, P. R. Bergstresser et al.: On the Ia immunogenicity of mouse corneal allografts infiltrated with Langerhans cells. Invest. Ophthalmol. *25* (1984) 513–518
[125] Sanfilippo, F., J. M. McQueen, W. K. Vaugh et al.: Reduced graft rejection with good HLA-A and -B matching in high-risk corneal transplantation. New Engl. J. Med. *315* (1986) 29–35
[126] Sano Y., B. R. Ksander, J. W. Streilein: Minor H, rather than MHC, alloantigens offer the greater barrier to successful orthotopic corneal transplantation in mice. Transplant. Immunology *4* (1996) 53–56
[127] Sobottka Ventura, A. C., M. Böhnke, C. Löliger et al.: HLA-Typisierung von Spenderhornhäuten mit hohen post-mortem-Zeiten. Ophthalmologe *93* (1996) 262–267
[128] Sonntag, H. G., W. Müller-Ruchholtz: Funktionen zellgebundener und humoraler Immunmechanismen bei Transplantationen. Ber. Dtsch. Ophthalmol. Ges. *70* (1969) 114–132
[129] Stark, W. J., G. Opelz, D. Newsome et al.: Sensitization to human lymphocyte antigens by corneal transplantation. Invest. Ophthalmol. *12* (1973) 639–642
[130] Stark, W. J., H. R. Taylor, W. B. Bias et al.: Histocompatibility (HLA) antigens and keratoplasty. Am. J. Ophthalmol. *86* (1978) 595–604
[131] Stark, W. J.: Transplantation immunology of penetrating keratoplasty. Transplant. Am. Ophthalmol. *78* (1980) 1079–1117
[132] Streilein, J. W.: What do T-lymphocytes „see“ when penetrating keratoplasty fails? Cornea *19* (2000) 146–154
[133] Thiel, H. J.: Signs and symptoms of corneal graft rejection. In: M. Zierhut, U. Pleyer, H. J. Thiel (Hrsg.): Immunology of corneal transplantation, S. 135–145. Aeolus-press, Buren (NL) 1994
[134] Ting, A., P. J. Morries: Matching for B-cell antigens of the HLA-DR series in cadaver renal transplantation. Lancet *18* (1978) 575–577
[135] Treseler, P. A., G. N. Foulks, F. Sanfilippo: The expression of HLA antigens by cells in the human cornea. Am. J. Ophthalmol. *98* (1984) 763–772
[136] Vail, A., S. M. Gore, B. A. Bradley et al.: Influence of donor and histocompatibility factors on corneal graft outcome. Transplantation *58* (1994) 1210–1217
[137] Vail, A., S. M. Gore, B. A. Bradley et al.: Conclusions of the corneal transplant follow up study. Brit. J. Ophthalmol. *81* (1997) 631–636

[138] Vannas, S, K. Karjalainen, P. Ruusuvaara et al.: HLA compatible donor cornea for prevention of allograft reaction. Graefe's Arch. Clin. Exp. Ophthalmol. *198* (1976) 217–222
[139] Völker-Dieben, H. J., C. C. Kok-van Alphen, J. A. Oosterhuis et al.: First experiences with HLA-matched corneal grafts in high risk cases. Doc. Ophthalmol. *44* (1977) 39–48
[140] Völker-Dieben, H. J., C. C. Kok-van Alphen, Q. Lansbergen et al.: The effect of prospective HLA-A and -B matching on corneal graft survival. Acta Ophthalmol. *60* (1982) 203–212
[141] Völker-Dieben, H. J., C. C. Kok-van Alphen, Q. Lansbergen et al.: The effect of prospective HLA-A- and -B-matching in 288 penetrating keratoplasties for herpes simplex keratitis. Acta Ophthalmol. *62* (1984) 513–521
[142] Völker-Dieben, H. J.: The interaction of HLA DR, donor graft size and corneal vascularisation of the recipient on graft survival. In: H. J. Völker-Dieben (Hrsg.): The effect of immunological and non-immunological factors on corneal graft survival, S. 69–95. Dr. Junk, Dordrecht, 1984
[143] Völker-Dieben, H. J.: Corneal transplantation: State of the art. Transplant. Proc. *21* (1989) 3116–3119
[144] Völker-Dieben, H. J., J. D'Amaro, P. J. Kruit et al.: Reaction between prognostic factors for corneal allograft survival. Transplant. Proc. *21* (1989) 3135–3138
[145] Völker-Dieben, H. J., F. H. J. Claas, G. M. T. Schreuder et al.: Beneficial effect of HLA-DR matching on the survival of corneal allografts. Transplantation *70* (2000) 640–648
[146] von Keyserlingk, H., G. Offermann, M. Wiederholt et al.: The importance of HLA-DR matching in corneal transplant recipients treated with cyclosporine A. Transplant. Proc. *19* (1987) 2576–2578
[147] Waldock, A, S. D. Cook: Corneal transplantation: how successfull are we? Br. J. Ophthalmol. *84* (2000) 813–815
[148] Wernet, P., G. Kögler, J. Enczmann et al.: Rapid method for successful HLA class I and II typing from cadaveric blood for direct matching in cornea transplantation. Graefe's Arch. Clin. Exp. Ophthalmol. *236* (1998) 507–512
[149] Williams, K. A., D. J. Coster: The role of the limbus in corneal allograft rejection. Eye *3* (1989) 158–166
[150] Williams, K. A., D. Roder, A. Esterman et al.: Factors Predictive of Corneal Graft Survival. Ophthalmology *99* (1992) 403–414
[151] Williams, K. A., D. J. Coster: Clinical and experimental aspects of corneal transplantation. Transplantation Reviews *7* (1993) 44–64
[152] Whitsett, C. F., R. D. Stulting: The distribution of HLA antigens on human corneal tissue. Invest. Ophthalmol. Vis. Sci. *25* (1984) 519–524
[153] WHO HLA–Nomenclature commitee meeting summary. Nomenclature for factors of the HLA-system. In: P. I. Terasaki (Hrsg.): Histocompatibility Testing 1980. UCLA Tissue Typing Laboratory, Los Angeles, California, S. 18–20 (1980)
[154] Wilson, S. E., H. E. Kaufman: Graft failure after penetrating keratoplasty. Surv. Ophthalmol. *34* (1990) 325–356
[155] Yamada, J., J. W. Streilein: New insights into prevention of donor–specific corneal graft rejection. Cornea *19* Suppl. 3 (2000) 177–182
[156] Young, E., W. J. Stark, R. A. Prendergast: Immunology of corneal allograft rejection: HLA-DR antigens on human corneal cells. Invest. Ophthalmol. Vis. Sci. *26* (1985) 571–574
[157] Zavazava, N., M. Halene, E. Westphal et al.: Expression of MHC class I and II molecules by cadaver retinal pigment epithelium cells: Optimization of postmortem HLA typing. Clin. Exp. Immunol. *84* (1991) 163–166
[158] Zavazava, N., E. Westphal, G. Duncker, B. Nölle, W. Müller-Ruchholtz: Post-mortem HLA tissue typing of retinal pigment epithelial cells. Scand. J. Immunol. *36* (1992) 192–194
[159] Zavazava, N., B. Nölle, G. Duncker et al.: Cross-matches on donor cadaver retinal pigment epithelial cells in corneal risk patients. Graefe's Arch. Clin. Exp. Ophthalmol. *234* (1996) 164–170
[160] Zirm, E.: Eine erfolgreiche totale Keratoplastik. Graefe's Arch. Clin. Exp. Ophthalmol. *64* (1906) 581–593

5 Dokumentation in der Hornhautbank

R. Winter, A. Menke

Da die Organ- und Gewebetransplantation in der Medizin einen überaus sensiblen Bereich darstellen, ist eine ausführliche Dokumentation aller Vorgehensschritte unerlässlich. Sie ist sowohl aus ethischen als auch aus forensischen Gründen erforderlich. Die Auflagen zur Dokumentation resultieren aus den allgemeinen ärztlichen Dokumentationspflichten, hier besonders dem Transplantationsgesetz, den Richtlinien zum Führen einer Hornhautbank sowie den Durchführungsbestimmungen der Arbeitsgemeinschaft Deutscher Hornhautbanken [1, 2]. Insbesondere in den Richtlinien zum Führen einer Hornhautbank wird unter 9. „Dokumentation" festgehalten:

Der Weg des Transplantates vom Spender zum Empfänger einschließlich der erforderlichen Laborbefunde und der morphologischen Untersuchungsergebnisse muss lückenlos dokumentiert werden, so dass zu jedem Zeitpunkt eine Rückverfolgung möglich ist. Auch die Aufklärung des Empfängers (Patient) über ein evtl. Rest-Risiko ist zu dokumentieren. Ebenso ist die Dokumentation der Zustimmung zur Entnahme erforderlich. Zusätzlich wird im Transplantationsgesetz unter § 10, Abs. 2, Nr. 6, vorgeschrieben, dass „Maßnahmen zur Qualitätssicherung, die auch einen Vergleich mit anderen Zentren ermöglichen", durchzuführen sind (s. Kap. 2.3). Deshalb ist es auch für den postoperativen Verlauf erforderlich, die klinischen Ergebnisse nach messbaren Kriterien über lange Zeiträume aufzuzeichnen. Weitestgehender Sinn einer umfangreichen Dokumentation ist auch die Qualitätssicherung. Durch Auswertung der verfügbaren Daten ist eine Optimierung der Hornhauttransplantationen von der Gewinnung der Spenderhornhäute bis zum langfristigen klinischen Ergebnis möglich. Sowohl retrospektiv als auch prospektiv ist eine Erforschung der Klinik der Keratoplastiken nur mit einem umfangreichen, langfristigen Datenpool möglich. Alle Bereiche, die im weitesten Sinne mit der Transplantation zu tun haben, werden hier in die Dokumentationspflicht einbezogen. Mehrere Komplexe lassen sich jeweils zusammenfassen und sollen kurz erläutert werden. Für jeden Komplex sollten relativ einheitliche Dokumentationsbögen vorhanden sein, um überregionale vergleichende Auswertungen zu ermöglichen. Die einzelnen Komplexe gliedern sich wie folgt und sind auf verschiedenen Ebenen zu bearbeiten:

- die Spenderauswahl unter Berücksichtigung der juristischen Regularien für die entsprechenden Einverständnisvorgaben und die zu erwartende Qualität der Hornhaut
- die Eingrenzung des Spenderkollektivs durch vorgeschriebene Teste zum Ausschluss von übertragbaren Erkrankungen auf den Empfänger
- Die technische Vorgehensweise in der Hornhautbank. Die Maßnahmen der Konservierung sowie Qualitätskriterien und Befunde vor der Übertragung der Hornhaut auf den Empfänger

- Allokationskriterien für die Verteilung auf die möglichen Empfänger. Hierbei soll nachvollziehbar sein, dass nach medizinischen, ethisch vertretbaren Indikationen die Zuteilung der Hornhäute erfolgt.
- das operative Vorgehen bei der Keratoplastik
- der postoperative Verlauf im Sinne einer Qualitätsüberwachung über einen langfristigen Zeitraum, dessen Ende noch nicht abzusehen ist.
- ggf. die Ergebnisqualität aus der Sicht des Patienten im Sinne einer kritischen Würdigung der Hornhauttransplantation in Bezug auf die „Lebensqualität".

Die einzelnen Komplexe werden mit einigen Erläuterungen dargestellt, wobei auf den Hintergrund der Dokumentation eingegangen wird. Danach wird herausgestellt, wer für den entsprechenden Komplex der Dokumentation verantwortlich ist. Die einzelnen Dokumentationsschritte werden anhand von Vorschlägen für einen Dokumentationsbogen summarisch aufgeführt.

Die gesamte Dokumentation soll zunächst bei den zuständigen Hornhautbanken zentral zusammengeführt werden und später im Sinne einer gesetzlich vorgegebenen Qualitätskontrolle nach dem Transplantationsgesetz auch extern evaluiert werden. Hierzu sind entsprechende Vorgaben durch die Bundesärztekammer zu erwarten. Da eine Vielzahl von Personen in den Dokumentationszyklus integriert ist, wird es nicht zu vermeiden sein, die Pflicht zur Mitarbeit ggf. auch durch Sanktionen zu stabilisieren. Dafür bietet es sich an, dass Hornhäute von den beteiligten Banken nur weitergegeben werden, wenn sie sich von einer gewissenhaften Dokumentation auf allen Ebenen überzeugen können und dieses in turnusmäßigen Abständen überprüft wird. Ggf. müssten einzelne Teilnehmerkreise aus den Transplantationsprogrammen ausgeschlossen werden.

5.1 Spenderauswahl

Für das Entnahmeprotokoll (Abb. 1) sind in erster Linie die entnehmenden Ärzte/Ärzte im Praktikum zuständig. Voranzustellen ist, durch wen die Information über den Verstorbenen erhalten wurde (Intensivstation, Pathologie, usw.), Ort und Zeitpunkt des Todes sowie Todesursache sind zu eruieren und entsprechend festzuhalten. Hierbei ist möglich, schon grob abzuschätzen, ob die Informationen ausreichen, um die Hornhaut für Transplantationszwecke einzusetzen, ggf. kann auch schon eine Inspektion vorgenommen werden.

Nach dem Transplantationsgesetz ist der Tod durch zwei Ärzte zu bestätigen. Dieses stößt bei Entnahmen von Hornhäuten in der Regel auf ein generelles Unverständnis, da der Tod zum Entnahmezeitpunkt zweifelsfrei feststeht. Bei Entnahmen von Hornhäuten kann das Intervall zwischen Todeszeitpunkt und Entnahme ja durchaus auf ein bis zwei Tage ausgedehnt werden. Der diesbezügliche Passus im Transplantationsgesetz, der auch in die Richtlinien zum Führen einer Hornhautbank übernommen wurde, resultiert aus einer emotionalen Verunsicherung in der Bevölkerung und auch in den Gesetzgebungsorganen gegenüber einem Missbrauch bei Transplantationszwecken.

1. Spenderdaten

Name: .... Geburtsdatum: .... männlich O weiblich O

Sterbedatum: .... Uhrzeit: .... Ort: ....

Information über den Eintritt des Todes durch ....

2. Anamnese über den Spender

erhoben durch: ....

Ist die Todesursache bekannt?	ja:		nein: O
Bestand zum Zeitpunkt des Todes eine Sepsis?	ja, Erreger:		nein: O
Ist eine Infektion mit HIV, Hepatitis B o. C bekannt?	ja:		nein: O
Gehörte der/die Verstorbene einer Risikogruppe für o.g. Infektionen an		ja: O	nein: O
Bestand • eine infektiöse Augenerkrankung?	ja:		nein: O
• der Z. n. Augen-OP?	ja:		nein: O
• ein malignes Lymphom?	ja:		nein: O
• eine Leukämie?	ja:		nein: O
• eine neurovirale Erkrankung (z. B Creutzfeldt-Jakob)?	ja:		nein: O
• eine degenerative ZNS-Erkrankung unbekannter Ursache?		ja: O	nein: O
Wurde mit Hypophysenhormonen humanen Ursprungs behandelt?		ja: O	nein: O
Wurden in den letzten 4 Wochen Lebendimpfstoffe verabreicht?		ja: O	nein: O
Wurden in den letzten 48 Stunden Bluttransfusionen durchgeführt?		ja: O	nein: O

3. Feststellung des Todes durch:

Arzt 1: .... Ort, den ....

Arzt 2: .... Ort, den ....

4. Einverständnis zur Hornhaut-/Bulbusentnahme

erteilt: O abgelehnt: O Datum: .... Uhrzeit: ....

mündlich: O schriftlich: O telefonisch: O Tel. Nr.: ....

Name/Bezug zum Verstorbenen: ....

5. OP-Protokoll-Entnahme

Operateur: ....

Datum: .... Uhrzeit: .... Ort: ....

Morphologische Beurteilung der Hornhaut:	unauffällig: O	
	Anhalt für Voroperationen: O	
	Narben und andere Erkrankungen: O	
Post-mortem-Serum	erhalten: O	nicht erhalten: O
Lebendserum	erhalten: O	nicht erhalten: O
Entnahme des Bulbus	rechts: O	links: O
Entnahme der Korneoskleralscheibe	rechts: O	links: O
Einsetzen einer Prothese	rechts: O	links: O
*Farbe:	....	....
Weiterleitung der Präparate in die Hornhautbank an:	....	
	in feuchter Kammer: O	
	in Gewebemedium: O	

Abb. 1: Beispiel für ein Entnahmeprotokoll

Der nächste Schritt ist es, ein Einverständnis zur Bulbusentnahme von Angehörigen, Beauftragten oder staatlichen Organen zu erlangen. Das Einverständnis sollte mit Namen und Zeitpunkt möglichst genau vermerkt werden, so wird eventuellen späteren Diskussionen über die Legalität der Entnahme vorgebeugt. Sollte ein Einverständnis nicht erlangt werden, so ist auch dieses zu protokollieren und der zuständigen Hornhautbank mitzuteilen, um Erkenntnisse über die Spenderbereitschaft zu gewinnen. Um nicht unnötige Entnahmen zu veranlassen, sollte zu diesem Zeitpunkt schon zu erkennen sein, dass die Hornhaut zur Transplantation geeignet wäre. Das heißt, soweit möglich, sind die Anamnesen der Verstorbenen sowie die sichtbare Morphologie der Hornhaut zu integrieren. Die Ausschlusskriterien nach den Laboruntersuchungen können natürlich später die Verwendbarkeit wieder einschränken.

Zum Teil sind in den vorgenannten Dokumentationsschritten schon Bereiche des zweiten Komplexes (Gewinnung der Spenderhornhaut) enthalten. Da es sich jedoch bei der Zuständigkeit um die gleiche Personengruppe handelt, sollten diese auch zusammenhängend vorgenommen werden.

5.2 Infektionsprophylaxe

Der nächste Abschnitt befasst sich mit der Eingrenzung der gewonnenen Hornhaut nach serologischen Ausschlusskriterien zur Infektionsprophylaxe. Da es sich um zeitaufwendige labor-diagnostische Verfahren handelt, wird in der Regel die Hornhaut zu diesem Zeitpunkt schon präpariert sein, so dass die Zuständigkeit für die Auswertung der Laboruntersuchungen in den Bereich der Hornhautbank fällt. Nach mikrobiologisch/virologischen Indikationen sind hier gemäß den formalen Vorgaben die in der Abb. 2 aufgeführten Untersuchungen durchzuführen und deren Ergebnis entsprechend zu dokumentieren.

Die engere Auswahl des Spenders setzt voraus, dass in der Hornhautbank noch einmal eingehend die Morphologie des Explantates sowie die Auswertung der Laborteste überprüft wird.

Die erforderlichen mikrobiologischen/virologischen Teste ergeben sich aus den Rahmenrichtlinien zum Führen einer Hornhautbank sowie den Durchführungsbestimmungen der Arbeitsgemeinschaft Deutscher Hornhautbanken (s. Kap. 2.1). Die durchgeführten Teste auf Virusmarker im Blut sollen als positiv oder negativ vermerkt werden. Unerlässlich sind hier:

- HBsAg
- Anti-HCV
- HCV-RNA
- HIV I/II-AK.

Fakultativ: CMV-IgG und TPHA.

In Anbetracht der Vorerkrankungen können weitere Teste erforderlich sein. Es ist der post mortem Zeitpunkt der Serumgewinnung zu vermerken, ggf. eine vorangegangene

Spenderbogen

Präparation u.

Befund durch: ....

Lfd. Hornhautnummer: ....

Morphologische Befunde nach Präparation

Spaltlampenbefund ....

....

Befundbarkeit bei Immersion in Kulturmedium
nicht O mäßig O gut O

Befundbarkeit bei Immersion in BSS
nicht O mäßig O gut O

Spontane Sichtbarkeit der Zellkerne in Medium
nicht O mäßig O gut O

Gequollene Zellgrenzen bei Immersion in BSS
keine/einzelne O
< 50 % O
> 50 % O
alle O

Morphologie der Interzellulargrenzen
granuliert O
segmentiert O
konfluent O

Endothelnekrosen keine O
vereinzelte O
kl. Gruppen O
an Descemetfalten O
flächige faltenferne Nekrosen O

Endotheldichte .... Ze/mm²

Beurteilung bei Untersuchung
nicht geeignet O
bedingt geeignet O
geeignet O

Erstes Medium steril O
verkeimt (1–9 Tage) ....

Verkeimung ....

Tage bis zur letzten Entquellung vor OP ....

Tage post mortem bis zur TX ....

Wie oft in Dextran entquollen? ....

Gesamtzahl Tage in Dextran ....

Blutgruppe A 0 B 0 AB 0 0 0

Rhesusfaktor 0 negativ 0 positiv

HLA-Typisierung A ....
B ....
C ....
DR ....
DQ ....

Virologische Untersuchungen

HBsAg EIA	negativ O	positiv O
Anti-HBc EIA	negativ O	positiv O
Anti-HCV EIA	negativ O	positiv O
HCV-RNA PCR	negativ O	positiv O
HIV I/II-AK EIA	negativ O	positiv O
CMV IgG	negativ O	positiv O
Lues (TPHA)	negativ O	positiv O

Morphologische Befunde nach Organkultur

Spontanes Bild bei Befundung im Kulturmedium
nichts sichtbar O
Descemetfalten O
einzelne degenerierte Zellen O
flächige degenerative Veränderungen O

Quellung der Interzellulargrenzen in BSS
keine O
vereinzelt O
< 50 % O
> 50 % O
alle O

Morphologie der Interzellulargrenzen
granuliert O
segmentiert O
konfluent O

Keratozyten sichtbar ja O
nein O

Morphologie normal/verzweigt O
spindelförmig O
abgerundet O
Vakuolen O
nekrotisch O
andere O

Epithel vorhanden ja O
nein O

Befund präoperativ nicht geeignet O
geeignet O
frgl. geeignet O

Endotheldichte präoperativ ....Ze/mm²

Verwendung der Hornhaut
verworfen O
transplantiert O
perforierend O
lamellär O

wo? ....

Abb. 2: Beispiel für ein Spenderprotokoll zur Dokumentation in der Hornhautbank

Haemodilution oder sichtbare Haemolyse. Nach Möglichkeit sollte für die serologischen Teste das letzte Lebendserum akquiriert werden, da hier die Fehlermöglichkeiten deutlich geringer sind als bei post mortem gewonnenem Serum. Auch dieses ist in Abhängigkeit der Labormöglichkeiten auf dem Bogen entsprechend zu dokumentieren (s. Abb. 2).

Im gleichen Zuge mit der serologischen Ausschlussdiagnostik sollte, wenn möglich, eine Gewebetypisierung für ein Matching durch ein einschlägiges Fachlabor durchgeführt und vermerkt werden.

Zu den morphologischen Beurteilungen gehört ein Spaltlampenbefund sowie eine subtile Endothelmikroskopie mit Phasendifferenz-Mikroskopie oder vergleichbaren Techniken. Dokumentiert wird die Transparenz der Hornhaut, Narbenbildung, ggf. Vaskularisation. Die Endothelmikroskopie soll an mehreren Orten der Hornhaut vorgenommen werden, soweit dieses bei dem jeweiligen Quellungszustand möglich ist, sollte die Endothelzelldichte angeben und, wenn möglich, fotografisch dokumentiert werden. Die Aufzeichnungen erfolgen in dem Spenderbogen der anschließend dargestellt wird (s. Abb. 2).

5.3 Aufbereitung

Die technische Aufbereitung in der Hornhautbank folgt den entsprechenden Rahmenrichtlinien sowie Durchführungsbestimmungen für Hornhautbanken (s. o.). Insofern ist es nicht erforderlich, die Detailschritte jedes Mal erneut zu dokumentieren. Es versteht sich von selbst, dass unter sterilen Kautelen gearbeitet wird. Dokumentiert werden sollte der Ausgangsbefund von Hornhautmorphologie und Endothelzustand. In der Hornhautbank sind aber die Zubereitungen der Kulturmedien und die Zeiträume, in denen mit diesen gearbeitet wird, dauerhaft aufzubewahren. So reicht es für die Kulturdokumentation aus zu verzeichnen, für welche Zeiträume die Hornhaut in Medium I und II o. ä. verwahrt worden ist. Zwischenzeitliche Sterilproben sowie Farbumschläge im Medium sollten auf dem Kulturbegleitbogen verzeichnet werden. Nach Beendigung der Kulturphase ist erneut der Quellungszustand der Hornhaut zu beurteilen sowie bei Entquellung ein Endothelstatus aufzunehmen. Diese Dokumentation kann gleichzeitig als „Freigabeschein" für die Hornhaut verwandt werden. Abschließend ist zu beurteilen, ob eine Transplantation möglich ist, für welchen Spender die Hornhaut geeignet ist, sofern ggf. ein Gewebsmatching vorliegt. Selbstverständlich verzeichnet ein solcher „Freigabeschein" auch nachvollziehbar, wer die abschließende Beurteilung durchgeführt hat. Eine mögliche Pachymetrie ist für den Operateur von Bedeutung, da er sich dann auf entsprechende Quellungszustände der Hornhaut einstellen kann. Auf dem gleichen Freigabeschein kann auch die weitere Verwendung, an welchen Operateur/Klinik die Hornhaut ausgegeben wird und wie sie dorthin transportiert wird, verzeichnet werden (s. Abb. 2).

5.4 Allokationskriterien

Obwohl die Hornhäute nach dem Transplantationsgesetz nicht vermittlungspflichtig sind, sollen allgemein anerkannte Allokationskriterien für die Verteilung zugrunde gelegt werden. Diese Kriterien müssen unter ethischen und ggf. sozial-medizinischen Gesichtspunkten einer kritischen Nachprüfung standhalten. Hintergrund für solche Allokationskriterien ist der derzeitige Stand, dass leider nicht für alle auf Keratoplastiken wartende Patienten eine ausreichende Anzahl von Hornhäuten vorhanden ist (s. Kap. 6). Dies gilt in besonderem Maße für gewebstypisierte Hornhäute. Von einer solchen Maßnahme ausgenommen sind lediglich Keratoplastiken à chaud, bei denen quasi Gefahr im Verzuge ist und die deshalb entsprechend vorgezogen werden müssen. In vielen Hornhautbanken wird für solche Patienten eine „Notfallhornhaut" bereitgehalten, die meist von geringerer Qualität ist. Auch dieses müsste durch den akuten Handlungsbedarf entsprechend begründet sein, deshalb sollte bei solch einer Keratoplastik à chaud auch die Dringlichkeit entsprechend dokumentiert sein.

Für alle übrigen Patienten auf einer sog. Warteliste sind die maßgeblichen Kriterien der Dringlichkeit festzulegen. Hier spielt in erster Linie eine Rolle, inwieweit medizinisch mit einer deutlichen Verschlechterung des Zustandes im Rahmen der Wartezeit zu rechnen ist. Ein zweiter Faktor sind soziale Belange wie funktionelle Abhängigkeit von einer besseren Hornhautsituation. Die bisher eingebrachte Wartezeit ist natürlich nicht zu vernachlässigen. Es hat sich bewährt, Dringlichkeitsstufen vorzugeben (im Sinne von hoher medizinisch-sozialer Dringlichkeit Wartezeit bis drei Monate, dann Wartezeit drei bis sechs Monate, Wartezeit sechs Monate bis ein Jahr bei geringerer Dringlichkeit) und die Patienten entsprechend einzuteilen. Absolute Indikatoren für die Gruppenzugehörigkeit lassen sich mit Zahlen allerdings nicht belegen. Jede Hornhautbank sollte aber im Zweifelsfall belegen können, weshalb der eine oder andere Patient eine kürzere oder längere Wartezeit gehabt hat. Insofern gehört zu jeder Patientenanmeldung eine Dringlichkeitsstufe, die mit der vorhandenen Möglichkeit einer Transplantation korreliert werden kann. Nur so ist es möglich, den Vorwurf der individuellen Bevorzugung einzelner Patientengruppen bei der Vergabe von Transplantaten von vornherein auszuschließen. Selbstverständlich ist hier der Stand der Erkenntnisse der medizinischen Wissenschaft, insbesondere auch die Vorausberechenbarkeit der Erfolgsaussicht einer Keratoplastik mit zu berücksichtigen (s. Tab. 1).

5.5 Dokumentation der Operation

Die Dokumentation der eigentlichen Operation ist prinzipiell Pflicht des Operateurs. Auf eine besondere Dokumentation bei Keratoplastiken abweichend von anderen Operationen erübrigt sich damit. Es sollte jedoch ein Verweis auf die Spenderdaten angefügt werden, sowie nachvollziehbar sein, wie lang der Weg von der Hornhautbank bzw. von der Entquellung oder der Bereitstellung des Transplantates bis zur eigentlichen Operation gewesen ist. Selbstverständlich sind Besonderheiten der Operation (wie z.

Tabelle 1: Zusammenstellung der Dringlichkeitsstufen für die Keratoplastik-Anmaldung

	Anmeldung für die KPL-Warteliste
Dringlichkeitsstufe 1	Descemetocele Ulkus mit Stroma dünner als 200 µm Schmerzen, z. B. bei Endotheldekompensation
Dinglichkeitsstufe 2	Visusminderung am besseren Auge (Visus < 0,2) bei – Stromanarben – Dystrophien – Degenerationen Arbeitsunfähigkeit Malignomen Wartezeit länger als 9 Monate
Dringlichkeitsstufe 3	dekompensierter Keratokonus/-globus Visusminderung am schlechteren Auge bei – Stromanarben – Dystrophien – Degenerationen

B. die Transplantatmaße) anzufügen. Dies gilt insbesondere für Kombinationen mit anderen Eingriffen. Der Einsatz von Medikamenten während der Transplantation, die auf die Hornhaut Einfluss haben könnten, ist ebenfalls festzuhalten, wie z. B. TPA oder Viscoelastica. Für spätere wissenschaftliche Auswertungen scheint die Nahtführung eine gewisse Rolle zu spielen und sollte deshalb im OP-Bericht nicht fehlen.

5.6 Nachsorge

Der nachsorgende Augenarzt muss, auch wenn er in keinem direkten Zusammenhang zu den Hornhautbanken steht, unbedingt mit eingebunden werden und genauso zur Dokumentation verpflichtet sein wie die operativen Zentren. Nahezu jede Hornhautbank hat hierzu bisher eigene Vorschläge erarbeitet, die allesamt außerordentlich ausführlich sind. Um eine spätere Auswertung zu ermöglichen und auch die Dokumentationspflicht durchsetzen zu können, sollten sich die Nachsorgebögen jedoch auf wenige harte Kriterien beschränken, die verpflichtend sind. Alles andere, was von Interesse sein kann, ist evtl. freiwillig zu dokumentieren.

Pflichtdokumentation für die Nachsorge

- Zeitangabe bis zum Epithelschluss
- am jeweiligen Untersuchungspunkt Angabe des intraokularen Druckes (Druckerhöhung kann zu einem vorzeitigen Endothelverlust führen)
- die Bestätigung der Transparenz
- der aktuelle Endothelzustand, zunächst in vierteljährlichen Abständen, ab 1 Jahr in jährlichen Abständen

- Vaskularisation mit Berücksichtigung oberflächlich/tief sowie Angabe von vaskularisierten Quadranten
- Reaktion auf Fadenmaterial
- Anzeichen für eine Abstoßungsreaktion
- die spezifische augenärztliche Therapie
- fakultativ sind der Astigmatismus sowie die Sehschärfe zu verzeichnen. Dieses ist in vielen Fällen nur eingeschränkt möglich, da es häufig sehr wechselnde Parameter sind, die abhängig sind vom aktuellen Quellungszustand der Hornhaut, z. B. Descemetfalten, aber auch bei den meisten Fällen von Hornhautübertragungen wesentlich durch andere Augenerkrankungen mit beeinflusst werden, deren Analyse das Ergebnis einer Keratoplastik sicherlich sehr erschweren würde.

Während unmittelbar nach der Keratoplastik tägliche Dokumentationen bis zum Zeitpunkt des Epithelschlusses erfolgen können, sind für die ersten drei Monate vierwöchentliche Dokumentationen und später vierteljährliche im ersten Jahr sowie einjährige Befunde im weiteren Verlauf anzustreben. Ein jährlicher Rhythmus sollte nicht unterschritten werden. Die Dokumentation ist solange fortzuführen, bis es zu einem Transplantatversagen kommt. Nur durch so eine langfristige Verlaufsbeobachtung sind Rückschlüsse auf die Qualität der Hornhäute aber auch auf die Keratoplastiken/Operationstechniken möglich. Gerade subklinische Abstoßungsreaktionen scheinen zum Teil sehr langsam über viele Jahre zu verlaufen. Dies zeigt der kontinuierliche Endothelzellverlust, der in den ersten zehn Jahren deutlich über dem normalen Altersabbau liegt. Gerade hierzu neue Erkenntnisse zu bekommen und ggf. zu analysieren, wie weit gewebstypisierte Hornhäute einen anderen Verlauf nehmen, ist mit eine qualitative Aufgabe der postoperativen Dokumentation (s. Abb. 3).

5.7 Ausblick

Wünschenswert wäre es, verfolgen zu können, welchen subjektiven Nutzen der Patient durch die Transplantation erlangt hat. Bei Operationen, die aus rein anatomischen Bedingungen (Rekonstruktion bei perforierten Ulzera, Exzision von Tumoren oder floriden Entzündungen) durchgeführt werden, ist die Diskussion über den Sinn der Operation im Nachhinein von geringem Nutzen. Bei rein funktioneller Indikation wären solche Daten jedoch für zukünftige Indikationsentscheidungen von Nutzen. Hat der einzelne Patient durch die Hornhautübertragung überhaupt in seinem „Lebenswert" gewonnen? Insbesondere bei einem funktionell guten Partnerauge könnte dieses für die eine oder andere Keratoplastik zweifelhaft sein. In einem Verlaufsbogen sollte deshalb der Vermerk nicht fehlen, ob sich eine Sehverbesserung aus subjektiver Sicht für den Patienten ergeben und diese ihm gerade im Hinblick auf die beidäugige Sehweise etwas genützt hat.

Wie schon eingangs erwähnt, sollten alle so gewonnen Daten zentral über die Hornhautbank gesammelt werden und von einem wissenschaftlichen Institut begleitend ausgewertet werden. Deshalb sind Abweichungen von den hier vorgeschlagenen

Klinischer Verlaufsbogen

1. Diagnose der Hornhauterkrankung:				
....				
2. Datum der Operation:	....	R/L	perf. KPL: O	lam. KPL: O
3. Befund vom:	....			
4. HH-Transparenz:	klar: O	mittel: O	trüb: O	
5. Empfängerbett:	vaskularisiert: oberflächig: O	1 2 3 4 Quadranten tief: O		
6. Naht:	fortlaufend: O	doppelt: O	einzel: O	
7. Fadenreiz:	ja: O	nein: O		
8. Endothel:	normal: O	pathologisch: O	Endothelzellzahl/mm^2:	
9. I. o. Reizzustand:	ja: O	nein: O		
10. I. o. Druck:	...........mmHg/appl.			
11. Lokale Therapie:	keine: O	Steroide: O Ciclosporin: O	Mydriatica: O Aciclovir: O	Antibiotika: O Benetzung: O
12. System. Therapie:	keine: O Antibiotika: O	Steroide < 20 mg/d: O Ciclosporin: O	 Aciclovir: O	> 20 mmHg: O Zytostatika: O
13. Bestkorrigierte Sehschärfe:				

Abb. 3: Nachsorgeprotokoll

Dokumentationsprotokollen gerade im Sinne einer Lesbarkeit für elektronische Aufbereitung wohl noch erforderlich. In der vorliegenden Aufstellung sind Pflichtdokumentationen vorgesehen, für rein wissenschaftliche Fragestellungen ist die Protokollierung entsprechend zu erweitern.

Literatur

[1] Gesetz über die Spenderentnahme und Übertragung von Organen – Transplantationsgesetz/TPG (Bundesgesetzblatt 1997, I, Nr. 74, S. 2631 ff.)

[2] Richtlinien zum Führen einer Hornhautbank. Deutsches Ärzteblatt *31/32* (1997) 2122–2124

6 Allokation von Hornhauttransplantaten

T. M. M. H. de By

6.1 Einleitung

Das Prinzip der Allokation von Organen durch internationale Allokationsorganisationen findet seinen Ursprung in der European Convention of Human Rights and Biomedicine. Diese Konvention kennt das Prinzip: Equitable access to healthcare of appropriate quality for all. Was eigentlich bedeutet Allokation? Das Wort stammt aus dem Lateinischen: Allo bedeutet anders, und Locus bedeutet Stelle. Das Verb „allocieren" bedeutet buchstäblich: zu einer anderen Stelle bringen. Ein passendes und praktisches Synonym ist: zuteilen.

6.2 Der Begriff Allokation und seine Bedeutung für die Hornhauttransplantation

Die Notwendigkeit der Allokation von Organen, insbesondere von Hornhäuten, hat ihre Ursache in dem absoluten und relativen Mangel an verfügbaren Transplantaten.

Es gibt einen absoluten Mangel, wenn die benötigte Quantität an Hornhauttransplantaten fehlt, z. B. in Deutschland benötigen jährlich mehr als 5000 Patienten eine Hornhauttransplantation. Pro Jahr stehen aber in Deutschland leider nur etwa 1500 (qualitätsgesichert aus der Organkultur) Transplantate zur Verfügung. Zusätzlich werden Transplantate importiert. Es entstehen Wartelisten.

Es gibt einen relativen Mangel, wenn Transplantate mit spezifischen Charakteristiken selten sind, z. B. in den Niederlanden stehen jährlich quantitativ mehr transplantable Hornhäute zur Verfügung als gemeldete Patienten auf der Warteliste. Es gibt aber Patientenkategorien, die immunisiert sind, Patienten die z. B. eine Re-Transplantation benötigen, oder Patienten mit einer hohen Dringlichkeit. Der relative Mangel entsteht dadurch, dass die Chance einer guten immunologischen Übereinstimmung zwischen dem Empfänger und dem Spender gering ist. Für die Patienten mit einer hohen Dringlichkeit entsteht das Problem dadurch, dass innerhalb kürzester Zeit nach Indikationsstellung ein geeignetes Hornhauttransplantat gefunden werden soll.

Um die geeignete Verfügbarkeit der benötigten Transplantate zu gewährleisten, ist eine Allokation nötig. Das bedeutet, dass wenn in einer Hornhautbank am Ort A eine geeignete Spenderhornhaut zur Verfügung steht, wird diese durch BIS international an einen Empfänger vermittelt, dem diese nach den Kriterien der Zuteilung von Transplantaten zusteht. Die Stiftung BIS ist der Überzeugung, und praktiziert diese auch, sodass die

Verteilung von verfügbaren Transplantaten auf einer internationalen Ebene nach objektiven Kriterien stattfinden sollte.

6.3 Die Organisation der Allokation

Bei der Verteilung von Organen und Gewebe spielen verschiedene Kriterien eine Rolle, wie z. B.: Lebensrettung, Effizienz, Erfolgschance, Sozialwert, Zahlungsfähigkeit, Lotterie.

Die BIS-Organisation strebt Objektivität bei der Allokation an. Dazu werden von einem multidisziplinären International Allocation Committee objektive Allokationskriterien aufgestellt, wobei die medizinischen Kriterien die erstentscheidenden sind.

Seit 01.01.2000 sind die nachfolgenden Alokationskriterien für nicht-typisierte Hornhautempfänger in Kraft getreten:

- medizinische Dringlichkeit [I = hoch dringend (high urgent), II = dringend (urgent), III = transplantabel]
- Wartezeit
- Altersunterschied (I = Empfänger jünger als der Spender, II = Empfänger bis 30 Jahre älter als der Spender)
- regionaler Ausgleich.

Für typisierte Hornhautempfänger werden die nachfolgenden Kriterien praktiziert:

- Anzahl der Übereinstimmung der HLA-Klasse I (A/B)-Antigene zwischen Spender und Empfänger.*
- Dringlichkeit**
- Anzahl der Übereinstimmung der HLA-Klasse II (DR)-Antigene
- Anzahl der Übereinstimmungen der HLA-Klasse I, „Split-Antigen"
- Regionaler Ausgleich
- Wartezeit.

Tabelle 1: HLA-typisierte Hornhäute, Allokationskriterien; Reihenfolge der Übereinstimmung (Match) Spender-Empfänger:

Gruppe	Mismatches	Mismatches	
I	0	0	
II	1	0	
	0	1	
III	2	0	
	0	2	
	1	1	usw.

Tabelle 2: Dringlichkeitskategorien HLA-typisierter Hornhautempfänger

I	Lang Wartende („LWU", länger als 9 Monate)
II	Hoch Risiko Patienten (RI)
III	Risk (R)
IV	Transplantabel (T)

Wenn eine Spenderhornhaut zur Verfügung steht, werden die Daten in den gemeinsamen BIS/Eurotransplant Computer eingegeben. Der Computer ist so programmiert, dass die o. g. Kriterien bei der Auswahl der Empfänger berücksichtigt werden.

Der Computer druckt dann eine Liste aus, auf der sich 20 Patienten befinden. Unter Berücksichtigung von Allokationskriterien werden die Patienten auf dieser Liste nach Rangordnung aufgeführt. Wenn also verschiedene Patienten ein ähnliches HLA-Match wie der Spender haben, wird der Patient mit der höchsten Dringlichkeit ausgewählt. Falls es Patienten mit der gleichen Dringlichkeitsstufe geben sollte, hat der Patient mit der längsten Wartezeit Vorrang.

Die Hornhaut wird nach der Selektion dem Patienten, der an erster Stelle steht, angeboten. Wenn dieser aus verschiedenen Gründen nicht transplantabel sein sollte, wird die Hornhaut dem nächsten Patienten angeboten, usw.

BIS allociert übrigens keine Hornhäute an Patienten mit:

- positiver Kreuzprobe (PRA > 5%)
- spezifischen Antikörper gegen HLA-A oder HLA-B-Antigene des Spenders
- wiederholtem Mismatch gegen HLA-A oder B-Antigene.

6.4 Analyse der Warteliste am 01.01.2000 und Entwicklungen zwischen 1998 und 2000

Die Pflege der Warteliste ist eine wichtige Aufgabe. Die Kliniken liefern regelmäßig die Daten, die im Computer gespeichert werden. Dabei werden in der gesamten BIS-Organisation strenge Datenschutzregeln berücksichtigt. Einmal pro Monat wird eine Liste mit allen bei BIS angemeldeten Patienten jeder Augenklinik an die jeweilige Klinik geschickt mit der Bitte, die Daten zu überprüfen. Zusätzlich wird die Warteliste den immunologischen Daten angepasst, z. B. Titer oder spezifische Antikörper.

Tabelle 3: Die Warteliste von BIS für Hornhautempfänger am 01.01.1999 und am 01.01.2000

	typisiert	untypisiert	gesamt
1.1.1999	526	622	1148
allocierte Hornhäute	390	1104	1494
1.1.2000	451*	618	1069

*-/- 14 %

Im Jahr 1999 standen im Arbeitsgebiet der BIS, durch die verbesserte Zusammenarbeit zwischen allen beteiligten niederländischen und deutschen Institutionen (Kliniken, Hornhautbanken und BIS) mehr Hornhäute zur Verfügung als im Jahr 1998. Wenn man die Warteliste vom 1.1.1999 mit dem Stand der Liste vom 01.01.2000 vergleicht, kann man feststellen, dass sich die Anzahl der typisierten Patienten um 14 % reduziert hat. Übrigens werden von einzelnen Kliniken Hornhäute aus Dänemark und den USA importiert. Das Streben von BIS ist darauf gerichtet, mehr Transplantate aus Deutschland, bearbeitet in deutschen Hornhautbanken, in den Empfänger-Pool zu bringen.

Tabelle 4: Herkunft der Patienten

Staat	typisiert	untypisiert	Gesamt
Belgien	1	2	3
Deutschland	322	261	583
Niederlande	114	350	464
Österreich	8	5	13
Andere	6	0	6
Gesamt	451	618	1069

Österreich und Belgien haben ein sogenanntes „Opting Out" System. Das bedeutet, dass Bürger sich als Hornhautspender registrieren lassen können. Die nicht registrierten Personen sind Spender, ohne dass eine Spenderkarte oder Zustimmung der Angehörigen notwendig ist. Deshalb sind Österreich und Belgien autark bezüglich des Hornhautbedarfes. Nur immunisierte und Hochrisiko-Patienten werden bei BIS gemeldet.

Tabelle 5: Die Warteliste der Hornhautempfänger, verteilt nach Staat, HLA-typisiert und nicht HLA-typisiert.

	1998 HLA Typisiert	Untypisiert	1999 HLA Typisiert*	Untypisiert
Belgien	3	1	–	6
Deutschland	248	578	214	352
Niederlande	119	562	120	605
Österreich	6	9	1	1
Übrige	6	–	1	1
Gesamt	382	904	390	1104

* Am 01.01.2000 standen 191 „LWU" (Long Waiting Urgency) Patienten auf der Warteliste von BIS, das sind ca. 40 % der Patienten auf der Warteliste für eine typisierte Hornhaut.

Die Wartezeit für nicht HLA-typisierte Empfänger liegt bei 5 Monaten. Für HLA-typisierte Empfänger beträgt die Wartezeit durchschnittlich 9 Monate. Wenn die Wartezeit die 9 Monate überschreitet, steigt die Dringlichkeitsstufe der Patienten. Sie werden dann auf der Liste als LWU geführt. So wird die Chance, schneller eine geeignete Spenderhornhaut zu bekommen, erhöht.

Tabelle 6: Unterteilung der BIS-Warteliste (01.01.2000) in Deutschland nach Umfang pro Klinik.

0–5 Patienten	32 Kliniken
6–10 Patienten	7 Kliniken
11–20 Patienten	6 Kliniken
20–111 Patienten	5 Kliniken
Summe:	
583 Patienten	50 Kliniken

Die Tabelle 6 zeigt, dass täglich die Warteliste für 50 deutsche Kliniken durch BIS betreut wird. Dass einzelne Kliniken relativ wenig Patienten für die Warteliste angemeldet haben, bedeutet nicht, dass diese Kliniken wenig transplantieren. Es gibt auch lokale Wartelisten mit Patienten, die (noch) nicht bei BIS angemeldet sind. Es gibt einige Kliniken, die die Patienten integral bei BIS angemeldet haben. Darüber hinaus besteht seit einigen Jahren eine enge Zusammenarbeit im Rahmen der sogenannten Kieler HLA-Studie. In dieser Studie werden alle Kieler Spender bei BIS angemeldet. BIS weist die Hornhäute Patienten zu, die in Deutschland an der Studie partizipieren.

6.5 Schlussfolgerungen

Prinzipiell besteht ein Mangel an Spenderhornhäuten. In Deutschland ist dieser Mangel absolut, in den Niederlanden z. B. dagegen besteht ein relativer Mangel.

Die internationale Allokation erhöht die Chancen der (Hoch-)Risiko-Patienten und der Patienten mit einer hohen Dringlichkeitsstufe, ein geeignetes Transplantat zu bekommen. In den Richtlinien der Bundesärztekammer wird auf die Allokationskriterien von BIS hingewiesen.

Wir sind der Überzeugung, dass BIS, bei bestehendem Mangel an Hornhäuten, durch das Praktizieren der objektiven Allokationskriterien Gerechtigkeit bei der Zuteilung der Hornhäute an Patienten auf der Warteliste garantieren kann.

Literatur

[1] BIS Foundation (Bio Implant Services Foundation), Annual Reports, Leiden, Niederlande, 1998, 1999

[2] Claas, F. H. J., D. L. Roelen, J. d_Amaro, H. J. Völker-Dieben: The role of HIA in corneal transplantation. In: Zierhut, M. (ed.): Immunology of corneal transplantation. Buren, Niederlande: Aeolus press Scientific Publishers 47 (1994)

[3] The collaborative corneal transplantation studies (CCTS). Effectiveness of histocompatibility matching in high-risk corneal transplantation. Arch. Ophthalmol. *110* (1192), 1392

[4] Treseler, P. A., F. Sanfilippo: Relative contribution of major histocompatibility complex antigens in the immunogenicity of corneal allografts. Transplantation *41 (4)* (1986), 508

[5] Völker-Dieben, H. J., J. d'Amaro, P. de Lange: Interaction between prognostic factors for corneal allograft survival. Transplant. Proc. *21* (1989), 3135

[6] Vail, A., S. M. Gore, B. A. Bradley, D. L. Easty, C. A. Rogers, W. J. Armitage: Conclusions of the corneal transplantation follow up study. Br. J. Ophthalmol. *81 (8)* (1997), 631

[7] Synfilippo, F., J. M. MacQuenn, W. K. Vaughn, G. N. Foulks: Reduced graft rejection with good HLA-A and -B matching in high risk corneal transplantation. N. Engl. J. Med. *315* (1986), 29

[8] Van Rood, J. J., A. van Leeuwen: Leukocyte grouping: a method and its application. J. Clin. Invest. *42 (9)* (1963), 1382

[9] Schipper, R. F.: Population genetic parameters of the HLA system: methods and applications. Dissertation 1996; Leiden University, Niederlande

[10] Völker-Dieben, H. J., J. D'Amaro, C. C. Kok van Alphen: Hierarchy of prognostic factors for corneal allograft survival. Aust. N. Z. J. Ophthalmol. *15* (1987), 11

[11] Völker-Dieben, H. J., J. D'Amaro, P. J. Kruit, P. de Lange: Interaction between prognostic factors for corneal allograft survival. Transplant. Proc. *21* (1989), 3135

7 Betriebskosten und Finanzierung einer Hornhautbank

T. Reinhard, R. Sundmacher

Nach Umfragen wurden an den großen Augenkliniken in Deutschland in den vergangenen Jahren jährlich etwa 3000 perforierende Keratoplastiken durchgeführt. Im Vergleich zu Ländern mit „Vollversorgung" an Hornhauttransplantaten sind dies deutlich zu wenig. So müssten beispielsweise bei Hochrechnung der Zahlen der Niederlande, einem Land mit vergleichbaren Indikationen, Techniken und Erfolgen der Keratoplastik, in der Bundesrepublik Deutschland etwa 4500 perforierende Keratoplastiken jährlich durchgeführt werden [5]. Noch deutlicher wird der Hornhauttransplantatengpass der Bundesrepublik Deutschland beim Blick auf die Herkunft der derzeit transplantierten Hornhäute. Nach Umfragen der Universitätsaugenklinik Düsseldorf stammten 1998 nur 1513 Transplantate aus qualitätsgesicherter Organkultur deutscher Hornhautbanken. Weitere 585 qualitätsgesicherte Organkultur-Transplantate wurden von der Hornhautbank der Niederlande über Bio Implant Services (BIS, Leiden) für die Bundesrepublik Deutschland zur Verfügung gestellt. Unbekannt ist derzeit die genaue Zahl verwendeter Kurzzeitkultur-Transplantate, die zum großen Teil aus den USA importiert werden. Nur etwa die Hälfte der 1998 verwendeten Transplantate stammte somit aus qualitätsgesicherter Organkultur deutscher Hornhautbanken.

Folgende Gründe können für obigen Hornhauttransplantatengpass angeführt werden:

- Statt der korneoskleralen Exzision wird noch überwiegend die Enukleation durchgeführt, der viele Angehörige potentieller Spender ablehnend gegenüberstehen, sofern sie – wie im Transplantationsgesetz vom 01.12.1997 gefordert – detailliert hierüber aufgeklärt werden (vgl. Kap. 2.2 und 2.4). Eine Umstellung von der Entnahme des ganzen Auges auf die begrenzte korneosklerale Exzision geht mit dem Erzielen höherer Einverständnisraten einher und ist nach den Erfahrungen der Universitätsaugenklinik Düsseldorf ohne größere Schwierigkeiten zu erreichen [3, 4].
- Viele Ärzte von Stationen, auf denen Patienten und damit potenzielle Korneaspender versterben, haben nur ein dürftiges Wissen über Korneatransplantate und die Keratoplastik sowie eine sehr eingeschränkte Motivation, die Angehörigen nach der Korneaspende zu fragen. Verbesserungen sind durch beharrliches Informieren der nicht-ophthalmologischen Kollegen oder Übernahme der Befragung Angehöriger potentieller Hornhautspender durch das Hornhautbankpersonal erreichbar. Für die letztgenannte Möglichkeit bietet § 7 (Auskunftspflicht) des Transplantationsgesetzes vom 01.12.1997 eine inzwischen sehr bewährte Basis [6] (vgl. Kap. 2.3).
- Die völlig ungeregelte Finanzierung und chronische Finanzierungsnot der Hornhautbanken haben bisher den prinzipiell möglichen effektiven Ausbau verhindert. Hierzu sollen nachfolgend die Betriebskosten einer Hornhautbank sowie bisherige und zukünftige Finanzierungswege dargestellt werden.

7.1 Betriebskosten einer Hornhautbank

Die Betriebskosten einer Korneabank können in Basis-Investitionskosten und laufende Kosten aufgetrennt werden. Unter den laufenden Kosten werden Personal-, Material- und Raumkosten unterschieden. Die sinnvollste Maßeinheit der Betriebskosten einer Hornhautbank sind die Kosten pro qualitätsgesichertem Korneatransplantat, das die Hornhautbank verlässt. Basis-Investitions-, Personal- und Raumkosten bedeuten für eine Hornhautbank einigermaßen feststehende und kaum variable Kostenfaktoren. Eine wesentliche, von der Zahl konservierter Transplantate abhängige Variabilität besteht nur bei den Materialkosten. Je mehr Transplantate eine Korneabank bereitstellt, desto geringer werden die Kosten pro Transplantat.

7.1.1 Berechnungsbasis

Als Berechnungsbasis wurde eine für die Bundesrepublik Deutschland derzeit noch hohe Zahl von 360 abgegebenen Transplantaten pro Jahr und Hornhautbank gewählt. Diese Zahl stellt im internationalen Vergleich nur ein Mittelmaß dar, wird derzeit aber nur von zwei deutschen Hornhautbanken erreicht [2]. Weiterhin wurde im Rahmen der Qualitätssicherung von einer Verwerfungsrate von 40 % ausgegangen, was bedeutet, dass eine solche Hornhautbank 600 Hornhäute jährlich in Kultur nehmen muss [2]. Alle nachfolgenden Berechnungen beziehen sich ausschließlich auf die Konservierung von Hornhauttransplantaten in Organkultur, die nach den Richtlinien der Bundeärztekammer als einzige Konservierungsmethode gelten darf, die die Beachtung aller Qualitätssicherungsmerkmale erlaubt, einschließlich HLA-Typisierung und -Matching [1, 5]. Die erforderlichen Investitionen wurden ebenso wie die Personalarbeitszeiten auf Basis der Erfahrungen von BIS sowie der Hornhautbank der Niederlande in Amsterdam und der Lions Hornhautbank NRW in Düsseldorf kalkuliert (Tab. 1). Die Materialkosten wurden auf der Basis der tatsächlichen Kosten der Lions Hornhautbank NRW im Jahr 1998 berechnet.

Tabelle 1: Berechnungsbasis für die Kostenkalkulation einer Hornhautbank

Spender	300	
Hornhäute	600	
Transplantate	360	(60 %)
ärztliche Zeit pro Hornhaut (h)	5	
Arztstunden pro Jahr	**3000**	
Laborzeit pro Hornhaut	5	
Laborstunden pro Jahr	**3000**	

7.1.2 Basis-Investitionskosten

Zur Grundausstattung einer Hornhautbank gehören eine sterile Werkbank, ein Brutschrank, ein Mikroskop (beispielsweise ein Phasenkontrastmikroskop), eine Spaltlampe, zwei Kühlschränke, ein Sterilisator, eine medizinische Instrumentenwaschmaschine sowie eine EDV-Grundausrüstung im Rahmen der Qualitätssicherung. Die Kosten hierfür belaufen sich auf DM 164620 (Tab. 2). Realistisch erscheint eine 20 %ige jährliche Abschreibung in Höhe von DM 32924.

Tabelle 2: Betriebskosten einer Hornhautbank – Basis-Investitionskosten

1 sterile Werkbank	DM	21150
1 Brutschrank	DM	9000
1 Spaltlampe	DM	9000
1 Mikroskop	DM	30000
2 Kühlschränke	DM	2520
1 Sterilisator	DM	9000
1 Instrumentenwaschmaschine	DM	9450
elektron. Datenverarbeitung	DM	74500
Summe	DM	164620

7.1.3 Laufende Kosten

Die Personalaufwendungen stellen den kostenintensivsten Faktor jeder Hornhautbank dar. Für das Einholen der Einverständnisse der Angehörigen, für die Organisation der Entnahme, die Explantation selbst sowie das Einholen medizinischer Informationen über den Spender wurden fünf ärztliche Arbeitsstunden pro Hornhaut zugrundegelegt. Hinzu kommen fünf Laborarbeitsstunden pro Hornhaut für Begutachtung der Transplantate, Medienwechsel, mikrobiologische Untersuchungen, Datenarchivierung, etc. beispielsweise durch eine Medizinisch Technische Angestellte (MTA) (Tab. 1). Daher müssen pro Jahr 3000 ärztliche Arbeitsstunden sowie zusätzlich 3000 Laborarbeitsstunden geleistet werden. Hierfür sind zwei Arztstellen sowie zwei Laborkräfte (MTA) erforderlich (bei Berücksichtigung von zwei freien Tagen pro Woche, 30 Tagen Urlaub sowie 10 Tagen für Kongressteilnahmen und Krankheit jährlich steht eine Arbeitskraft etwa 220 Tage im Jahr zur Verfügung, was einer Arbeitszeit von 1694 Stunden – täglich 7,7 Stunden bei 38,5 Stunden Arbeitszeit pro Woche – entspricht).

Außerdem wird für das Erledigen anfallender Schreibarbeiten eine Sekretärin benötigt. Die gesamten Personalkosten belaufen sich hiernach auf DM 409881 pro Jahr (Kalkulation auf Basis des Bundesangestelltentarifs, BAT; Tab. 3).

Unter den Materialkosten nehmen pharmazeutische Produkte (Kulturmedien etc.) den größten Kostenfaktor ein, gefolgt von Kosten für virologische und bakteriologische Untersuchungen, Verwaltungskosten (Büroartikel, Artikel für Öffentlichkeitsarbeit, Literatur, Reisekosten) und Kosten für Instrumentenersatz bzw. -reparatur (Tab. 3). Die Materialkosten belaufen sich für 600 konservierte Hornhäute pro Jahr auf DM 217 320.

Tabelle 3: Betriebskosten einer Hornhautbank – laufende Kosten

Personalkosten	2 Laborangestellte	DM	140850
	2 Ärzte	DM	206736
	1 Schreibkraft	DM	62295
	Zwischensumme	**DM**	**409881**
Materialkosten	pharmazeut. Produkte	DM	113333
	Virologie/Bakteriologie	DM	79203
	Instrumentenreparatur	DM	6810
	Verwaltung	DM	17974
	Zwischensumme	**DM**	**217320**
Raumkosten		DM	21377
Investitionsabschreibung		DM	32924
Summe		**DM**	**681502**

Tabelle 4: Kosten pro abgegebenes Transplantat

reine Hornhautbankkosten (DM 681502/360 Transplantationen)	DM	1893
Organisationspauschale BIS	DM	640
Transportkosten	DM	300
Zwischensumme	**DM**	**2833**
HLA-Typisierung	DM	550
Summe	**DM**	**3383**

Für zwei Ärzte, zwei Laborangestellte sowie eine Sekretärin werden inklusive Labor vier Räume mit insgesamt 100 m^2 Fläche benötigt. Die jährlichen Kosten hierfür (Miete) betragen DM 21377 (Tab. 3).

7.1.4 Gesamtkosten

Bei 600 in Kultur genommenen Hornhäuten belaufen sich die jährlichen Gesamtkosten auf DM 681502. Da von den 600 nur 360 qualitätsgesicherte Transplantate die Hornhautbank verlassen, liegen die reinen Hornhautbankkosten pro Transplantat bei DM 1893. Hinzu kommen Kosten für die HLA-Typisierung in Höhe von DM 550 pro Transplantat, Transportkosten in Höhe von DM 300 pro Transplantat sowie bei Vermittlung des Transplantats durch BIS eine Organisationspauschale in Höhe von DM 640, insgesamt also DM 3383 für ein HLA-typisiertes bzw. DM 2833 für ein nicht HLA-typisiertes Hornhauttransplantat (Tab. 3, 4)

7.2 Finanzierung

Derzeit sind alle deutschen Hornhautbanken von einer auch nur annähernd kostendeckenden Finanzierung weit entfernt.

7.2.1 Derzeitige Verhältnisse

Die Investitionen der deutschen Hornhautbanken sind überwiegend durch Drittmittel getätigt worden, beispielsweise für die Lions Hornhautbank NRW durch Leistungen der drei rheinisch-westfälischen Lions-Distrikte mit den zugehörigen Clubs sowie das Hilfswerk der deutschen Lions. So wurden durch Lions-Unterstützung zwischen 1994 und 2000 mehr als DM 400000 in die Lions Hornhautbank NRW investiert. Erst nach Inventarisierung drittmittelfinanzierter Investitionen besteht in Düsseldorf die Möglichkeit, für laufende Kosten (beispielsweise für Strom, Wartung und Reparatur) oder auch die Investitionsabschreibung (Neubeschaffung im Falle nicht reparabler Geräte) auf die Universitätsverwaltung zurückzugreifen. Für die laufenden Kosten ist es in aller Regel unmöglich, einen Drittmittelgeber zu finden. Die Materialkosten werden daher überwiegend von der Universitätsverwaltung übernommen, dasselbe gilt für die Raumkosten und, sofern der Hornhautbank überhaupt eigenes Personal zur Verfügung steht, die Personalkosten. Der Lions Hornhautbank NRW standen 1999 nur eine halbe Stelle für eine Sekretärin sowie eine Stelle für eine Ärztin/Arzt im Praktikum zur Verfügung. Daher konnte der Betrieb der Lions Hornhautbank NRW in den vergangenen Jahren nur durch Tausende unbezahlter Überstunden einer Vielzahl von Mitarbeitern, die sich in ihrer Freizeit aus persönlichem Interesse für die Keratoplastik engagierten, aufrecht erhalten werden (Tab. 5). Ein solches System ist sehr störanfällig und kann nicht dauerhaft funktionieren, insbesondere im Hinblick auf das Ausscheiden von Leistungsträgern. Mit einem labilen, auf Freiwilligkeit setzenden, störanfälligen System können die Qualitätsanforderungen des Transplantationsgesetzes nicht dauerhaft erfüllt werden. Auch aus diesem Grunde ist eine solide Finanzierung der deutschen Hornhautbanken Grundvoraussetzung zur Überwindung des Hornhauttransplantatengpasses in der Bundesrepublik Deutschland.

Tabelle 5: Finanzierung der Lions Hornhautbank NRW in den Jahren 1994–2000

Investitionskosten	Lions-Clubs
laufende Kosten	
Personalkosten	überwiegend kostenneutrale Freizeitarbeit ärztlicher Mitarbeiter
Materialkosten	Universitätsverwaltung
Raumkosten	Universitätsverwaltung
Investitionsabschreibung	Universitätsverwaltung

7.2.2 Lösungsmöglichkeiten

Die Leistung einer Hornhautbank hat die klinische Versorgung von Hornhautpatienten zum Ziel. Deshalb sollte es selbstverständlich sein, dass die Krankenkassen die Finanzierung der deutschen Hornhautbanken voll direkt übernehmen. Im Gegensatz zum Verfahren bei Herz-, Leber-, Nieren- oder Knochenmarktransplantation werden die Bereitstellungskosten für die Kornea den Korneabanken bisher nicht erstattet. Der Grund hierfür ist, dass die Hornhauttransplantatbeschaffung noch Anfang der Neunziger Jahre des vergangenen Jahrhunderts in fast allen Augenkliniken der Bundesrepublik Deutschland kostenmäßig kaum ins Gewicht fiel. Damals wurde üblicherweise ein wissenschaftlicher Assistent der Klinik in die Abteilungen für Pathologie oder Rechtsmedizin geschickt, um dort durch eine Enukleation Hornhauttransplantate zu gewinnen. Diese wurden dann über maximal 24 Stunden in einem preiswerten Kurzzeitkulturmedium konserviert und in aller Regel ohne Endothelkontrolle und ohne weitere kostenintensive Qualitätskontrollen quasi frisch transplantiert. Diese Vorgehensweise war extrem preiswert, und zusätzliches Personal war nicht erforderlich.

Das hat sich völlig geändert, seit das Einverständnis von Spender oder Spenderangehörigen vorliegen muss, detaillierte Informationen über den Spender und seine Erkrankungen eingeholt sowie umfassende Untersuchungen des Transplantats vorgenommen und dokumentiert werden müssen. Das Einholen des Einverständnisses von Spender oder Spenderangehörigen sowie qualitätssichernde Maßnahmen werden im Transplantationsgesetz vom 01.12.1997 gefordert und sind im Detail in den „Durchführungsbestimmungen der Arbeitsgemeinschaft deutscher Hornhautbanken für die Kultivierung von Spenderhornhäuten und die Organisation von Hornhautbanken“ sowie in den „Richtlinien zum Führen einer Hornhautbank“ der Bundesärztekammer vom 07.08.2000 ausformuliert worden [1, 6]. Damit sind die Kosten für das Bereitstellen eines Hornhauttransplantates von einem ehemaligen „Pfennigsartikel“ auf DM 2833 bzw. DM 3383 gestiegen. Für jährlich etwa 4500 in der Bundesrepublik Deutschland durchzuführende perforierende Keratoplastiken liegen die Gesamtkosten der Hornhauttransplantate zwischen DM 12748500 und DM 15223500. Natürlich sind nicht nur die Kosten gestiegen, sondern die Sicherheit und Qualität der in Organkultur gepflegten Spenderhornhäute hat den derzeit höchstmöglichen Stand erreicht und die Rechtssicherheit auf diesem Gebiet ist so groß geworden, dass früher stark ausgeprägte Ängste in der Bevölkerung im Hinblick auf die Hornhautspende sehr stark abgenommen haben und Zustimmungsquoten von bis zu 50 % erreichbar sind [4]. Der Preis für ein Hornhauttransplantat kann deshalb nur im Vergleich zum historischen „Nulltarif“ hoch erscheinen. Absolut gesehen sind die kalkulierten Preise für optimal qualitätsgesicherte Organkulturhornhäute keinesfalls hoch. Deshalb muss von den Kostenträgern jetzt endlich die volle Erstattung der Betriebskosten der Hornhautbanken im Rahmen der DRG-Neuregelung gefordert werden.

Literatur

[1] Richtlinien zum Führen einer Hornhautbank. Deutsches Ärzteblatt *31/32* (1997) 2122–2124

[2] European Eye Bank Association Directory. Eigth edition, January 2000

[3] Hudde T, Reinhard T, Möller M, Schelle C, Spelsberg H, Cepin A, Sundmacher R (1997) Korneosklerale Transplantatentnahme an der Leiche. Ophthalmologe 94:780-784

[4] Reinhard, T., D. Böhringer, A. Bogen , R. Sundmacher: The transplantation law: Chance to overcome corneal graft shortage in Germany? Transplant. Proc., submitted

[5] Sundmacher, R., T. Reinhard: Bedarfsdeckung mit qualitätsgesicherten Hornhauttransplantaten. Die Rolle der Hornhautbanken und der Kostenträger in Deutschland. Ophthalmologe *98* (2000), 991–1009

[6] Transplantationsgesetz. Bundesgesetzblatt Teil I Nr. 74 (1997) 231–239

8 Liste der deutschen Hornhautbanken

Hornhautbank	Ansprechpartner
Hornhautbank Aachen Augenklinik RWTH Pauwelsstraße 30 51057 Aachen	PD Dr. med. C. Redbrake Tel.: 0241 – 8089147 Fax: 0241 – 8888438
Hornhautbank Berlin Universitäts-Augenklinik Charité Campus Virchow Kliniken Augustenburger Platz 1 13353 Berlin	PD Dr. Dr. P. Rieck Tel.: 030 – 45054099 Fax: 030 – 45054103
Lions Cornea Bank Nordrhein-Westfalen Heinrich-Heine-Universität Moorenstraße 5 40225 Düsseldorf	Prof. Dr. T. Reinhard Tel.: 0211 – 8178795 Fax: 0211 – 8118796
Cornea Bank Erlangen Universitätskliniken Schwabbachanlage 6 91054 Erlangen	Frau K. Blüthner Tel.: 091 – 31854477 Fax: 091 – 31854436
Cornea Bank Essen Universitätsklinikum Hufelandstraße 55 45122 Essen	Dr. med. C. Heinz Tel.: 0201 – 7232699 Fax: 0201 – 7235917
Hornhautbank Greifswald Univ.-Augenklinik Greifswald Klinik und Poliklinik für Augenheilkunde Rubenowstraße 2 17487 Greifswald	Dr. med. D. Hübner Tel.: 03834 865945 Fax: 03834 867301
Mitteldeutsche Hornhautbank Halle Martin-Luther-Universität Klinik und Poliklinik für Augenheilkunde Magdeburger Straße 8 06097 Halle/Saale	Prof. Dr. F. W. Wilhelm Tel.: 0345 – 5571575 Fax: 0345 – 5574650

Hornhautbank	Ansprechpartner
Hamburg Cornea Bank Universitäts-Augenklinik Hamburg Martinistraße 52 20246 Hamburg	Dr. J. Bednarz Tel.: 040 – 428032334 Fax: 040 – 428034481
Hannover Cornea Bank Augenklinik MHH Carl-Neuberg-Straße 18 30625 Hannover	Dr. A. Menke Tel.: 0511 – 53238000 Fax: 0511 – 5323050
Cornea Bank Homburg Saar Universitäts-Augenklinik und Poliklinik 66421 Homburg / Saar	Prof. Dr. K. W. Ruprecht Tel.: 06841 – 162304 Fax: 06841 – 162350
Cornea Bank Kiel Christian Albrechts Universität Klinik für Ophthalmologie Hegewischstraße 2 24105 Kiel	Dr. B. Nölle Tel.: 0431 – 5972398 Fax: 0431 – 5972423
Hornhautbank Leipzig Universitäts-Augenklinik Liebigstraße 14 04103 Leipzig	Prof. Dr. P. Wiedemann Tel.: 0341 – 9721561 568 Fax: 0341 –9721589
Hornhautbank München GmbH Krankenhaus Rotes Kreuz Nymphenburger Straße 163 80634 München	A. Gareiß-Lok Tel.: 089 – 132910 Fax: 089 – 132911
Münster Cornea Bank Westfälische Wilhelms-Universität Universitäts-Augenklinik Domagkstraße 5 48129 Münster	PD Dr. C. Lawin-Brüssel Tel.: 0251 – 8356042 Fax: 0251 – 8352549
Hornhautbank Rostock Universitäts-Augenklinik Doberaner Straße 140 18055 Rostock	Dr. P. Schröder Tel.: 0381 – 4948501 Fax: 0381 – 4948502
Hornhautbank der Augenklinik Klinik für Augenheilkunde Aukmann Allee 39 65191 Wiesbaden	Dr. F. Sistani Tel.: 49611 – 432383 Fax: 49611 – 432267

9 Verzeichnis der Hersteller von Geräten und Verbrauchsmaterial

9.1 Geräte

Fa. Heraeus
Zweigniederlassung Gera
Parkstraße 10
07548 Gera

- CO_2-Brutschrank BB 16
- Mikrobiologische Sicherheitswerkbank der Klasse 2

Leica Vertrieb GmbH
Postfach 1651
84825 Bensheim

Carl Zeiss Jena GmbH
07740 Jena

- Inverses Labormikroskop für Durchlicht
- Spaltlampe

9.2 Entnahme- und Präparationsmaterialien

- Enukleationskoffer (Pilotenkoffer)

Enukleationsinstrumente

Opsia
Chauvin ankerpharm GmbH
F.-Mitterrand-Allee 1
07407 Rudolstadt

- Kunststoff-Augen in verschiedenen Farben

Hans Geuder GmbH
Hertzstraße 4
69126 Heidelberg

Krolman Eye & Tissue Bank Instruments
Krolman Corporation
65 Elm St., Boston MA 02129-2438
U.S.A.

MB Instrumenten Manufaktur in Berlin
Sickingenstraße 4
10553 Berlin

Deutschmann Feinmechanik
Medizintechnik
Morawekstraße 18
02763 Zittau

- Lidsperrer
- chirurgische Pinzette
- Fixierpinzette
- Enukleationsschere
- Sehnenschere

Präparationsinstrumente

Bausch & Lomb
Surgical GmbH
Im Schumachergewann 4
69123 Heidelberg

- Bulbushalter n. Spitznas (Best.-Nr.: 99200)
- Spenderhornhauthalter n. Böhnke (Best.-Nr.: 93100)

Hans Geuder GmbH
Hertzstraße 4
69126 Heidelberg

Krolman Eye & Tissue Bank Instruments
Krolman Corporation
65 Elm St., Boston MA 02129-2438
U.S.A.

MB Instrumenten Manufaktur in Berlin
Sickingenstraße 4
10553 Berlin

Deutschmann Feinmechanik
Medizintechnik
Morawekstraße 18
02763 Zittau

- anatomische Pinzette
- chirurgische Pinzette
- Irispinzette
- Nahtpinzette n. Sautter
- Bindehautschere
- stark gebogene Federschere
- Handtrepan n. Best.
- Hornhautschaber

9.3 Zubehör für die Hornhautkonservierung

Falcon
Becton Dickinson GmbH
Postfach 101629
69006 Heidelberg

- Zellkulturflaschen mit Gasaustauschkappe (Best.-Nr.: 3108)
- Zellkulturplatten (12 Vertiefungen) (Best.-Nr.: 3043)

Biochrom KG
Postfach 460309
12213 Berlin

- sterile serologische Pipetten (Best.-Nr.: 94025)
- sterile konische Röhrchen mit Verschluss 50 ml (Best.-Nr.: 91051)

Nalgene (über Merck Eurolab)
Brand Products
Nalge Company
Rochester, NY 14602-0365, U.S.A.

Merck Eurolab GmbH
Schederhofstraße 71
45145 Essen

- Cryodose (Versandgefäße für Transplantate; steril 25 ml) (Best.-Nr.: 5005-0015)

Merck Eurolab GmbH
Schederhofstraße 71
45145 Essen

Carl Roth GmbH & Co
Schoemperlenstraße 1–5
76785 Karlsruhe

- Pipettus-Akku

9.4 Medien und Lösungen

zuständige Klinikumsapotheke

- MEM Kulturmedium 1 u. 2
- BSS-Spüllösung
- 0,5 % PVP-Jod-Lösung
- sterile physiologische NaCl

Biochrom KG
Postfach 460309
12213 Berlin

- fetales Kälberserum (getestete Chargen)

9.5 Konfektionierte Kulturmedien

Bausch & Lomb
Surgical GmbH
Im Schumachergewann 4
69123 Heidelberg

- Optisol GS (für Konservierung bei + 4 °C)
- Liquorol (für die Konservierung bei + 4 °C)

Konservierungsmedien für + 37 °C sind z. Z. nicht erhältlich.

Sterile Kittel, sterile Handschuhe, Lochtuch, sterile Tupfer, Nahtmaterial oder Sekundenkleber, Spritzen und Kanülen, handelsübliche Geräte (z. B. Kühl-, Gefrierkombination) werden über die jeweiligen Materiallager bezogen.

Arbeitsgemeinschaften Deutscher Hornhautbanken
Vorsitzender:
Prof. Dr. med. G. I. W. Duncker
Martin-Luther-Universität
Klinik und Poliklinik für Augenheilkunde
Magdeburger Straße 8
06097 Halle / Saale
Tel.: 0345 – 5571878
Fax: 0345 – 5571848
gernot.duncker@medizin.uni-halle.de

BIS/Eurotransplant
Geschäftsführer: T. M. M. H. de By
P.O. Box 2304
2301 CH Leiden
The Netherlands
Tel.: +3171 – 5795730
Fax: +3171 – 5790903

DSO Gesellschaft für Gewebetransplantationen mbH
Gemeinnützige Körperschaft
Emil von Behring Passage
63263 Neu – Isenburg
Tel.: 06102 – 3008185
Fax: 06102 – 3008149

Büro Halle:
Geschäftsführer:
Dr. med. Timm Bredehorn
Johann-Andreas-Segner-Straße 8
06108 Halle / Saale
Tel.: 0345 – 2900027
Fax: 0345 – 2900028
timm.bredehorn@dso.de

Sachregister

Bei Fragen zur Produktsicherheit wenden Sie sich bitte an:
If you have any questions regarding product safety,
please contact:

Walter de Gruyter GmbH
Genthiner Straße 13
10785 Berlin
productsafety@degruyterbrill.com